MARY FLAMING CRYSTAL MIRROR

SÜSSE MEDIZIN

**DIE LEHREN
DER TWISTED HAIRS**

BAND 2

Vier Welten Verlag

Aus dem Amerikanischen von
Dr. Birgit Mayer und Brigitte Kimmerle

Unveränderter Nachdruck:
Libri Books on Demand

Die Deutsche Bibliothek – CIP-Einheitsaufnahme

Mary Flaming Crystal Mirror:
Süße Medizin, Die Lehren der Twisted Hairs
Band 2
Mary Flaming Crystal Mirror. – Tübingen: Vier Welten Verlag, 1999
ISBN 3-9806959-2-1

Originaltitel: A Course of Study, Series A
Module 6: The Art of Controlled Dreaming © 1993
A Course of Study, Serie B
Module 1: The Hoops of the Evolution © 1994
Module 2: Mastering the Tyrants © 1998
Hrsg.: Deer Tribe Metis Medicine Society/Doorways
Unter Mitwirkung von Janneke Koole, Jan Holmes und Mukee Okan

Herausgegeben von Brigitte Kimmerle
Titelbild: Deer Tribe Schild
Künstler: Ra Baker, Denton, Texas
Umschlaggestaltung und Graphiken: Brigitte Kimmerle

© der deutschsprachigen Gesamtrechte:
Vier Welten Verlag, Tübingen 1999
Alle Rechte vorbehalten.
Das Werk einschließlich aller seiner Teile ist urheberrechtlich geschützt. Jede Verwertung außerhalb der engen Grenzen des Urheberrechtsgesetzes ist ohne Zustimmung des Verlages unzulässig und strafbar.
ISBN 3-9806959-2-1
Printed in Germany

*Dieses Buch ist Harley SwiftDeer Reagan gewidmet.
Ich danke dir dafür, dass du
deinem Traum und deinem Schicksal gefolgt bist.*

*Ich bewundere deinen Mut und deine Unerschütterlichkeit,
mit denen du dem Planeten dieses Wissen zugänglich gemacht hast.
Ich danke dir – auch im Namen von all den vielen hundert Menschen,
die mit diesen Lehren mehr Harmonie, mehr Gleichgewicht
und Schönheit in ihr Leben bringen konnten.*

Mary, Flaming Crystal Mirror

INHALT

Vorwort --- 7

1
DIE KUNST DES KONTROLLIERTEN TRÄUMENS

Einleitung --- 11
Der Fokus des Träumens -- 13
Die Substanz des Träumens --- 25
Die Form des Träumens --- 51
Die Bestimmung des Träumens -------------------------------------- 63

2
DIE REIFEN DER EVOLUTION

Einleitung --- 80
Die Acht Großen Kräfte --- 83
Die Vier Heiligen Reifen --- 113
Dunkle und helle Reflexionen der Vier Heiligen Reifen -------- 131
Der spirituelle Krieger und die Reise ----------------------------- 145

3
DIE TYRANNEN DES LEBEN - EIN SPIEGELTANZ

Einführung -- 160
Vorbereitung: Begegnung mit dem Tyrannen --------------------- 163
Eine Einführung in die Tyrannen und wie man sie
aus den Angeln hebt -- 181
Von Angesicht zu Angesicht mit dem Tyrannen
    Der lästige, belästigende und störende (kleine) Tyrann --------- 199
    Der schlaue, listige und manipulierende Tyrann ---------------- 205
    Der brutale, bösartige und gewalttätige Tyrann ------------------ 211
    Der traurige, melancholische und Schuldgefühl erzeugende Tyrann ------ 217
    Der verfolgende und heruntermachende Tyrann ---------------- 223

Der Ärger und Wut erzeugende Tyrann ------------------------------------ 229
Der Herrschertyrann -- 235
Der innere Tyrann des niederen Selbst (Shideh) ---------------------- 241
Der Lehrertyrann -- 246
Praktische Anwendungsmöglichkeiten und Zeremonielles ------------------ 249

Anhang
   A: Bau eines Medizinrads -- 269
   B: Das Shideh-Bündel-- 271
   C: Medizinmischungen -- 273

Literaturempfehlungen -- 275
Über die Autorin --- 277
Kontaktadressen -- 278

VORWORT

Das Wissen und die Lehren („Teachings"), die in **SÜSSE MEDIZIN** enthalten sind, sind Räder und Schlüssel des *Sonnentanzweges der Süßen Medizin* und werden von der *Deer Tribe Metis Medicine Society* gelehrt. Dieser spirituelle Weg ist ein Zeremonialweg mit 15 sogenannten „Gateways" oder Pforten des Selbstwachstums und der Entwicklung, in deren Verlauf ein Mensch dazu angeleitet und darin unterstützt wird, all seine Barrieren und Vorbehalte über Bord zu werfen und in das Potential seiner Kraft einzutauchen. Denn diese Kraft ist der Mittelpunkt der Suche und das Ziel des inneren Kriegers bzw. der inneren Kriegerin. „Metis" bezeichnet Menschen, die gemischtes Blut in sich tragen und ist Ausdruck davon, dass auf diesem Weg alle Farben und alle Wege geehrt werden.

Die Lehren umfassen eine Riesenmenge an Wissen aus verschiedenen indianischen Traditionen und auch aus anderen Mysterienschulen der Acht Goßen Kräfte (siehe Abb. 19). Sie stammen von einem „Wissenskörper", der von traditionellen indianischen Ältesten bewahrt und gelehrt wird, den sogenannten „Twisted Hairs". Diese Twisted Hairs waren und sind alle „Krieger" und „Kriegerinnen", Medzinmänner und -frauen von vielen verschiedenen Stämmen der Schildkröteninsel (d.h. Nord- Mittel und Südamerikas einschließlich Kanadas). In Europa haben die Sonnentanzlehren der Süßen Medizin auch die Funktion, einen Funken zu erzeugen, damit über die morphogenetischen Felder die Flamme des alten europäischen Wissens wieder stark werden kann.

In der Tradition der Twisted Hairs symbolisiert das Haar Wissen. Ein Twisted Hair (*gedrehtes Haar*) unterschied sich darin von traditionellen Medizinleuten, dass er oder sie die Fähigkeit und den Wunsch hatte, aus und von allen Quellen zu lernen. Diese Männer und Frauen gaben sich nicht damit zufrieden, die Grenzen der traditionellen Lehren ihres eigenen Stammes blind zu akzeptieren, sondern machten sich statt dessen auf, um zu reisen und Wissen aus jeder Richtung des Rades des Lebens zu sammeln, um ihre eigene Mitte zu finden und in perfekten Einklang mit dem Großen Geist zu kommen.

Diese Ältesten schlossen sich in Ratsversammlungen zusammen und verpflichteten sich dazu, diese Lehren über die Zeit hinweg zu schützen, damit sie für alle zugänglich sind, die sich hauptsächlich deshalb für einen physischen Körper entschieden haben, um Vergnügen und Wissen zu suchen und physische Meisterschaft zu erlangen, um schließlich erleuchtet zu werden. Ihre Absicht ist es, „Menschenwesen" darin auszubilden, sich selbst, das Leben und andere mit Schönheit zu berühren.

SÜSSE MEDIZIN wird dich auf eine Reise mitnehmen, die durch Wissen, Alchemie und Zeremonien führt und trägt das Potential in sich, in dir enorme Veränderungen und Transformationen hervorzurufen. Im Laufe dieses 20. Jahrhunderts haben wir gesehen, wie wir unsere Verbindung zu uns selbst, unseren Kindern, unserem Land und dem Planeten verloren haben. Viele Ablenkungen haben unser Leben aus den natürlichen Zusammenhängen gerissen. Es ist fast so, als ob wir in die Leere der Mittelmäßigkeit gefallen wären und unseren Fokus für das, was uns wirklich etwas bedeutet, verloren hätten.

Heute jedoch, da wir am Beginn eines neuen Jahrtausends stehen, können wir aus dieser Leere heraus unser Leben neu zusammenbauen, aus einer wirklichen spirituellen Verbundenheit heraus zu uns selbst, zum Leben und zu anderen. Die Sonnentanzlehren der Süßen Medizin sind validierte Wahrheiten, was so viel bedeutet wie, dass sie den Prüfungen der Zeit standgehalten haben und Früchte tragen. Diese Lehren stärken dich, weil sie dir die notwendigen Werkzeuge, „Waffen", Landkarten und Blaupausen geben, um deine nächsten Veränderungen zu meistern.

Ich hoffe, dass dir dieses Buch bei der Entscheidung helfen wird, ein Krieger bzw. eine Kriegerin zu werden, mit den Veränderungen der Natur in Einklang zu kommen und zu lernen, nirgends und niemals irgendjemandem oder irgendetwas hilflos ausgeliefert zu sein. Was in diesem Buch steht, kann dir dabei helfen, in deine Kraft zu gehen und in deinem eigenen Leben „am Drücker" zu bleiben.

Und noch etwas: **„Glaube nichts, was in diesem Buch geschrieben steht."** Glauben bedeutet: „Ich weiß es nicht, also kann ich es nur glauben." An irgendetwas zu glauben heißt, das Reich des Zweifels nicht zu verlassen. Das ist unnötig und wäre idiotisch. Verwende statt dessen die Räder und Schlüssel und versuche, das Gegenteil davon zu beweisen. Wenn sie für dich funktionieren und Früchte tragen – wunderbar! Wenn nicht, stelle das Buch ins Regal, vielleicht willst irgendwann später noch einmal hineinschauen.

Mögen diese Lehren und der Geist, in dem sie weitergegeben werden, dich heilen und segnen. Mögen sie dir als Grundlagen dafür dienen, den Menschen zu entdecken und zum Vorschein kommen zu lassen, als der oder die du in Wirklichkeit gemeinst bist. Awanestika! (So sei es!)

Mary, Flaming Crystal Mirror

1

DIE KUNST DES KONTROLLIERTEN TRÄUMENS

Inspiration

*Manche Menschen sehen die Dinge,
wie sie sind,
und fragen: „Warum?"*

*Ich erträume Dinge,
die es nicht gab,
und fragte: „Warum nicht?"*

Robert F. Kennedy

EINLEITUNG

Das erste Kapitel beschäftigt sich mit dem Träumen aus schamanischer Sicht. Über das Thema des Träumens und der Trauminterpretation gibt es zahllose Bücher, Kurse und Anleitungen; ja sogar ein ganzes therapeutisches System basiert darauf. Meditationstechniken, Traumkissen, Mantras, Bündel, Hypnose und viele andere Techniken und Hilfsmittel stehen dir zur Verfügung, damit du dich leichter an deine Träume erinnern und sie verstehen kannst. Es heißt, dass in der Welt deiner Träume eine Fülle von Erfahrungen und Wissen verborgen liegt, die dir hilft, zu wachsen und dich weiterzuentwickeln.

Webster definiert in seinem Wörterbuch den Begriff der „Kunst" als „über Erfahrungen gewonnene oder erlernte Fertigkeit"; „kontrollieren" als „über etwas Einfluss ausüben; regeln; eine Richtung geben"; und „träumen" als „Reihe von Gedanken, Bildern oder Gefühlen, die während des Schlafes auftauchen". Wenn wir diese Einzelteile zusammenfügen, dann besteht laut Wörterbuch die Kunst des kontrollierten Träumens in der durch Erfahrung gewonnenen Fertigkeit, über eine während des Schlafes auftretende Reihe von Gedanken, Bildern oder Gefühlen einen richtunggebenden Einfluss auszuüben". - Eine gute Definition. Wenn du dieses Kapitel liest, wirst du allerdings sehen, dass „Träumen" wesentlich mehr umfasst als das, was während des Schlafes geschieht. Du wirst auch entdecken, dass die Kunst, den Traum zu kontrollieren, nichts mit Passivität während des Wachzustandes zu tun hat. Dem, was in der 3. Dimension geschieht, muss mindestens ebenso viel, wenn nicht sogar mehr, Aufmerksamkeit gewidmet werden wie den Geschehnissen in der Traumzeit der 5. Dimension.

Als ich 1984 meine Lehrlingschaft begann, konzentrierte sich SwiftDeer intensiv darauf, uns beizubringen, während der Traumzeit in der 5. Dimension aufzuwachen und das Traumgeschehen willentlich steuern und verändern zu können. Dazu zeigte er uns z.B. zwei bestimmte Mudras, die uns helfen sollten, die Kontrolle zu erlangen. Die ganze Nacht sollten wir mit den Händen in dieser Position schlafen. Es war wirklich lustig. Jedesmal, wenn wir es geschafft hatten, die Hände in diese Position zu bringen, fühlten sich unsere Finger an wie eine Doppelbrezel, verkehrt herum verknotet und um unsere Unterarme gewickelt.

Eifrig wie wir waren, begannen wir alle, mit derart verknoteten Händen zu schlafen. Eine Frau nähte sogar ein Paar Handschuhe zusammen, damit ihre Hände in der Nacht auch immer in der richtigen Position blieben. Nach mehreren schlaflosen Nächten, einigen verdrehten Fingern und einem Traumgeschehen, das von Ereignislosigkeit gekennzeichnet war, wurde SwiftDeer schließlich etwas klar: Wenn wir den Traum in der 5. Dimension kontrollieren können wollten, mussten wir zuerst in der 3. Dimension aufwachen und diesen Traum kontrollieren können. Wir mussten lernen, die Verantwortung für die Wirklichkeit (unseren Traum der 3. Dimension), die wir erschaffen hatten, zu übernehmen.

Kurz nach dieser Erkenntnis begann SwiftDeer mit den Teachings über die Kernpersönlichkeit, Stimmungen des Pirschens, die Entwicklung des Orende und die Körpercharakterstruktur. Diese Teachings, die Heilige Plattform und die Süd- und

Südwest-Mudras („hand ties") dienen ganz besonders dazu, uns in der 3. Dimension wach, gewahr und wachsam zu machen.

Die Fähigkeit, den Traum zu kontrollieren, erfordert also Wachheit und Nüchternheit in der tonalen, „drittdimensionalen" Realität. Je wacher du hier bist, desto größer ist die Möglichkeit, auch in der 5. Dimension aufzuwachen. Zu lernen, kraftvoll zu träumen, braucht Kraft. Es braucht die Bereitschaft, deinen physischen, tonalen Körper zu entwickeln, damit er die Kraft und Energie hat, die notwendig ist, um den Traum in der 5. Dimension zu kontrollieren.

Ich würde sagen, dass die „Kunst" des Kontrollierten Träumens nicht nur darin besteht, etwas über die verschiedenen Arten von Träumen oder über die Trauminterpretation zu lernen, sondern auch darin, in der 3. Dimension alles zu tun, was notwendig ist, um dein Orende, deine Kraft und deine Energie zu erhöhen, damit du in diesem Traum aufwachen und ihn kontrollieren kannst. Die Möglichkeiten in der Welt der Träume sind so grenzenlos wie deine Vorstellungskraft: du kannst sie für dein Wachstum und deine Weiterentwicklung nutzen, Lehrern im Rahmen der Zeit beschleunigten Lernens begegnen oder sogar in der 5. Dimension das träumen, was in der 3. geschehen wird.

Dieses Kapitel lädt dich dazu ein, die vielen Facetten der Kunst des Kontrollierten Träumens zu erforschen und zum Träumer/zur Träumerin zu werden, die den Traum in allen Dimensionen kontrollieren. Wir werden uns die Wirklichkeit ansehen, die wir hereingeträumt haben und die verschiedenen Möglichkeiten, diesen Traum fortzuführen. Du wirst einiges über das Träumen an sich erfahren und darüber, wie du „besser" träumen und diese Träume interpretieren kannst.

Der Fokus des Träumens

Inspiration

*Eine
grundlegende
Wahrheit kann als Fundament
für einen Berg von Lügen dienen, und
wenn wir in diesem Lügenberg tief genug
hinuntergraben und diese Wahrheit ans Tageslicht
bringen und an die Spitze des Berges stellen, dann wird
der gesamte Lügenberg unter dem Gewicht dieser einen
Wahrheit zusammenbrechen, denn es gibt nichts Ver-
heerenderes für eine Struktur aus Lügen, als die
Enthüllung der Wahrheit, auf deren Grundlage
sie aufgebaut wurde; durch die Enthüllung
der Wahrheit entstehen Schockwellen,
die alles erschüttern und sich noch
viele Generationen lang über die
Erde ausbreiten und sogar die
Menschen erwecken, die nie
die Sehnsucht verspürten,
die Wahrheit zu
erkennen.*

Delamer Duverus

DIE BEDEUTUNG
DER AUSRICHTUNG DES TRAUMS

Nord-, Mittel- und Südamerika sowie Australien werden als die Schildkröteninsel bezeichnet. Über jene, die auf der Suche nach Wissen durch die Schildkröteninsel wanderten, gibt es viele Geschichten. Darin ist auch von 22 Orten der Kraft von Machu Picchu in Peru bis zu Dreamer's Rock in Kanada die Rede, die von diesen Suchenden bereist wurden.

Diese Reise nannte sich die „Reise des Großen Werks" bzw. die „Reise des Kriegers zur Erleuchtung" und bestand u.a. aus 22 zeremoniellen Ebenen. Diese Zeremonien waren ein zentraler Bestandteil von 15 „Gateways" (Pforten), und der Krieger bzw. die Kriegerin musste an jedem Tempel bzw. Kraftplatz sowohl in der fünftdimensionalen Traumwelt als auch auf der drittdimensionalen praktischen Ebene ein Labyrinth bewältigen.

Einige dieser Wissenssuchenden bildeten die Anfänge dessen, was heute als Sweet Medicine Sundance Path bezeichnet wird. Sie waren jene Frauen und Männer, die sich auf diese Reise begaben und in die Klapperschlangenschule initiiert wurden. Wenn sie ihre Reise erfolgreich beendeten, erhielten sie auf einem Rad der Kraft innerhalb des Ältestenrates der „Twisted Hair Metis Medicine Society" einen fixen Platz, an dem sie auch „versiegelt" wurden, und wurden fortan als „Träumer der Schildkröteninsel" bezeichnet. Sie halten und sind verantwortlich für den Traum (den Südwesten) auf diesem Planeten. Andere Räder der Kraft innerhalb der Acht Großen Kräfte halten andere Aspekte für den Planeten.

Die Klapperschlangenschule existierte bis 1250 v. Chr.; von 1250 v. Chr. bis 1254 n. Chr. wurde sie als Sonnentanzweg der Süßen Medizin bezeichnet, und 1254 n. Chr. entstand der Rat der Twisted Hairs der Schildkröteninsel.

Ihre Verantwortung ist es auch, dafür zu sorgen, dass das heilige Wissen (die Räder und Schlüssel des Sweet Medicine Sundance Path) bewahrt und allen Menschen aller Völker gegeben wird, die es wollen. Dieses Wissen beinhaltet die nötigen Werkzeuge, „Waffen", Landkarten und Blaupausen, um Menschen dabei zu helfen, aus dem Schlummer ihres gewohnten, anästhesierten Daseins aufzuwachen. Es ist das Geburtsrecht aller Menschen auf diesem Planeten zu frei denkenden, autonomen Individuen zu werden. Die Medizin, die wir brauchen, um den Krebs zu heilen, der unseren Planeten zerstört, besteht darin, unsere Autonomie und Individualität über Wissen, das funktioniert, zu erlangen.

In diesem Teil wollen wir uns ansehen, was wir uns bisher kollektiv erträumt haben, damit wir uns von einem Platz des Wissens aus für das entscheiden können, was wir weiter und/oder neu erträumen möchten, während wir unser Leben unseren Worten gemäß gestalten.

Bist du dir wirklich dessen gewahr, was du bisher so in deine Realität hereingeträumt hast? Bist du glücklich? Bist du dir dessen gewahr, was wir uns kollektiv auf diesen Planeten erträumt haben? Sind wir Frieden und Freiheit nähergekommen? Weißt du, dass eine der Möglichkeiten, deine heilige Vision im Leben zu verwirklichen, darin besteht, den Traum zu kontrollieren?

Die Geschichte, in gewissem Sinne unsere Geschichte, beginnt in der fernen Vergangenheit draußen zwischen den Sternen. Sie ist eine Legende, die schon seit jeher von Lehrer zu Schüler weitergegeben wird. In der Konstellation, die die moderne Wissenschaft als Großer Hund bezeichnet, befindet sich ein sehr heller gelber Stern, die große Sonne Sirius. Um ihn dreht sich ein weiterer gelber Stern, der mit freiem Auge nicht sichtbar ist. Die Twisted Hairs bezeichnen ihn als eine Großvater Sonne, weil er eine „fruchtbare" gelbe Sonne ist, der fruchtbare Großmütter Planeten schwängern kann, in dieser heiligen Hochzeit, die Leben entstehen lässt. Der Planet, der sich um diesen Begleitstern dreht, ist solch ein Planet Osiricanwiyah - eine der 12 Magischen Welten im Universum, in denen menschliches Leben möglich ist.

Der Legende gemäß hielt vor mehr als 950 000 Jahren auf dem Planeten Osiricanwiyah eine Gruppe von weisen und mächtigen Wesen, „Ältesten", eine Ratsversammlung. Sie hatten die weisesten, erleuchtetsten Wesen aus jeder der 12 Welten dazu eingeladen. All diese „Vertreter und Vertreterinnen" sollten ein Give-Away (ein Geschenk) mitbringen, nämlich das gesammelte Wissen ihres Planeten, ihre Sicht der Bedeutung und des Sinns des Daseins, ihre Wissenschaft, ihre Wege zur Wahrheit und ihre größten spirituellen Teachings für individuelles Wachstum und persönliche Entwicklung. Die Ältesten nahmen dann Kristallschädel und kreierten holographische Bildcomputer, indem sie in jeden Schädel das kollektive bewusste Wissen, die „Medizin" und das Give-Away je eines gesamten Planeten einprogrammierten. Sie erschufen so den Bogen der Singenden Schädel.

Der Planet Erde wurde als Planet der Kinder bezeichnet. Er wurde im Sinne der menschlichen Evolution, des spirituellen Wachstums und der persönlichen Entwicklung als der am wenigsten entwickelte angesehen. Die damals existierenden Erdenmenschen tappten in der Evolutionsphase des Australo Pithecus Africanus und Australo Pithecus Afarensis umher. Das Bedürfnis nach Wissen und Genährtwerden war hier am größten; deshalb beschloss der Rat der Ältesten, sich durch die Pforten auf diesen Planeten zu träumen und den gesamten Bogen der Schädel mitzubringen. Diese großartigen Wesen der Sternennation kamen als reines Leuchten in der Form ihrer leuchtenden Eier bzw. Kokons; sie brauchten keinen physischen Körper. Sie wurden die „Riesigen" genannt. Diese Riesigen erschufen 2 große Kristallkuppeln; die blaue lag unter dem Pazifischen Ozean und diente jenen, die sich hierher träumten, als Ankunftsort und als Ort, wo sie physische Form annehmen konnten. Die rote Kuppel, die etwas später entstand, lag unter dem Atlantischen Ozean und war eine Reaktion auf dunkle Energien; sie hatte den Zweck, die Riesigen besser darauf vorzubereiten, auf der physischen Ebene zu funktionieren.

Während der ersten 250 000 Jahre kamen die Riesigen an die Oberfläche, nahmen physische Form an und begannen sich mit den Erdenvölkern zu vermischen. Mit der Zeit entstanden 4 große Zivilisationen, wobei jede von ihnen als Welt bezeichnet wurde: Mu, Lemuria, Atlantis und Miehyun.

Die erste Welt, **Mu**, entstand im Pazifik und entlang der Küste der heutigen U.S.A. und Mexikos. Sie war die Welt der Unsterblichen, der Riesen und Riesinnen. Da lebten die Göttinnen und Götter, die von den Sternen kamen.

Die 2. Welt, **Lemuria**, lag im Gebiet der heutigen Karibik und des Nordostens von Brasilien. Sie konzentrierten sich auf das Übernatürliche und die Entwicklung der übernatürlichen psychischen Kräfte in der drittdimensionalen, physischen Welt und dem Nagual, dem Geist/Spiritreich.

Die 3. Welt, **Atlantis**, befand sich da, wo heute England, Schottland und Teile von Frankreich liegen. Hier konzentrierte man sich auf die Entwicklung von Technik und Industrie im Gleichgewicht mit dem Übernatürlichen, um eine gesunde, ökologische Gesellschaft zu erschaffen.

Die 4. Welt, **Miehyun**, entstand nahe der Spitze Südamerikas. Zu jener Zeit war Australien mit dem südwestlichen Teil Südamerikas verbunden. Daher wird Australien auch als Teil der Schildkröteninsel betrachtet. Die Bewohner der 4. Welt konzentrierten sich auf individuelles Wachstum und persönliche Weiterentwicklung und auf ein Leben voller Hoffnung, Gesundheit, Glück, Harmonie und Humor. Die Völkerwanderung führte dazu, dass Reste dieser Zivilisation heute noch in der Kultur der Mayas und Olmeken vorhanden sind.

Als Folge der Entscheidung, sich mit den Erdenvölkern zu vermischen, traten die Riesigen in die Reinkarnationszyklen ein, um diesen Planeten zu erwecken. Durch dieses Geschenk opferten sie allerdings schließlich ihre gesamte Erinnerung und ihr Leuchten. Sie begannen, sich vom Licht wegzubewegen und den Grund ihres Hierseins zu vergessen. Mit zunehmender technischer Entwicklung missbrauchten sie ihre Kraft, indem sie versuchten, die Natur zu kontrollieren, und so ging ihr Einklang und die Harmonie mit Großmutter Erde und allen Dingen verloren.

Sie schufen Welten, die nicht im Gleichgewicht waren und sich daher schließlich selbst zerstörten. Aus diesem Zerfall gingen allerdings die Acht Großen Kräfte hervor, die Bewahrer und Lehrer des Wissens, das von unseren Sternennationsahnen auf die Erde gebracht worden war. In jeder der Acht Großen Kräfte (außer dem Nordwesten) ist mindestens 1 Schildbewahrer in der Lage, die Ahnenlinie zu diesen Wesen des Sternenvolkes, den Riesigen, zurückzuverfolgen.

Heute befinden wir uns am Ende der 4. Welt, treten dieses Erbe an und bereiten uns auf den Eintritt in die 5. Welt vor. Die 4. Welt endet gemäß dem Kalender der Alten von den Sternen am 16. August 2054 nach unserem derzeit gültigen Kalendersystem.

Gemäß dieser Legende ist es unser Schicksal, uns über den Bogen der Singenden Schädel zu den Teachings Zugang zu verschaffen, die unsere Ahnen aus dem Sternenvolk hierher brachten. Dadurch werden wir die Natürlichkeit des Lebens und verlorene Erinnerung wiedergewinnen, uns unsere übersinnlichen Talente wieder zugänglich machen und als Wesen, die zu ganzen Menschen geworden sind, unsere volle Kraft annehmen.

Es heißt, dass es die Blaue und die Rote Kuppel auch heute noch unter den Meeren gibt; der Bogen ist immer noch verborgen und wird hier auf Großmutter Erde beschützt.

Im Lauf der Jahrhunderte - viele Geschichten und Legenden erzählen davon - gab es viele Herrscher, die diesen Bogen in Besitz nehmen und/oder zerstören wollten. Eine dieser Geschichten behauptet, dass Cortez und seine Conquistadores eigentlich hinter dem Bogen der Singenden Schädel her waren. Der Ältestenrat der Twisted Hairs als Rad der Kraft war und ist dafür verantwortlich, dass derartiges nicht geschieht.

Seit jeher schon gibt es das Gleichgewicht zwischen hellen und dunklen Kräften, zwischen Gut und Böse auf diesem Planeten. Großmutter Erde ist ein Planet der Dualität und Paradoxa und wird das auch immer sein.

Sehen wir uns an, wie sich diese Dualität zeigt. Viele Menschen denken, dass wir in dem Kampf zwischen Gut und Böse versuchen, das eine oder andere zu eliminieren. Das ist ein Missverständnis. Was nämlich eigentlich nötig ist, ist ein Gleichgewicht zwischen Licht und Dunkel. Ohne das Böse kann es das Gute nicht geben und ohne das Gute nicht das Böse.

Energie, die einmal geschaffen wurde, kann nicht zerstört, sondern nur transformiert, umgewandelt oder transzendiert werden. Ähnliches zieht sich gegenseitig an. Unsere kollektiven Ängste, Zorngefühle, Zweifel, Schuldgefühle, etc. haben einen Strom des Bösen geschaffen. Er gleicht schwarzem Schlamm, der unsere Wirklichkeit durchdringt. Schwarzmagier benutzen genau diesen Strom als Quelle ihrer Kraft.

Durch die positiven Gedanken und Gefühle, das Wissen, das funktioniert, Vergnügen, Freude und die „Sonne" entsteht andererseits ein Energiestrom, den die Krieger und Kriegerinnen des Lichts als Quelle ihrer Kraft anzapfen.

DIE PROPHEZEIUNG DER REGENBOGENBRÜCKE

Die meisten Menschen verstehen unter einer Prophezeiung eine Vorhersage zukünftiger Ereignisse. Diese Definition ist äußerst begrenzt und führt sehr leicht zu Illusionen. Wahre Prophezeiungen basieren auf einem Verstehen der vergangenen und gegenwärtigen Muster und der Einschätzung ihrer Wirkung als „Trendsetter" für die Muster der Zukunft. Die Prophezeiungen der Regenbogenbrücke sprechen die Evolution der Menschheit und dieses Planeten an. An dieser Stelle möchten wir dich wieder einmal daran erinnern und dazu auffordern, nichts von dem zu glauben, was hier geschrieben steht. Forsche und überprüfe selbst!

Die Prophezeiung der Regenbogenbrücke, die von den Ältesten stammt, spricht durch 9 Pferde, die die Philosophen und Überzeugungen des Kollektivs auf ihrem Rücken tragen. Die Farbe der Pferde entspricht den Farben auf dem Medizinrad. In den Hauptrichtungen befinden sich danach also das Rote, das Schwarze (das dunkle), das Weiße und das Goldene Pferd. Mit den 4 Pferden der Nebenrichtungen und einem Pferd in der Mitte (in dem die 4 Pferde der Hauptrichtungen gemeinsam wirken) gibt das insgesamt 9.

In diesem Kapitel ist nur Platz für eine einführende Darstellung der 4 Pferde der Hauptrichtungen. Hinter der Prophezeiung steckt wesentlich mehr, als wir aufschreiben können; um ihr in ihrer ganzen Fülle und Aussagekraft gerecht zu werden, bräuchte es mindestens 6 Stunden. Selbst SwiftDeer ist die volle Bedeutung der 4 Pferde der Nebenrichtungen von den Ältesten noch nicht enthüllt worden.

Die Grundlage für den zeitlichen Aspekt der Prophezeiung bildet der Mayakalender, eine Reihe von Zyklen, die jeweils 52 Jahre dauern. Der Wettlauf begann 1980, als für die 9 Pferde der Regenbogenprophezeiung der Startschuss fiel. Der 17. August 1987 („Harmonic Convergence") markierte das Ende von 13 Zyklen der Dunkelheit und den Beginn von 7 Zyklen (zu je 52 Jahren), die zum Licht ausgerichtet sind.

Das **ROTE PFERD** trägt unsere Philosophien bezüglich der Erde, der Ökologie, Nahrung, Unterkunft, Kleidung, Beziehungen zur Natur, dem Wetter, etc. Es trägt das, was Großmutter Erde braucht, um im Gleichgewicht zu bleiben bzw. sich wieder ins Gleichgewicht zu bringen. In der Prophezeiung heißt es, dass wir daran, dass „im Land des Bären (Russland) eine Explosion einer künstlichen Sonne Asche auf der Erde verstreut und die Sonne blockiert", erkennen können, dass das Rote Pferd in Führung liegt. Klingt für mich stark nach Tschernobyl. Weißt du eigentlich, dass erst in 100 Jahren die volle Tragweite dieses „Unfalls" klar sein wird? Das Rote Pferd liegt in Führung, wenn fruchtbares Land mit üppiger Vegetation von Dürre heimgesucht wird, wenn in trockenen Gebieten der Erde plötzlich übermäßig viel Regen fällt und sich die Erdveränderungen insgesamt zuspitzen. Fernsehnachrichten und Zeitungsberichte reichen aus, um zu erkennen, dass das Rote Pferd um die Welt galoppiert.

Ich möchte jetzt gerne einige dieser Muster, die in den Vereinigten Staaten zu beobachten sind, beschreiben und lade dich ein, in dem Gebiet, in dem du lebst, nach ähnlichen Zeichen zu suchen. Zu Beginn dieses Jahres fiel in Arizona zu einer Zeit, die üblicherweise als sehr trocken gilt, weit mehr Regen als mit den üblichen Messinstrumenten noch messbar war und führte in vielen Teilen dieses Bundesstaates zu massiven Überschwemmungen. Tornados betreffen plötzlich Gebiete, in denen schon seit 100 Jahren keiner mehr gesehen wurde. Noch vor Beginn der „Wirbelsturmsaison" wurde Florida von gewaltigen Hurrikans heimgesucht. Im Osten und Nordosten der USA fiel überdurchschnittlich spät überdurchschnittlich viel Schnee. In Kalifornien tanzt Großmutter Erde fast jeden Tag Rock'n'Roll - dieser Bundesstaat erlebt täglich kleinere und größere Beben. Sogar in Texas kam es zu einem Erdbeben. Die Ältesten geben den bisherigen Anstieg an Naturkatastrophen mit etwa 30% an; die zeitlichen und örtlichen Abstände zwischen ihnen haben sich verringert.

Die Jahreszeiten sind seit kurzem um etwa 1½ Monate verschoben. Das bedeutet z.B., dass dort, wo die größte Hitze bisher im Juni, Juli und August zu erleben und erwarten war, sie nun im August, September und Oktober stattfindet.

Die Prophezeiung des Roten Pferdes schließt auch seltsames Verhalten von Tieren ein. Vor der Küste Australiens wurden unnatürliche große Schwärme von Haien beobachtet. Berglöwen und Bären verlassen plötzlich ihren Lebensraum und greifen Menschen an, besonders kleine Kinder. Dies sind Anzeichen eines ökologischen Ungleichgewichts auf dem Land und im Wasser. Tiere reagieren sehr schnell, wenn ihre Lebensräume eingeschränkt oder verschmutzt werden.

All diese Ereignisse deuten auf eine Führung des Roten Pferdes hin. Beobachte und höre mithilfe der Nachrichten und Wetterberichte selbst auf die Anzeichen dafür, dass das Rote Pferd seine Führung immer stärker ausbaut.

Für uns als Regenbogenkrieger ist dies die Aufforderung, spezielle Zeremonien zu machen, um uns mit den Veränderungen von Großmutter Erde in Einklang zu bringen (siehe „Zeremonielles" am Ende dieses Abschnitts).

Laut der Ältesten führt zur Zeit das **SCHWARZE (DUNKLE) PFERD** um 4 Längen, wobei 1 Länge einem Zyklus von 3 Jahreszeiten gleichzusetzen ist. Die Betrachtung dessen, was das Schwarze Pferd trägt, stellt eine besondere Herausforderung dar, denn es geht um die wirtschaftliche, materielle, physische Kontrolle über menschliches Leben. Die entsprechenden Anzeichen sind: ein Ansteigen des Rassenhasses und schwarzmagischer Aktivitäten und die Neue Weltordnung, Deprivation und jede Art von Krankheit. AIDS ist die Pest, mit der dieser Zyklus begann.

(Denke daran: Glaube nichts von all dem, sondern beobachte selbst! Die Warnleuchten sind für jeden Krieger sichtbar, der wach genug ist, sie zu sehen.)

Die Prophezeiung der Regenbogenbrücke besagt, dass das Dunkle Pferd das Rennen gewinnt, wenn „das Sprechende Blatt (die Verfassung) des Landes des Adlers (Vereinigte Staaten) an einem silbernen Faden (Wiederherstellung der weiblichen Kraft) hängt. Die herrschende Klasse wird mithilfe der sprechenden Blätter (Medien) und beweglichen Spiegel (Fernsehen) über das Volk bestimmen, und die Menschen werden ihre Autonomie, Individualität und ihre Freiheit aufgeben".

Die Energie des Dunklen Pferdes infiltriert die Köpfe der „wandelnden Toten" - jener Menschen, die in der Notwendigkeit politisch korrekten Denkens gefangen sind, die einem naiven und törichten Zeremonialismus folgen, die ergebene Mitglieder dogmatischer religiöser Institutionen und Patienten in psychiatrischen Kliniken sind. Wilhelm Reich bezeichnete diese Maße an dunkler Energie als „Nachtpest". SwiftDeer nennt sie „AIDS der Seele".

Es gibt 2 Betrachtungsweisen, was die Geschichte der Menschheit betrifft: Die eine ist die der zufälligen Geschehnisse - alles ereignet sich zufällig, hat keinen bestimmten Grund, und selbst die politischen Führer sind letztendlich machtlos. Das andere Konzept sieht geschichtliche Ereignisse als Ausdruck einer Verschwörung - hinter jedem Geschehen stecken eine Absicht und ein Grund, der dem Volk üblicherweise verschwiegen wird. Franklin D. Roosevelt, einst Präsident der U.S.A., soll einmal gesagt haben: „In der Politik geschieht nichts zufällig. Wenn es geschieht, dann deshalb, weil es so geplant war."

Stelle dir bitte einmal vor, dass alles, was in der Politik und Wirtschaft heutzutage auf diesem Planeten geschieht, nicht einfach nur das Ergebnis irgendeines „Zufalls" ist, sondern Teil eines sehr sorgfältig geplanten Vorhabens, die internen Strukturen von Amerika, ganz Europa und eigentlich der ganzen Welt zu unterminieren und zu kontrollieren. Stelle dir weiter vor, dass die strategische Leitung in den Händen einiger reicher Bankiersfamilien liegt, und dass ihr Plan schon fast zur Gänze aufgegangen ist. Eine Annahme besteht darin, dass über die Vereinten Nationen die sogenannte „Neue Weltordnung" („Novus Ordo Seclorum") auf uns zukommen wird. Kommt dir das bekannt vor? Sieh dir mal die Inschrift unter der Pyramide auf dem 1 U.S. Dollarschein an (*Anm. d. Übers.: „NOVUS ORDO SECLORUM" steht da*).

SwiftDeer sagt oft: „Bitte glaubt nicht, was ich sage, sondern seht euch an, was vorgeht und beweist das Gegenteil!" Nur mit dieser Haltung und Einstellung wird die Wahrheit ans Tageslicht kommen.

Wenn du das so liest, fragst du dich vielleicht, wie es um meine nüchterne Betrachtungsweise der Welt bestellt ist! Ich kann nur sagen, dass es sich hier eigentlich um nichts Neues handelt. Die Samen für die Weltherrschaft wurden etwa Mitte des 18. Jahrhunderts in Europa und dann 1916 in den Vereinigten Staaten gelegt. Diese Bankiersfamilien konzentrieren sich immer noch auf diesen Plan und träumen von seiner Verwirklichung. Diese Neue Weltordnung hat nichts mit einer Welt voll Sonnenschein und Frieden zu tun, wo es keine Grenzen mehr gibt und wir fortan glücklich und in Frieden dahinleben, wie uns manche der New-Age-Strömungen gerne glauben machen würden. Es handelt sich dabei vielmehr um einen ausgeklügelten Plan, die Welt sowohl wirtschaftlich als auch in allen anderen Bereichen von einigen wenigen reichen Familien beherrscht zu sehen. Geschehen soll das u. a. dadurch, dass alle Menschen durch hohe Besteuerung, auf ein absolutes MindestMaß reduzierte Rechte und die Ausrufung des Kriegsrechts in die Sklaverei getrieben werden.

Wieviel von dem, was du verdienst, lieferst du in der einen oder anderen Form als Steuern ab? Inwiefern werden immer mehr Gesetze erlassen, die deine Freiheiten beschränken? Denke daran, du kannst natürlich auch unter einem Diktator à la Hitler deinen Frieden haben, aber sicherlich nicht deine Freiheit.

Bedeutend ist auch das Wiederaufflammen der Bandenkriege und die zunehmende Verrücktheit krimineller Handlungen. Mutwilliger Vandalismus hat keine anderen Sinn als den, die Energie zu erleben, die durch die Handlung selbst entsteht. Während der Unruhen in Los Angeles im Jahr 1992 „erwischten" Fernsehkameras Eltern dabei, wie sie ihre Kinder in die Läden mitnahmen, die sie plünderten. Die Konsequenzen solchen Vorbildverhaltens waren ihnen gleichgültig.

Die Prophezeiungen besagen, dass im Land des Adlers in 15 größeren Städten Rassenunruhen und -kriege ausbrechen werden, wodurch die Struktur der Familien zerbricht und es zu einer Ausrufung des Kriegsrechts kommen wird.

Ähnliche Ereignisse werden das Land des Drachen (China und Japan) heimsuchen. Das Land des Bären (Russland) wird zu Fall kommen und sich in etliche kleine „Bärenjunge" aufspalten. Das Land des Wiesels (Naher Osten) wird von Stammeskonflikten zerrüttet werden. Bär, Adler und Drache werden gegeneinander kämpfen.

Vier Ausbrüche von Krankheiten, die mit AIDS in Zusammenhang stehen, sind genauso Teil des Dunklen Pferdes wie Massen von Menschen, die verhungern. Bis 1995 wird das Rote Pferd 2 Längen aufgeholt haben und Großmutter wird, wie Sun Bear sagte „sich die Flöhe vom Rücken schütteln". Das wird zu einem Anstieg der Sterbe- und einem Rückgang der Geburtenrate führen.

Für Regenbogenkrieger und -kriegerinnen ist es wichtig, Nahrungs- und Wasservorräte für Jahr anzulegen, sowie Werkzeuge und Munition zu haben.

Das **WEISSE PFERD** hat mit unserer technischen Entwicklung zu tun. Wir werden unsere Umwelt derartig verschmutzen, dass die Gesetze der Natur zerstört werden, ja sogar die Atemlöcher von Großmutter Erde vernichtet werden. Wir werden unsere Verbindung zu den Sternen aus den Augen verlieren und unter Eingriffen von Sternenwesen leiden, die nichts mit dem Licht zu tun haben. Dies wird zu einem Kampf der Wesen der Sternennationen führen. Das Weiße Pferd spricht davon, wie die Schule das Denken beeinflusst und wandelnde Tote produziert. Es wird keine Ausbildung, kein Lernen mehr geben, die Nahrungsmittel werden rationiert und alle, die Widerstand leisten (d.h. Freidenker), zerstört werden.

Das **GOLDENE PFERD** kämpft gegen Krieg, Hungersnot, Pest und Tod. Es hat 4 Fohlen namens Schönheit, Kraft, Wissen und Freiheit bei sich. Wenn wir nicht unsere Nüchternheit wiedergewinnen, wird das Goldene Pferd stolpern und hinfallen und seine 4 Fohlen mit ihm. Falls wir doch aufwachen, muss das Gleichgewicht zwischen Frauen und Männern wiederhergestellt werden. Wir müssen uns zusammentun, um die Erde zu heilen und alte zeremonielle Kraftplätze zu erneuern. Wir müssen der Kriminalität Einhalt gebieten und unsere Autonomie, Individualität und Freiheit aufrechterhalten.

Die Zerstörung, die das Rote, Schwarze und Weiße Pferd mit sich bringen, ist der Weckruf für uns. Von den 12 Aspekten des silbernen Fadens, den wir wiederherstellen und nähren müssen, um Gleichgewicht zu haben, ist der der Kraft der weiblichen Energie der bedeutendste. „Alles wird aus der Frau geboren" . Dies schließt die Alchemie, den Einklang mit der Erde, die Heiligen Gesetze und die Freigabe der Matriarchatslehren mit ein. Was wir brauchen, sind magische Frauen, die mit Begeisterung und Feuer für das kämpfen, was (ge)recht ist, und magische Männer, die wahrhaft lieben.

In der Prophezeiung des Goldenen Pferdes heißt es, dass es 18 000 Lichtkrieger und -kriegerinnen von jeder der Acht Großen Kräfte braucht, um das Goldene Pferd in Führung zu bringen, das Rennen gewinnen zu lassen und die 4 Fohlen der Schönheit, Kraft, des Wissens und der Freiheit mit sich über die Ziellinie zu bringen. Das sind insgesamt 144.000 Frauen und Männer, die völlig wach, gewahr und wachsam sind, die um die reelle Situation auf Großmutter Erde wissen, ihren Worten und ihrem Wissen gemäß handeln und damit Teil der Lösung sind. Sie müssen den Mut haben, den „Feind" zu besiegen - zuerst ihre inneren Feinde wie Angst, Zorn, Schuld, Schimpf und Schande, und dann die äußeren Manifestationen davon - leichte und schwere Krankheiten, die Pest und die Neue Weltordnung (in all ihren Aspekten).

Die Sweet Medicine Sundance Teachings sollen dich in deinen Vorbereitungen unterstützen, damit du der Großen Mutter antworten kannst, die nun ihr Recht fordert.

Der Wecker läutet, um die 144.000 Regenbogenkrieger und -kriegerinnen aufzuwecken. Hörst du ihren Ruf? Kannst du aufwachen und dich von den narkotisierten Schichten und Panzerungen deines Seins befreien? Wir alle haben einzeln und als Kollektiv die dunklen und negativen Energien erschaffen, die sich außerhalb von uns in der Zerstörung der Erde ausdrücken. Und wir haben die potentielle Fähigkeit, einen anderen Traum zu träumen, der sich in Heilung und Kraft manifestiert.

Wie hast du bisher diesen Tanz geträumt? Wie sorgst du dafür, dass du aus dem Alptraum aufwachst und für Großmutter Erde einen neuen Traum träumst - einen, der Autonomie, Individualität und Freiheit für alle Völker mit sich bringt? Mit diesem Kapitel hältst du die Anleitung für eines der kraftvollsten Werkzeuge in Händen, das diese Veränderung in dir und dem Kollektiv bewirken kann - die Kunst des kontrollierten Träumens.

PRAKTISCHE ANWENDUNGSMÖGLICHKEITEN

ABSICHT:
Sie besteht darin, die wechselweise Verbundenheit und Abhängigkeit aller Dinge untereinander zu entdecken und verschiedene Sichtweisen historischer Theorien kennenzulernen.

DU BRAUCHST:
- Bücher (siehe die Literaturempfehlungen am Ende des Buches)
- Nicola M. Nicolov: The Great Conspiracy (Die Große Verschwörung)
- A. Ralph Epperson: The Unseen Hand
- Bill of Rights („Freiheitsurkunde") der Verfassung der U.S.A. (oder die Verfassung deines Landes)
- Karl Marx: Das kommunistische Manifest
- oder 4 beliebige Bücher aus den Literaturempfehlungen am Ende des Buches (Carlos Castaneda, Lynn Andrews, Sun Bear und Wabun Wind)

1. Lies diese 4 Bücher, als wären sie 1 Buch. D.h., lies jeweils das 1. Kapitel der 4 Bücher, dann jeweils das 2. aller 4 Bücher, etc., bis du alle Bücher ganz gelesen hast.

2. Drücke in einer schriftlichen Zusammenfassung oder einer Collage von Bildern aus, was du erfahren und gelernt hast.

3. Finde etwas, wie du auf einer ganz praktischen Ebene deine Erkenntnis in die Welt tragen und damit etwas verändern kannst.

ZEREMONIELLES

ZEREMONIE; UM SICH MIT DEN ERDVERÄNDERUNGEN IN EINKLANG ZU BRINGEN

ABSICHT: sich mit den Erdveränderungen in dieser Zeit in Einklang zu bringen, in der sich Großmutter Erde reinigt; zu dem Manitou der Verwerfungen und Bruchlinien zu beten, die von Erdbeben betroffen sind, sowie zu anderen Manifestationen der Kraft von Großmutter Erde in deinem geographischen Gebiet. „Manitou" sind die funktionalen bzw. Schutzgeister jeder Wesenheit, lebenden Substanz und physischen Form. Diese Schutzgeister wissen und verstehen, dass wir Menschen die Bestimmer von Energie sind, und reagieren daher, wenn sie von uns angesprochen werden.

DU BRAUCHST:
- etwas Tabak, Maismehl oder Blütenpollen
- Gebetsfedern (Kiel in rotes Leder oder roten Stoff gewickelt, werden in Bäume gehängt)
- Gebetsstäbe (in den Regenbogenfarben bemalt, Federn an der Spitze)

ORTE:
- an allen geologischen Verwerfungen, Erdbebenlinien, etc.
- auf Berggipfeln, an Küstengewässern
- an jedem Gewässer, z.B. Seen, Staudämme .....
- in den Bäumen und der obersten Humusschicht
- an deinen Gas-, Strom- und Wasserzählern

ABLAUF:
Nimm etwas Tabak, Maismehl oder Blütenpollen und sprich an einem der oben genannten Orte aus deinem Herzen über dein Wissen, dass Großmutter Erde diese Veränderungen braucht, dass sie sich reinigen muss. Sprich von deiner Fähigkeit (in dem Ausmaß, in dem du wirklich dazu in der Lage bist), dich mit diesen Veränderungen in Einklang zu bringen, sie zu überleben und an der Neubelebung von Großmutter teilzuhaben. Bitte sie NICHT darum, irgendetwas nicht zu tun, was sie tun muss! Erkenne an, dass du ein Teil von ihr bist!
Gebetsfedern können in Bäume gehängt werden; Gebetsstäbe können in den Boden gesteckt werden (z.B. möglichst nahe an den obengenannten Orten). Diese Gegenstände und der Tabak, das Maismehl bzw. der Pollen sollten vorher gesegnet und erweckt werden.
Lasst uns Großmutter Erde etwas ZURÜCKGEBEN! Wir machen das mit der Absicht und dem Fokus unseres Herzens, mit der richtigen Alchemie und Zeremonie und indem wir ihr etwas von den Geschenken, die sie uns gibt, wiedergeben. Es ist eine ganz einfache Handlung mache es täglich oder wenigstens dreimal die Woche.

Die Substanz des Träumens

Inspiration

*Letzte Nacht
träumte ich, dass ich
dich liebe.*

*Heute Morgen
erwachte ich;
und mir wurde klar, dass ich
dich liebe.*

*Ich lebe
meinen Traum
von Erwachen
zu Erwachen.*

Susan Polis Schultz

Der Stoff, aus dem die Träume sind

Aus dem ersten Band von **SÜSSE MEDIZIN** weißt du vielleicht bereits, dass es 4 Arten von Träumen gibt:

1. der persönliche Traum - unsere alltägliche tonale Existenz und unser Überleben
2. der heilige Traum - unser Wachstum und unsere Reife
3. der kollektive Traum - Friede und Freiheit auf Großmutter Erde
4. der planetare Traum - der nächste evolutionäre Schritt dieses Planeten.

In diesem Abschnitt geht es um den heiligen Traum. Das Ziel, das wir über kontrolliertes Träumen erreichen wollen, lässt sich zweifach formulieren: Wie können wir lernen, unseren Wachtraum, unseren alltäglichen Tanz des Lebens, und unseren Schlaftraum zu kontrollieren? Wie können wir den Wach- und den Schlaftraum miteinander verschmelzen lassen, sodass der heilige Traum entsteht?

Die meisten Menschen bezeichnen als Traum nur die Phasen des Schlafs, in denen es zu schnellen Augenbewegungen kommt (*Anm. d. Übers.: auch bei uns REMs genannt - rapid eye movements*) und unsere Gehirnwellen sich verändern. Die Ältesten aber behaupten, dass wir auch träumen, wenn wir wach sind. Während du z.B. dieses Kapitel liest, tust du etwas, das sich „waches Träumen" nennt. Dies ist allerdings der Traum, der eine Illusion ist, Maya, wohingegen die Traumzeit der 5. Dimension die tatsächliche Wirklichkeit ist.

Um mit diesen Traumlehren wirklich in die Tiefe gehen zu können, müssen wir uns zuerst mit dem Begriff der Kraft und der Formel des Magiers

„Aufmerksamkeit = Kraft"

beschäftigen. Was ist Kraft eigentlich, und was hat Kraft mit Träumen zu tun? Es braucht Kraft in Form der O'Lariens (unsere übersinnlichen Gaben), um erfolgreich zu träumen - besonders die Gaben der Telepathie, des Ki (Expansion der Aura), des Sehens und des Träumens.

John Two Crows, einer von SwiftDeers Klanonkeln, fragte ihn einmal: „Warum interessiert dich gerade dieser Stein?" - „Weil er mir gefällt", war die Antwort. Two Crows erklärte ihm dann: „Das ist Anziehung. Anziehung bedeutet, dass du mit etwas verbunden bist. Es gibt da ein Give-Away, einen gleichwertigen Austausch von Energie. Wenn etwas deine Aufmerksamkeit auf sich zieht, hat es Anziehungskraft und daher auch Kraft."

Zur Kraft/Macht („power") zu kommen ist auf diesem Planeten heutzutage mit vielen Missverständnissen verknüpft. Viele jagen ihr hinterher, versuchen sie zu kaufen, manche denken, sie könnten sie stehlen oder verführen. Jene aber, die weise sind, wissen, dass es nur eine Möglichkeit gibt, Kraft/Macht zu besitzen - nämlich, indem sie in sich Raum schaffen, damit die Kraft/Macht dort zu Hause sein kann. Kraft/Macht ruht in dir, in deinem Hochzeitskorb um den Nabel.

Die Kraftformel des Magiers/der Magierin lautet:

Aufmerksamkeit = Kraft

**Aufmerksamkeit + Anziehung + Wirkung
+ Ermächtigung + Eigenständigkeit**

= Weisheit

= Kraft

= Aufmerksamkeit

Aufmerksamkeit beschreibt Websters Wörterbuch als Handlung oder Zustand, wo der Verstand bzw. „Mind" auf ein Objekt gerichtet wird. Bezeichnen wir es als „Fokus".

„Aufmerksamkeit + Anziehung" bedeutet, dass wir unsere Aufmerksamkeit auf unsere Anziehung fokussieren müssen. Das, worauf wir uns fokussieren, hat eine Verbindung zu uns, und daher kann ein gleichwertiger Energieaustausch stattfinden. (Anziehung hat übrigens nicht mit körperlicher Attraktivität zu tun.) In dem folgenden Beispiel geht es zwar um einen anderen Menschen, aber wir könnten genauso gut über einen Baum, Stein oder ein Tier sprechen. Anziehung ist reine elektromagnetische Energie.

Nun also ein praktisches Beispiel: Du betrittst einen Raum voller Menschen, und eine Person zieht deinen Blick auf sich. Du richtest deine **Aufmerksamkeit** auf sie; sie stellt also eine **Anziehung** dar. Damit weißt du, dass zwischen euch nun eine Verbindung besteht und ein gleichwertiger Austausch von Energie stattfindet, selbst wenn du diesen Menschen überhaupt nicht kennst. In der Anziehung verborgen, manchmal auch deutlicher erkennbar, liegt das, was wir „Absicht" nennen. Einfach ausgedrückt ist „Absicht" der wahre Sinn und Zweck der Aufmerksamkeit.

Zu dem Begriff der „Absicht" muss noch etwas gesagt werden. SwiftDeer sagt, dass es unmöglich ist, die Absicht hinter einer bestimmten Handlung von jemandem zu erkennen. Das Motiv bzw. die Motivation für eine Handlung lässt sich oft erraten, die wahre Absicht aber nicht. Häufig fällt es uns sogar schwer, unsere eigene wahre Absicht zu erkennen. Laut SwiftDeer können nur jene, die den größeren Zusammenhang wie durch die Augen des Großen Geistes sehen, die Absicht von jemand anderem wirklich erkennen. Wenn ich also von der wahren Absicht spreche, dann meine ich damit etwas Umfassenderes als üblicherweise darunter verstanden wird.

Wenn du deine Aufmerksamkeit auf die Anziehung fokussiert, dann erfasst bzw. erkennt die Anziehung die Absicht. Du brauchst dich nur auf die Anziehung zu fokussieren. Dann nämlich entsteht auch **Wirkung**. Wirkung ist für **Kraft/Macht** ganz wesentlich und kann positiv oder negativ erlebt werden. Beides ist wichtig. Gehen wir zu unserem Beispiel zurück. Du betrittst also einen Raum voller Menschen, eine Person zieht deine Aufmerksamkeit auf sich und du fokussierst dich auf die Anziehung. Dabei entsteht irgendeine Art von Wirkung. Sie entsteht nämlich immer, wenn 2 Energien zusammenkommen. In diesem Beispiel könnte es sich um eine positive Wirkung handeln und ihr beginnt miteinander zu sprechen und habt Spaß zusammen. Eine negative Wirkung könnte z.B. entstehen, weil der Partner/die Partnerin dieser Person sehr eifersüchtig ist und es zu einer Riesenszene kommt.

Durch **Wirkung** gewinnen wir an **Ermächtigung** (*Anm. d. Übers.: empowerment - eigentlich: einander Kraft zu geben, gegenseitiger Kraftgewinn*). Dabei geht es um gegenseitige Akzeptanz, gegenseitigen Kraftgewinn; das Ergebnis davon ist, dass beide gewinnen und sich in der Kraft/Macht verankern. In unserem Beispiel könnte es sein, dass ihr herausfindet, dass ihr ein gemeinsames Netzwerksystem habt, und ihr einander beruflich unterstützen könnt. Vielleicht stellt sich diese Person auch als dein „Seelenpartner" heraus und ihr lebt glücklich bis an euer Lebensende miteinander! Das bezeichnen wir auf alle Fälle als gegenseitige Ermächtigung. In der Situation mit der negativen Wirkung, in der es diese Riesenszene gibt, liegen gerade darin viele Möglichkeiten für persönliches Wachstum. Es könnte z.B. sein, dass du dich zum ersten Mal wehrst, völlig ruhig bleibst, oder auf irgendeine andere Art an Kraft gewinnst. Wir scheinen häufig mehr aus den Situationen zu lernen, die schiefgehen, als aus jenen, in denen alles glatt läuft.

Durch die Kraft/Macht, die du nun gewonnen hast, betrittst du den Kreis der Eigenständigkeit. Das ist die Arena, in der die Kraft ihre Spiele spielt. Das ist der Platz, an dem alle Kraft existiert. Wenn es einmal zum gegenseitigen Kraftgewinn bzw. zur Ermächtigung gekommen ist, widmest du deine gesamte Aufmerksamkeit der Eigenständigkeit. Die Ältesten sagen, dass du an diesem Punkt die Freiheit erlangst. Wenn ich dir Kraft gebe, gibst du mir automatisch welche zurück; und so betreten wir den Kreis den **Eigenständigkeit**; in diesem Augenblick beherrschen, manipulieren oder kontrollieren wir einander nicht (mehr).

SwiftDeer sagt: „Alle Kraft/Macht ist hinter dem Schleier der Unschuld und Illusion verborgen. Wenn du der Illusion erliegst, wirst du krank vor Selbstwichtigkeit. Akzeptiere die Unschuld und tritt in dein Kindergeistschild, ins Zentrum deiner eigenen Essenz. Konzentriere deine Aufmerksamkeit darauf und Lass dich nicht ablenken, denn dies ist der Augenblick der Kraft/Macht. Halte in deiner linken Hand die Erfahrung und die Reife, um dieses Erlebnis integrieren zu können. Halte in deiner rechten Hand die Unverzüglichkeit bzw. Unmittelbarkeit und die Handlungsfähigkeit. Verantwortung zu übernehmen bringt die Hände zusammen. Die Kraft/Macht wird dir das Geschenk der Weisheit bringen, indem du die minimale Chance ergreifst". Das ist der Akt der Kraft des Kriegers bzw. der Kriegerin und verdient deine ganze Aufmerksamkeit.

Weisheit = Kraft = Aufmerksamkeit

Diese Formel macht uns klar, dass alle Weisheit und Erinnerung, die dir Kraft geben, ganz einfach nur Aufmerksamkeit sind. Welcher Sache und wann du ihr deine Aufmerksamkeit widmest, worauf du dich fokussierst, stellt den Schlüssel dar. Wenn du dich auf die Anziehung fokussieren und deine Aufmerksamkeit darauf halten kannst, erlangst du eine wahre Widerspiegelung deines Bildnisses. Indem du eine klare Widerspiegelung anstatt eines Zerrbildes erhältst, gewinnst du an Energie - sogar dann, wenn du einem Tyrannen gegenüberstehst. Das gilt sowohl für die Tonal- als auch die Nagualwirklichkeit.

Verzerrte Energie entsteht dadurch, dass du deine Aufmerksamkeit auf Ablenkungen richtest. Ablenkungen sind wie kleine Staubsaugerschläuche, die dir dein Orende bzw. deine Energie aussaugen. Du sitzt z.B. an deinem Schreibtisch und arbeitest, und plötzlich fällt dir ein, dass du auf dem Heimweg noch deine Kleider von der Reinigung holen musst, denkst über den Streit mit deinem Partner/deiner Partnerin von gestern Abend nach, und dann noch an eine Besprechung in 2 Tagen, auf die du dich noch vorbereiten musst. Jeder dieser Gedanken ist wie ein kleiner Staubsaugerschlauch, ist eine Ablenkung, die dich von dem wegführt, worauf du dich gerade fokussierst, und dir dein Orende bzw. deine Kraft absaugt.

Wenn du den Tagtraum wachtanzen willst, liegt der Schlüssel dazu darin, einer Sache oder Aufgabe deine gesamte Aufmerksamkeit zu widmen und dich nur auf sie zu fokussieren. Wenn du aufhörst, dich ablenken zu lassen, und statt dessen deine Energie fokussierst, kommst du in Einklang mit der Gegenwart und gebietest sogar dem Alterungsprozess Einhalt. Deine Aufmerksamkeit wird sich immer auf die stärkste Energie in deinem Raum richten. Ablenkungen führen dich von der Kraft/Macht weg. Die Psyche des durchschnittlichen Menschen ist die meiste Zeit mit der Vergangenheit beschäftigt. Der Versuch, in die Gegenwart zu kommen und da auch zu bleiben, im HIER und JETZT, ist nur eine andere Beschreibung von „Reife".

Hier ist eine einfache Übung, um deine Aufmerksamkeit zu fokussieren. Über sie kannst du auch das AusMaß erkennen, in dem deine Energie unfokussiert und abgelenkt ist:

Lege die Spitze des rechten Mittelfingers (Wind) über die Spitze des rechten Zeigefingers (Feuer). Klopfe damit jedesmal, wenn du abgelenkt wirst, deine Gedanken abschweifen bzw. deine Aufmerksamkeit nicht auf das Jetzt und das, was du gerade tust, gerichtet ist, auf dein linkes Handgelenk.

(Als ich mit dieser Übung begann, tat mein Handgelenk am Ende des Tages ziemlich weh, aber es half mir, meine Aufmerksamkeit besser zu fokussieren!)

Wir haben uns mit Kraft/Macht beschäftigt. Kraft ist Energie, die in ihre Erschaffung hineingeboren wurde. Sehen wir uns jetzt einmal den Prozess bzw. die Schritte an, die jede Energie durchläuft, wenn sie geboren wird.

DIE SIEBEN SCHRITTE DES PROZESSES

Jeder Erfahrungs- und Erlebnisprozess lässt sich in 7 Schritte gliedern. Anders ausgedrückt immer, wenn eine Energie in ihre Existenz hineingeboren wird, durchläuft sie diese 7 Schritte. Aus 2 Gründen habe ich mich dazu entschlossen, in diesem Kapitel darüber zu schreiben: 1., weil wir sie in diesem Kapitel ständig anwenden werden, um zu einem tieferen Verständnis für die Teachings zu kommen, und 2., weil sie ein wertvolles Werkzeug darstellen, um auf einer tieferen Ebene zu verstehen, wie der Große Geist das Universum organisiert. Du könntest diese 7 Schritte des Prozesses z.B. auch einfach aus Spaß mal über das, was du z.B. bereits schon aus dem ersten Band von **SÜSSE MEDIZIN** über die Unendlichkeitsschlaufe des Sternenmädchenkreises weißt, legen.

Ich werde die 7 Schritte einzeln beschreiben und dir dann einen Test an die Hand geben, mithilfe dessen du immer herausfinden kannst, ob du sie richtig zugeordnet hast.

Der 1. Schritt ist **FOKUS**. Immer wenn du deine Aufmerksamkeit auf eine Anziehung richtest, wird diese Anziehung zu deinem Fokus. Damit beginnt auch das Gesetz der Anziehung zu wirken. Du gehst z.B. die Straße hinunter, und irgendetwas erregt deine Aufmerksamkeit - du fokussierst darauf.

Der 2. Schritt des Prozesses ist **SUBSTANZ**. Substanz bedeutet, dass deine Aufmerksamkeit fokussiert ist und du das Auftauchen bzw. die Abwesenheit des Objekts innerhalb des Raumes bemerkst. An diesem Punkt gibt es noch keine Definition, keine Give-Away, keinen Zweck. Das Objekt kann für viele Zwecke verwendet werden. In unserem Beispiel weißt du noch gar nicht, was der Gegenstand ist; er ist noch nicht definiert, lässt noch keinen Zweck erkennen. Er ist einfach nur Substanz.

Den 3. Schritt des Prozesses bildet die **FORM**. Hier findet Wirkung statt. Die Substanz, auf die du fokussiert bist, erhält eine Definition und einen Zweck. Indem du also deine Aufmerksamkeit weiter fokussierst, erkennst du, dass die Substanz z.B. eine Blume ist, die als Rose bezeichnet wird.

Der 4. Schritt des Prozesses ist die **BESTIMMUNG**. Hier ist die Wirkung bestimmt worden, und die Anziehung wird in diesem Augenblick als positiv oder negativ empfunden bzw. betrachtet. Du wirst an diesem Punkt die Wirkung als kreativ bzw. produktiv oder destruktiv sehen und bestimmen, was du damit tun willst. In unserem Beispiel siehst du die Form der Rose und „bestimmst", dass sie da, wo sie wächst, wunderschön ist und lässt sie da auch stehen. Du könntest auch „bestimmen" bzw. zu dem Schluss kommen, dass sie deinen Heuschnupfen verstärkt und einen großen Bogen um sie machen. Oder du könntest beschließen, sie abzuschneiden und mitzunehmen.

Wenn du an diesem Punkt der Bestimmung die Handlung bzw. den Gegenstand nicht akzeptierst oder tolerierst, wenn du vergleichst, verurteilst, etc., schaffst du Beschränkung und blockierst den nächsten Schritt.

Der 5. Schritt des Prozesses ist das **VERSTEHEN**. Hier gibt es keine Grenze zwischen dir und der Energie, um die es geht. Diese Sichtweise von „Verstehen" steht in krassem Gegensatz zu der, die die meisten Menschen davon haben. Die meisten Menschen distanzieren sich nämlich von der Energie, damit sie „verstehen" können. Aber nur, indem du die Rose akzeptierst und tolerierst, während du sie wachsen und ihren natürlichen Kreislauf siehst, kannst du sie wirklich in ihrer Gesamtheit verstehen lernen. Oder, wenn du die Rose gepflückt und mit nach Hause genommen hast, kannst du dich und die Rose in diesem Zyklus auch nur dadurch verstehen lernen, dass du dich und sie akzeptierst und tolerierst.

Der 6. Schritt des Prozesses ist die **VORSTELLUNG** bzw. **IMAGINATION**. Wenn du dieses Wort aufschlüsselst, bedeutet es „eine Nation imaginieren / verbildlichen - Ich als Magier kann innerhalb meines heiligen Kreises der Ermächtigung durch meine Imagination/Vorstellung alle Dinge erschaffen". An diesem Punkt nämlich, wenn Verstehen stattgefunden hat, kommt es zu einem Kraftgewinn, den du nun auch benutzen kannst. Die Rose in ihrem Wachstum verstärkt die Widerspiegelung deiner Schönheit und erweitert dein Empfinden für das Leben und dich selbst im Rahmen deiner Vorstellungskraft. Auch durch die Erfahrung, die Rose sterben zu sehen, gewinnst du an Kraft, die aus dem Todeszyklus kommt.

Der 7. Schritt des Prozesses ist die **FREIHEIT**. Hier kommt es zu einem vollständigen gegenseitigen Kraftgewinn. Die Freiheit ist der Prozess des Lebens selbst. Du, die Rose, alles, was deine Aufmerksamkeit auf sich zieht, ist frei, sein Selbst/es selbst zu sein. Die absolute autonome individuelle Freiheit ist das heiligste Geschenk überhaupt, denn sie birgt das Licht in sich und gibt Leben. In den Schritten 1 - 6 entsteht Freiheit innerhalb eines Kreises der Kraft, innerhalb bilateralen Kraftgewinns.

Alles, was erschaffen bzw. geboren wird, durchläuft diese 7 Schritte des Prozesses. Im vierten Kapitel des ersten Bandes von **SÜSSE MEDIZIN** hast du erfahren, dass sich alle Energie gemäß dem 0 - 9 Gesetz der Energiebewegung bewegt. Es muss also 3 weitere Schritte geben - die 7 Schritte führen automatisch zu Muster, Chaos und Vollendung.

Schritt 8 ist das **MUSTER**. Sobald beide Seiten an Kraft gewinnen, treten sie in die Phase des Musters ein. Wenn du deine Freiheit als Akt der Kraft bzw. des Kraftgewinns ausdrückst, bist du immer in deiner Eigenständigkeit. Wenn du allerdings die Wirkung vermieden, das Verstehen begrenzt, die Imagination von vornherein ausgeschlossen und dich geweigert hast, Verantwortung zu übernehmen (indem du dich für einen „Freibrief anstatt für Freiheit entschieden hast), wirst du dich als Gefangene(r) eines Musters der zyklischen Wiederholung und des Beherrschtwerdens wiederfinden. Die massive Zerstörung der Regenwälder (eine „Rose" par excellence) ist ein deutliches Beispiel solch eines „dunklen" Musters.

Das **CHAOS** bildet den 9. Schritt. Laut den Ältesten gibt es nur 2 Zahlen auf der Welt, nämlich die 0 (=Schöpfung) und die 1 (=Licht). Das Licht bewegt sich in 9 Schritten von der 0 weg. Mit dem 9. Schritt kehrt die Energie völlig automatisch und von sich aus zu sich selbst zurück. Innerhalb der chaotischen Welle wird die Energiebewegung immer in völligem Gleichgewicht zwischen weiblichen und männlichen Energien gestaltet und choreographiert. Es gibt ein altes Sprichwort: „Aus dem Chaos entsteht der Kosmos." Dies ist der Punkt der Neuerschaffung und Evolution.

Der 10. Schritt ist die **VOLLENDUNG**. Die Vollendung stellt die vollständige Lösung der Ursache dar. Wenn es dir allerdings nicht gelingt, das Chaos zu nutzen und zu überwinden, kommt es lediglich zu einer Lösung des Symptoms - quasi ein Wundverband, um die Situation vorübergehend zu behandeln.

Es gibt eine Möglichkeit, zu erkennen, ob du die 7 Schritte des Prozesses richtig zugeordnet hast. Der 7. Schritt - Freiheit - hat immer eine um 1 Oktave höhere Schwingung als der 1. Schritt - Fokus. Schritt 6 - Imagination - schwingt immer um 1 Oktave höher als Schritt 2 Substanz. Der 5. Schritt - Verstehen - liegt auf der Schwingungsebene ebenfalls 1 Oktave höher als der 3. Schritt - Form. Der 4. Schritt ist der bestimmteste und hat seine eigene Frequenz und Schwingung. Die Bestimmung steht immer für sich alleine.

Sehen wir uns anhand des Beispiels von der Rose an, wie diese Formel funktioniert.

7 ist eine höhere Schwingung von 1: Freie autonome Individualität ermöglicht es allen Formen aller Dinge, mit ihrer Anziehung, ihrer Einzigartigkeit zu vibrieren (sie zu zeigen). Innerhalb der Energie des gegenseitigen Kraftgewinns die Straße entlang zu gehen erhöht deine Fähigkeit, eine Anziehung zu sein und von anderen Anziehungsenergien angezogen zu werden. Du bist frei, deine Aufmerksamkeit zu fokussieren.

6 ist eine höhere Schwingung von 2: Indem du deine Imagination ausdehnst, durchbrichst du die Begrenzung der vorgedachten Gedanken und öffnest dich dem freien Denken. Viele Menschen überspringen den 2. Schritt, schließen die Form aus, und wenn sie dann zum 6. Schritt kommen, ist und bleibt die Rose (bzw. jede beliebige Erfahrung) eine Rose. Die Imagination ermöglicht es uns, das Universum zu erforschen, das die Substanz in sich birgt.

5 ist eine höhere Schwingung von 3: Verstehen ist die Kommunikation zwischen dir und der Rose. Akzeptanz und Toleranz innerhalb der Beziehung der einen Form (du selbst) mit einer anderen Form (die Rose) ist das Lied des Verstehens der Wirkung, die die eine auf die andere hat.

4 steht immer alleine: Ob du nun die Rose beobachtest, eine Bogen um sie machst oder sie pflückst - deine Handlung ist, was sie ist, und steht für sich alleine.

DAS RAD DES KONTROLLIERTEN TRÄUMENS

Ob du ein „Niemand", ein „Hat's-Geschafft" oder ein „Superstar" bist, hängt davon ab, ob du dir diesen Traum, den wir Leben nennen, so erträumst, wie du es willst. Das ist wieder einmal einfach, aber nicht leicht. Erleichtert wird es allerdings durch deine Fähigkeit, deine Gedanken über dich als physisches Wesen in deinem Körper ein wenig zu verändern.

Die meisten Leute halten sich für einen Körper, der Raum beansprucht und einnimmt. Wir sind allerdings viel eher ein Raum, in dem ein Körper wohnt. Wir sind eigentlich Magnetische Anziehende Gedanken (MAGs) von Energie innerhalb des Universums. Innerhalb unseres MAG erträumen wir ein Bild von einem physischen Körper. Sieh dir einmal deinen physischen Körper an: Es gibt ihn deshalb so, wie er ist, weil du ihn dir so erträumt hast. Er ist ein holographisches Bild - unser lebendes Buch des Lebens. Das Konzept, das besagt, dass du dir deinen physischen Körper so erträumt hast, wie er ist, gilt natürlich auch für die anderen Aspekte deines Wesens und Seins. Wenn du z.B. von irgendjemandem oder irgendetwas abhängig bist oder keine Kreativität hast, dann ist das deshalb so, weil du es so in die Realität deines Wachtraums hereingeträumt hast. Wenn du dich des Überflusses erfreust, eine wunderbare Beziehung hast und glücklich bist, dann ist all das aus dem gleichen Grund so.

Abb. l:
SwiftDeers Rad des kontrollierten Träumens

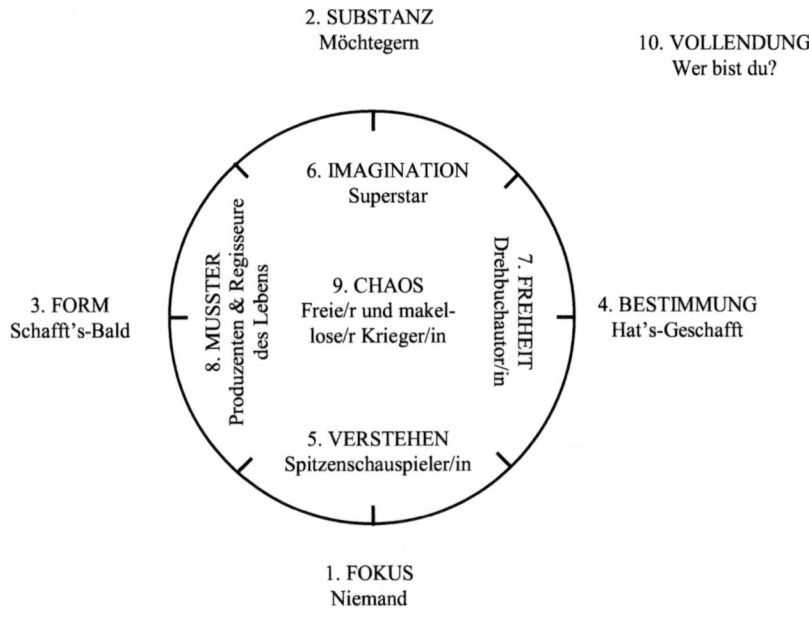

Viele Menschen hören so etwas nicht so gerne, weil es die Last der Verantwortung für Veränderung ganz klar auf ihre eigenen Schultern legt. Aus früheren Teachings weißt du, dass 80% von dem, was dir geschieht und wie du bist, eine Reaktion auf Muster sind. Nur 20% sind minimale Chance bzw. Chaos, d.h. der Wille des Großen Geistes.

Achte darauf, worauf du deine Aufmerksamkeit richtest! Sorge dafür, dass sie immer nach vorn gerichtet ist. Die „Tatsache", dass die Zeit vergeht, ist eine von Menschenhirn gemachte Illusion. Die Zeit ist lediglich ein Bezugspunkt, damit du deinen Standort im Raum identifizieren kannst. Du bist ein MAG in Bewegung.

Sehen wir uns das erste Rad des Träumens an, das SwiftDeer kreiert hat, das „Rad des kontrollierten Träumens" (Abb. 1). Stelle dir, während du die Beschreibung der einzelnen Plätze liest, die Frage, an welchem du den größten Teil deiner Zeit verbringst.

Im Süden dieses Rades sitzen die **Niemands**. Das ist der Fokus innerhalb der 7 Schritte des Prozesses. Die Niemands sind „Träumer", die ihren Fokus verlieren, und befinden sich in Reaktion jenen gegenüber, an die sie ihre Kraft weggegeben und abgegeben haben. Sie schlafen eigentlich, haben kein Gewahrsein, fühlen sich als hilflos ausgelieferte Opfer, sind verhaftet und abhängig. Sie beobachten und warten und haben Angst davor, sich an der Handlung des Lebens zu beteiligen. Die Niemands konsumieren den Traum von jemand anderem und werden gleichzeitig von ihm aufgefressen.

Im Norden sitzen die **Möchtegerns**. Sie sind die Substanz dieses Rades. Sie haben keine Definition von sich. Diese „Träumer" sind der Wahrnehmung, die andere von ihnen haben, hilflos ausgeliefert. Sie suchen emotionale Anerkennung, mentale Zustimmung, körperliche Sicherheit, spirituelle Akzeptanz und sexuelle Identität von und bei anderen. Sie sind die Ersatzleute in der Besetzung dieses Lebensfilms. Sie sind wach, aber gefangen in dem Glaubenssystem, dass die Realität des Lebens eben darin besteht, dass man den gesellschaftlichen, politischen, religiösen und moralischen Ansprüchen und Normen der jeweiligen Zeit und Gesellschaft entspricht.

Im Westen befinden sich die **Schafft's-Balds**. Sie repräsentieren die Form auf diesem Rad. Diese „Träumer" sind Schauspieler, die zwar nie eine Hauptrolle spielen, aber immer wieder eine kleinere Rolle kriegen. Konkurrenz spornt sie an, und sie haben jeden Tag eine Menge zu tun. Ihr tonaler, finanzieller Erfolg liegt ihnen sehr am Herzen. Sie sind oft Opfer von Stress und können mit Veränderung nicht allzu gut umgehen.

Im Osten sitzen die **Hat's-Geschaffts**. Sie halten den Schritt der Bestimmung. Diese „Träumer" sind einzigartige Charakterschauspieler, sehr bedeutend für gute Filme. Sie gehören zu den 10 besten Schauspielern. Sie sind Firmenchefs und Leiter von Institutionen. Ihr Krieger hat gelernt, sich außen anzupassen und dazuzugehören, innen aber bleibt er autonom. Sie drücken den freien Willen des Großen Geistes aus.

Im Süden des Zentrums sitzen die **Spitzenschauspieler** und -schauspielerinnen. Das ist der Platz des Verstehens dieses Rades. Diese „Träumer" gehören zu den besten 5 auf ihrem Gebiet. Das sind die höchsten Staatsmänner und -frauen,

Unternehmer und Unternehmerinnen, Industrielle und Angehörige der Ober- und oberen Mittelschicht. Sie verdienen ihr Geld ganz leicht, und ihre Ausstrahlung inspiriert andere.

Im Norden des Zentrums befinden sich die **Superstars**. Sie repräsentieren den 5. Schritt, die Imagination. Das ist der Platz des „Magiers, der durch seine Vorstellung einen Kreis der Kraft entstehen lässt". Sie verlangen Erstklassigkeit, weil sie selbst Erstklassigkeit verkörpern. Diese Darsteller sind außergewöhnlich und sehr spontan. Sie gehen das Risiko ein, nicht gemocht zu werden, denn sie wissen, dass sie die Wahrnehmung anderer nicht beeinflussen können. Egal, wie makellos sie sind, werden sie immer mit 5 Reaktionen konfrontiert werden, und das wissen sie - man wird sie mögen, lieben, hassen, nicht mögen, und manche werden ihnen ziemlich neutral gegenüberstehen. Sie haben damit aufgehört, ihr Leben danach zu leben, wie andere sie wahrnehmen könnten, und sind bereit, sich selbst anzusehen und die verzerrten Bilder zu erkennen. Sie bekommen, was sie wollen.

Im Osten des Zentrums sind die **Drehbuchautoren**. Das ist der Schritt der Freiheit. Diese „Träumer" tragen die Vision mit künstlerischer Originalität weiter. Sie haben für sich selbst eine Rolle in das Leben hineingeschrieben, haben sich in ihr eigenes Regierungskabinett gesetzt. Sie (aner)kennen den Unterschied zwischen Freibrief und Freiheit, zwischen „Ich kann alles machen, was ich will" und „Ich kann alles machen, was ich will, solange ich die Verantwortung für meine Handlungen übernehme".

Im Westen des Zentrums befinden sich die **Produzenten** und **Regisseure** des Lebens. Das ist der Platz des Musters. Diese „Träumer" setzen all ihre Ressourcen ein, um ihre Ideen und Träume zu verwirklichen. Sie wählen auch die Schauspieler aus.

Im Zentrum des Zentrums sitzt der **freie** und **makellose Krieger**. Das ist der Platz von Chaos. Dieser „Träumer/Krieger" hat gelernt, den Traum zu kontrollieren und in die Mitte seines Kreises zu treten.

Der Schritt der Vollendung geschieht über die Frage: „Wer bist du?" Zu welchen dieser Träumer gehörst du die meiste Zeit? Von wo aus beginnst du deine Reise in das kontrollierte Träumen? Der Fokus deiner Aufmerksamkeit bestimmt das AusMaß der Kraft, die du haben wirst, um den Traum zu erschaffen und zu kontrollieren bzw. zu steuern.

DIE ARTEN VON TRÄUMEN

Das Rad der Traumarten beschreibt die 9 verschiedenen Arten von Träumen (siehe Abb. 2). Um zu einem tieferen Verständnis dieses Rades zu kommen, werden wir mehrere Räder übereinanderlegen und dann in einer spiralförmigen Bewegung in sie eintauchen. Wir werden die 7 Schritte des Prozesses in ihrer Anordnung dem 20-Count gemäß mit dem Rad der Traumarten gemeinsam verwenden.

Alles, was in der 3. Dimension (der Tonalrealität) existiert, ist eine Manifestation der Träume, die du in der 5. Dimension (Nagualrealität) erschaffst. Dein höheres Selbst träumt immer mit deinem niederen Selbst gemeinsam, um die erforderlichen Formen, Situationen und Ereignisse zu schaffen, die dir helfen, in diesem Leben zu wachsen. In der 5. Dimension ist alles möglich, und alle Zeit - Vergangenheit, Gegenwart und Zukunft - ist eins. Wenn du also die Kontrolle über deinen Traum übernimmst, hast du daher auch über die Ereignisse mehr Kontrolle, die deinen Alltag ausmachen. Und da in der 5. Dimension alles möglich ist, schließt das auch die Fähigkeit mit ein, Zugang zu allem Wissen zu bekommen. Dazu musst du allerdings lernen, den „Traum zu kontrollieren".

**Abb. 2:
Das Rad der Traumarten**

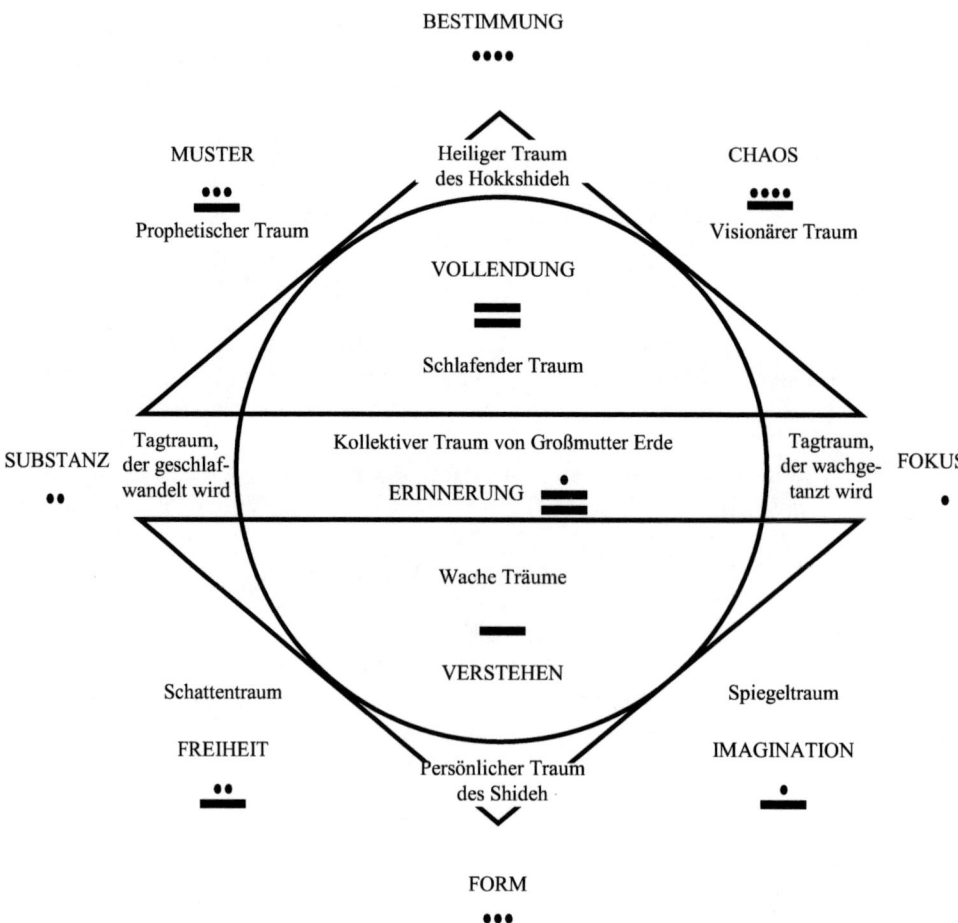

Im Osten ist der **Tagtraum, der wachgetanzt wird**. Das ist auch der Platz der Aha-Erlebnisse und der Erleuchtung und gleichzeitig der Fokus dieses Rades. In dieser Art von Traum bist du dazu in der Lage, das Hokkshideh in den bewussten Mind des Tonal zu integrieren. Hier geht es auch um Aufmerksamkeit + Anziehung

+ Fokus + Wirkung + gegenseitiger Kraftgewinn + Wissen = Kraft/Macht. Du bist dir bewusst, worauf du dich fokussierst. Liegt dein Fokus auch tatsächlich auf der stärksten Anziehung, dem stärksten Magnetischen Anziehenden Gedanken (MAG)?
    Achte darauf, wann du im Leben einschläfst und wann du wach bist/bleibst. Versuche in beiden Fällen zu verstehen, was da geschieht. Aufmerksamkeit ist Kraft.

    Im Westen, dem Platz von Innenschau und Intuition, der Substanz dieses Rades, sitzt der **Tagtraum, der geschlafwandelt wird**. Diese Art von Traum ist ganz leicht daran zu erkennen, dass wir zu viel essen, zu viel trinken, uns mit Drogen vollpumpen, falsch atmen und wenig oder gar keine Zeremonien machen - wenn wir zu „Zombies" werden. Oft fühlen wir uns unserer Substanz, unserer Umgebung, völlig ausgeliefert. Das ist der Versuch des Shideh, den alltäglichen wachen bewussten „Mind" zu kontrollieren, dem es jedoch an Gewahrsein fehlt. Wir gehen durchs Leben, ohne zu wissen, wer wir sind, worin der (oder ein) Sinn und Zweck unseres Lebens besteht und erlegen uns selbst, dem Planeten und den anderen Menschen unsere beschränkte Sichtweise der Realität auf. In unserem Heim (Körper) mag zwar das Licht brennen, aber es ist niemand zu Hause. Wir sind nicht in Einklang mit unserer Substanz, unserem Körper, und leben das Leben daher weder zentriert noch wach.

    Im Süden, dem Platz von Vertrauen und Unschuld und der Form dieses Rades, sitzt der **persönliche Traum des Shideh**. Hier geht es um die Mittel, die das Shideh zur Verfügung hat, um im Alltag überleben und mit der Welt interagieren zu können. Das Shideh ist auf der Suche nach Freiheit, d.h., unsere Geist/Spiritpersönlichkeit strebt nach Individualität innerhalb dieser physischen Form. Wir müssen aus unseren Mustern des Zweifels, der Angst, von Schuld, Schimpf und Schande und Unsicherheit ausbrechen. Das Shideh möchte lernen, frei zu denken, möchte aus der Art und Weise, wie es darin ge-schult wurde, in seinem Denken Erlerntes zu reproduzieren, ausbrechen. Damit ihm das gelingen kann, muss es die alltägliche und gewohnte Ebene verlassen und sich auf das Bizarre und Ungewöhnliche einlassen. Freidenken erfordert Zeit, die alleine verbracht wird, und in der das Denken sich in unbekannte Räume vorwagen kann.

    Im Norden, am Platz von Weisheit und Wissen und der Bestimmung dieses Rades, sitzt der **heilige Traum des Hokkshideh**. Hier lautet die Frage: „Was wirst du dir, dem Leben und den anderen Menschen zurückgeben?" Das ist nämlich der Grund, warum du dich dazu entschlossen hast, Form anzunehmen. Dieser Traum ist das, was du in Schönheit und Liebe zu verschenken hast, um allen Formen aller Dinge Heilung und Wissen zu bringen. Das ist deine Bestimmung als heiliger Mensch auf diesem Planeten.

    Im Süden des Zentrums, dem Verstehen dieses Rades, befinden sich die **wachen Träume**. Wenn wir in dieser Dimension wach sind, dann sind wir der Realität gegenüber wach, gewahr und wachsam, so wie sie wirklich ist. Wir besitzen da die körperliche Fähigkeit, in jeder beliebigen Situation Energie zu halten oder ihr standzuhalten. Hier haben wir die Angst vor dem Tod verloren und erleben daher den Reichtum des Lebens. Wir sind motiviert und haben die feste Absicht, uns weiterzuentwickeln, und tun auch etwas dafür. Wir sind bereit und dazu in der Lage, erwachsen zu werden und die Spiele unseres bedürftigen, verletzten, verlassenen Kindes hinter uns zu lassen. Jedes Training, das die Meisterschaft über den Körper zum Ziel hat, und eine Reihe von Praktiken, die sogenannten „Kriegertechniken der Disziplin", unterstützen dich darin, JETZT aufzuwachen. Die Menschen müssen sich selbst motivieren. Die Bereitschaft, Risiken einzugehen, kann man nicht von außen erhalten. Der Wunsch, voll und ganz zu leben, muss von innen kommen.

Im Südosten, am Platz der Vorstellung dieses Rades, sitzt der **Spiegeltraum**. Er beschreibt die Situation, in der du schläfst und träumst und dir dessen bewusst bist. Es sind nicht unbedingt alle Spiegelträume kontrollierte Träume, aber alle kontrollierten Träume sind immer auch Spiegelträume. Als Krieger bzw. Kriegerin bist du dazu bereit, deine geschlossenen Symbole zu öffnen und dich mit deinen eigenen dunklen Mächten genauso zu konfrontieren wie mit den kollektiven dunklen Mächten in der 5. Dimension. Du übernimmst die Kontrolle über den Traum (machst dich zum Verursacher/zur Ver-ursache-rin), um dein höheres Selbst und deine Verbindung mit dem Alles kennenzulernen, damit du dieses Wissen in deinen „wachen Tagtraum" integrieren kannst. Die Charakteristika des Spiegeltraums sind u. a. :

1. Dein Ältestenschild und dein Spiegeltänzer haben ein Tor in der 5. Dimension geschaffen, durch das du deinen Körper verlassen kannst.
2. Du befindest dich im Traumkontext und nimmst mit allen deinen Sinnen wahr; d.h., du bist Teil des Traums und kannst darin sehen, hören, tasten, schmecken und riechen.
3. Du bist im Sinne einer Handlung der Kraft in dem Traum, und alle deine übersinnlichen Gaben sind vorhanden und aktiv.
4. Dein Erinnerungsvermögen ist in diesem Traum um 60 - 80% stärker bzw. besser.
5. Häufig arbeitet ein Traumlehrer mit dir und lehrt dich etwas über den Grund, warum du in diesem Leben hier bist.
6. Die Fenster der Prophezeiung sind offen.

Während eines Spiegeltraumes steigt deine Körpertemperatur, du siehst aus, als wärst du tot und reagierst nicht auf deinen normalen Namen. Wenn du bei deinem Medizinnamen oder heiligen Namen gerufen wirst, allerdings schon. Nach einem solchen Traum ist das Bett häufig nass, weil du stark schwitzt.

Um einen Spiegeltraum zu betreten, musst du als erstes im Traum aufwachen und dir dessen bewusst werden, dass du träumst, während du schläfst. Dann musst du das Geschehen verfolgen können, dich beim Träumen beobachten, und dich dazu entscheiden, die Kontrolle über den Traum zu übernehmen. Ermögliche deinem schlafenden Selbst, deinem Traumselbst den Befehl zu geben: „Gehe und blick dir an einem Platz, der dir eine Widerspiegelung gibt, in die Augen (z.B. ein Spiegel oder eine ruhige Wasseroberfläche).

Lass dein schlafendes Selbst der Anleitung des wachen Traums folgen. Dein schlafendes und dein träumendes Selbst müssen innerhalb des Kontexts des Traumgeschehens miteinander kommunizieren. Nehmen wir z.B. an, ich sitze im

Traum im Auto und rede mit jemandem. Mein schlafendes Selbst wird sich dessen bewusst, dass ich träume und sagt zum träumenden Selbst: „Gehe und blick an einem Ort, an dem du dich widerspiegeln kannst, in deine Augen". Das träumende Selbst sagt dann zu dem Menschen, mit dem es im Auto sitzt: „Entschuldige mich bitte einen Augenblick" und schaut in den Rückspiegel. D.h., dein träumendes Selbst muss also in dem gleichen Traumkontext den Befehl deines schlafenden Selbst ausführen können. Sobald das träumende Selbst seine Spiegelung gesehen hat, holt es das schlafende Selbst, und ab da kannst du dann den Traum kontrollieren bzw. steuern. D.h., du kannst jetzt problemlos und ohne Risiko den Traum bzw. das Traumgeschehen verändern.

Wenn sich dein träumendes Selbst in der Spiegeloberfläche erblickt, hörst du ein sehr hohes Summen oder Surren. An diesem Punkt gesellt sich der Spiegeltänzer zu deinem träumenden Selbst. Ein Spalt (ein Tor) öffnet sich, und du verlässt deinen Körper. Wenn du in die Spiegeloberfläche blickst, gehe in deine Augen und schaue deinem träumenden Selbst entgegen, wie es da in den „Spiegel" blickt. So entsteht nämlich eine „Augenbrücke", und du kannst garantiert deinen Körper verlassen. Außerdem bist du dadurch auch vor allen dunklen Einflüssen sicher. An diesem Punkt wird für dich das Gesetz der zweifachen Energie wirksam. Das bedeutet, dass du, wenn du z.B. 2 Stunden lang „draußen" im Spiegeltraum bist, 4 Stunden an Regeneration; Erneuerung und Erholung gewinnst. Wenn du schläfst und im Rahmen eines Spiegeltraums träumst, sind dir Zeit und Raum nicht wie üblicherweise in der 3. Dimension bewusst. Zeit und Raum existieren nur als Bezugspunkte für den bewussten „Mind".

Ist das nicht ein erstaunlicher Vorteil? Du brauchst dich nur für 13 Sekunden in einen Spiegeltraum zu begeben und kannst viel mehr lernen, als du das in physischer Form in viel längerer Zeit könntest. Das ist auch der Hauptgrund dafür, dass die Twisted Hairs das Kontrollieren bzw. Steuern des Traumes so perfektioniert haben.

Bemerkung am Rande: viele Menschen setzen luzides Träumen mit dem Spiegeltraum gleich. Das stimmt so nicht. In einem luziden Traum sind zwar auch alle deine Sinne präsent, aber du hast keine Kontrolle über sie, so wie du das im Spiegeltraum hast.

Im Südwesten, am Platz der Freiheit auf diesem Rad, sitzt der **Schattentraum**. In diesen Träumen, die während des Schlafs auftauchen, ist das Shideh nicht bereit, seine geschlossenen Symbole zu öffnen und ist sich auch nicht dessen bewusst, dass es einen „Schlaf Traum" hat. Hier bist du deinem Traum hilflos ausgeliefert. Üblicherweise siehst du dich im Traum und bist in deinen dunklen Selbstkonzepten gefangen. In einem Schattentraum ist es, als würdest du ein Fernsehbild von dir sehen, das durch irgendein Szenario im Leben geht. Dieses Bild - wir nennen es auch den Bildtänzer - tut nicht etwas, das du auch in Wirklichkeit tun würdest. Für die Menschen, mit denen du in diesem Traum zu tun hast, gilt das ebenfalls. Alpträume und Träume, aus denen du ausgelaugt aufwachst, sind Beispiele für Schattenträume; sie kommen aus deinem niederen Selbst, deinem Shideh.

Schattenträume sind „Kinder des Zweifels" und führen zu Schuld- und Schamgefühlen, Angst und Unsicherheit. Du bist darin mit nichts anderem beschäftigt als mit der Bearbeitung (nicht mal der Lösung) von Alltagsthemen. Mit

Disziplin gelingt es, Schattenträumen Einhalt zu gebieten. Eine der einfachsten Möglichkeiten ist die, dich alle 2 1/2 bis 3 Stunden aufzuwecken.

Die 4 Hauptursachen für Schattenträume sind die folgenden:
1. Mangelnde oder inadäquate Lösung von Konflikten und Verwirrung, die mit Konditionierungen und Panzerung innerhalb deiner Sexualität zu tun haben.
2. Die in unserer Kultur fehlenden Initiationsriten und zu wenig bis gar keine Unterstützung unseres Reifungsprozesses.
3. Schulisches Lernen, das freies Denken verhindert oder zumindest erschwert und dazu führt, dass dein Verstand einschläft.
4. Organisierte Religionen, die starre Überzeugungsstrukturen fördern und selbständig erworbenes Wissen nicht akzeptieren.

Dieser Art von Träumen sollte Einhalt geboten werden. Die Dramen der Schattenträume sind selten hilfreich. Eine Interpretation der im Traum vorkommenden Symbole mag dich allerdings darin unterstützen, einen Hinweis auf die Art des Konflikts zu erhalten.

Im Nordwesten, am Platz von Muster auf diesem Rad, befindet sich der **prophetische Traum**. In dieser Art von Traum arbeiten wir mit unserem Buch des Lebens und den Chuluamahda-hey, um uns daran zu erinnern, wer wir sind und wozu wir hierhergekommen sind. Diese Träume zeigen uns, wie wir unser Karma in Dharma verwandeln können, d.h., unsere Schmerzmuster in Vergnügen und Wissen. Sie sind sehr nützlich, weil sie uns unsere Bestimmung und unser Schicksal klar machen und uns in die Erfüllung unserer inneren Struktur, unserer inneren Prophezeiung führen. Sie haben mit deiner Entscheidung zu tun, wie du in jedem Augenblick dein Leben erträumen willst.

Im Nordosten, am Platz von Chaos auf dem Rad, sitzen die **visionären Träume**: Darin arbeitest du in der Form deines höheren Selbst mit den Lehrern des Lichts (6, 16 und 17), um die „Visionen" zu empfangen, die du brauchst, um dein Verstehen um dich selbst und das Leben und die für dich stimmige Gestaltung deiner Energie zu fördern, um deinen heiligen Traum zu aktualisieren. Dieser Traum „geschieht" gewöhnlich, wenn du wach bist, und transzendiert Zeit und Raum. Er öffnet Tore und Pforten zur Zukunft. Eine Pforte ist ein Blick auf die potentielle Form, die die Zukunft annehmen kann; ein Tor zeigt dir, wie sie bereits ist.

Im Norden des Zentrums, am Platz der Vollendung auf dem Rad der Traumarten, befinden sich die **schlafenden Träume**. Sie sind am besten dafür verwendbar, Symbolinterpretationen zu erlernen. Das geschieht darüber, dass wir unser Selbst als ein Selbst in jedes einzelne Symbol hineinlegen, das sich im Traumzustand zeigt (eine detaillierte Beschreibung findest du am Ende dieses Kapitels).

Im Zentrum dieses Rades befindet sich der **kollektive Traum von Großmutter Erde**. Das ist die Erinnerung des Träumens. Es ist der Traum davon, dass alle Menschen als „balancierte 5er" in völligem Einklang und Gleichgewicht und in Harmonie mit sich selbst, den 5 Welten von Großmutter Erde und den 20 Kräften diesen Planeten „beleben".

Zusammenfassend könnten wir die Frage stellen: „Ja, welchen Vorteil hat es denn nun wirklich, kontrolliert träumen zu können?" - Ich habe bereits erwähnt, dass wir im Traum in viel kürzerer Zeit viel mehr lernen können als in der physischen Form und in Zeit und Raum der 3. Dimension. Es gibt allerdings noch einen weiteren Vorteil, der sich auf unseren Planeten, so wie er heute ist, sehr stark auswirken würde - nämlich die Entwicklung unseres Selbst als Nachtkrieger bzw. Nachtkriegerin und als Regenbogenlichtkrieger bzw. Regenbogenlichtkriegerin.

Ein Schattennachtkrieger ist ein Mensch, dem der kollektive Traum von Großmutter Erde am Herzen liegt. Er bzw. sie weiß, dass er/sie, um seinen/ihren Traum verwirklichen zu können, sich sowohl mit den eigenen dunklen Mächten als auch den kollektiven dunklen Mächten in der 5. Dimension konfrontieren muss. Und das geschieht zum Teil über kontrolliertes Träumen. Wenn die Teachings über das Träumen stimmen, wenn wir tatsächlich Dinge in der 3. Dimension verändern können, indem wir das in der 5. Dimension steuern, dann haben wir eine ganz andere Möglichkeit, etwas zu tun. Wir haben im ersten Abschnitt dieses Kapitels über die Prophezeiungen gesprochen. Stelle dir mal vor, du könntest den Traum gut genug kontrollieren bzw. steuern, um in die 5. Dimension gehen zu können, eine erfolgreiche Schlacht gegen die dunklen Mächte schlagen, und dann würden sich tatsächlich hier in der 3. Dimension die Dinge verändern. Zu allen Zeiten der Geschichte haben verschiedenste Kunstformen auf verschiedene Weise das dargestellt, was der Schriftsteller Graham Masterton als Nachtkrieger bezeichnet. Sind wir uns ganz sicher, dass das nicht vielleicht auf beiden Seiten, hell und dunkel, bereits stattfindet? Die 2. Seite deines Kriegers/deiner Kriegerin bezeichnen wir als Regenbogenlichtkrieger/kriegerin. Das ist der Schattennachtkrieger, der innerhalb seines Tagtraums seinen heiligen Traum wachtanzt und dadurch sich selbst, dem Leben und anderen Heilung bringt. Er repräsentiert deine Fähigkeit und Möglichkeit, Schönheit, Kraft, Wissen und Freiheit in deinem Leben zu verwirklichen.

Der Schlüssel zu einem starken Träumer/einer starken Träumerin liegt in physischer Meisterschaft in der drittdimensionalen Realität. Wie auch immer wir es drehen und wenden mögen, bedeutet es Disziplin, Verpflichtung deinem Ziel gegenüber und Durchhaltevermögen, indem wir die Techniken anwenden, die den „Traummindkörper" entwickeln helfen.

PRAKTISCHE ANWENDUNGSMÖGLICHKEITEN

SÜD-MUDRA-SET

ABSICHT: Das Süd-Mudra-Set als eine der Kriegertechniken der Disziplin wird es dir ermöglichen, dich als blühenden Baum zu begreifen. Dadurch erhöht sich deine Fähigkeit, kontrolliert zu träumen. Ich schließe hier eine Geschichte über den blühenden Baum ein, die uns Großvater Two Bears Wilson gegeben hat.

DU BRAUCHST:
- einen ruhigen Ort, an dem du bequem sitzen kannst und ungestört bist.

ABLAUF: Die Atmung ist für alle Mudras des Südsets gleich: Lege die Zunge an den Gaumen, atme durch die Nase ein und zähle dabei bis 4. Drücke die Luft nach unten in deinen One-Point, halte den Atem dabei an und zähle wieder bis 4. Lasse deine Zunge wieder nach unten sinken, atme aus und zähle dabei bis 4. Zähle nochmals bis 4, bevor du wieder einatmest. (Lege die Zungenspitze so weit wie möglich hinten an deinen Gaumen, sodass sie (fast) eingerollt ist).

1. Setze dich bequem hin, sodass sich dein Körper mühelos aufrecht halten kann. Atme ein paarmal tief durch, um Müdigkeit oder Stress loszuwerden. Entspanne dich und fokussiere dich nur darauf, deine Energie wieder in Einklang zu bringen, deinen Körper wieder nach den Elementen auszurichten. Die Mudras arbeiten über deine Finger bzw. die Meridiane direkt mit den Elementen.

2. Lege über deinem Herzchakra die Handflächen aneinander, die Ellbogen nahe am Körper, wenn du mit weiblicher/empfänglicher Energie arbeiten willst. Diese Position erhöht deine Innenschau. Lege über dem Nabel die Handflächen aneinander, drücke die Ellbogen nach, außen bzw. vorne, wenn du mit männlicher, nach außen gerichteter Energie arbeiten willst die bereit ist, zu handeln. Du kannst auch innerhalb des Sets immer wieder zwischen den beiden Positionen wechseln.

3. Für jedes Mudra machst du 12 der oben beschriebenen Atemzüge.

4. Die Art und Weise, wie die Hände verbunden werden, ist jeweils aus der Zeichnung ersichtlich, wobei im Süden begonnen wird und die Bewegung dann im UZ ums Rad geht.

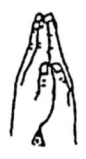

1. MUDRA: Atme tief, lasse den Atem ein- und ausfließen und alles Unnötige hinaustragen. Suche in dir nach dem Ort, wo der Boden fruchtbar ist.

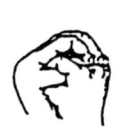

2. MUDRA: Umschließe mit der Faust der rechten Hand den Daumen der linken und lege die Fingerspitzen der linken auf die Knöchel der rechten. Nun, da du in dir den Ort gefunden hast, wo der Boden fruchtbar ist, die Erde locker und weich, feucht, vielleicht von einem sanften Regen durchdrungen, kannst du hier einen Samen Pflanzen, einen Samen der Wahrheit. Einen Samen, aus dem ein Baum entstehen wird, Ausdruck deines wahren Selbst. Du gräbst tief in die Erde und schaffst den Raum, in dem der Same sterben kann: Bedecke den Samen mit Erde und klopfe sie fest und gib dich dem Prozess des Todes hin, der Leben bringt: Lass los und öffne dich. Werde zum Samen.

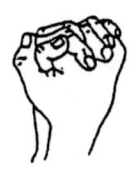

3. MUDRA: Falte deine Hände, wobei die rechte über der linken liegt. Der Same beginnt nun, sich selbst zu gebären. Spüre ihn in dem Raum zwischen deinen Händen. Er beginnt zu keimen, schafft sich Platz in der Erde. Werde zu diesem Samen; lass zu, dass die Energie mit jedem Atemzug nach oben drängt, der Sonne entgegen.

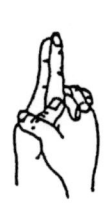

4. MUDRA: Lasse deinen Atem in dem vorgegebenen Rhythmus möglichst natürlich fließen. Der Atem bahnt sich selbst seinen Weg durch den Körper, so wie der kleine Keimling sich nun seinen Weg durch die Erde bahnt. Und während es den Sämling durch den Boden nach oben drängt, entstehen Wurzeln und ziehen nach unten, noch tiefer in die Erde. Spüre dieses Drängen und Ziehen, spüre diese Sehnsucht nach dem Licht und die Suche nach dem Tod. Achte auf den Punkt, an dem das Pflänzchen durch den Boden bricht. Bleibe gleichzeitig weiterhin der Wurzeln gewahr, die sich tief in Großmutter eingraben, auf der Suche nach Wasser und Nahrung.

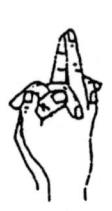

5. MUDRA: Spüre die Energie zwischen deinen aneinandergelegten Windfingern, spüre deine Verbindung zum Wind, die sanfte Brise, dieses neue Element, dem das Pflänzchen nun begegnet, da es durch den Boden gebrochen ist. Die Frische, die Erweiterung des Raums, die Freiheit, sich ohne jede Einschränkung zu bewegen. Lass deine Poren die Luft aufsaugen. Beobachte, wie das Pflänzchen wächst, wie es sich immer mehr streckt, groß wird. Das bist du, auf dem Weg, ein starker Baum zu werden. Schau dir die verschiedenen Zweige und Blätter an. Und wenn sich die sanfte

Brise in einen tosenden Sturm verwandelt, biegt sich die Pflanze und fließt mit allem, was der Wind tut.

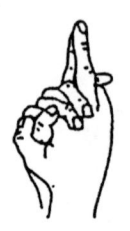

6. MUDRA: Verbinde dich über deine Erdfinger wieder mit den Wurzeln, die nun lang und stark geworden sind. Sie halten das Bäumchen aufrecht, stabil und stark geerdet. Beobachte, wie der Stamm immer stärker wird. Du bist dieser Baum. Du bist ein menschlicher Baum. Was bist du für einer? Bist du eine zitternde Espe oder ein hoher Nadelbaum? Vielleicht bist du eine uralte Eiche. Wer bist du? Spüre deine Stärke und Schönheit, deine Kraft. Das ist dein Baum, das bist du.

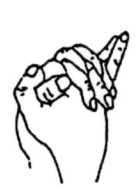

7. MUDRA: Genieße die Freude, den Jubel im Herzen, wenn du akzeptierst, wer du bist. Trink von den Wassern, die in dir sind. Erkenne diesen Ort in dir, der dein bodenloser Brunnen lebendigen Wassers ist.
Beobachte, spüre, erlebe, wie du mit deinen Wurzeln alle Orte erreichen kannst, wo Wasser gespeichert ist. Wenn du weißt, dass du ein menschlicher blühender Baum bist, weißt du auch, dass du dich selbst nährst und nähren kannst. Trink von diesem Wasser, denn bald wirst du wieder neues Leben gebären.

ÜBERGANG: Lasse dir einen Augenblick Zeit für diesen Übergang zu der Kriegerposition deiner Hände; lass zu, dass du dich noch tiefer entspannst. In den folgenden Mudras liegt immer die linke über der rechten Hand.

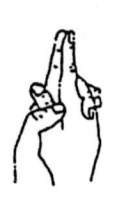

8. MUDRA: In dem Augenblick des Übergangs fand in dir die Empfängnis statt, sodass neues Leben geboren werden kann. Dein Feuer wird dem neuen Leben den Funken geben, und du wirst die Frühlingsknospen an diesem Baum sprießen sehen und spüren. Du kannst spüren, wie die Knospen immer dicker werden und sich schließlich eine Blüte entfaltet. Dies ist eine sanfte, zarte Zeit. Und doch ist in dieser Zartheit das Feuer des Augenblicks unnachgiebig. Neues Leben! Dem Frühling kann kein Einhalt geboten werden. Dein Baum des Lebens blüht auf. Atme tief und nimm den Duft der Blüten in dich auf.

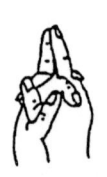

9. MUDRA: Beobachte, wie die kleinen zarten Blütenblätter vom Wind fortgetragen werden. Wo eine Blüte war, beginnt sich nun eine Frucht zu bilden. Beobachte diese Veränderung. Beobachte die beginnende Fülle und spüre, wie dieser Baum, wie du tief hinunter in die Erde und hoch hinauf in den Himmel reichst und in dir weibliche und männliche Energie zusammenkommen. Die Früchte

wachsen, nehmen ihre unverwechselbare Gestalt an. Beobachte, wie sie reif werden.

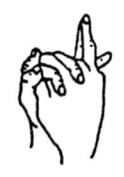

10. MUDRA: Spüre, wie sich die Leichtigkeit in deinem Körper ausbreitet, nun, da das Gebären der neuen Frucht an dem Punkt der Vollendung angelangt ist. Spüre, wie reif diese Frucht ist, wie sehr sie bereit ist, geteilt zu werden, verschenkt zu werden. Die Frucht ist reif zur Ernte und die Erntearbeiter sind bereit für dich. Ernte die Frucht auf deine Weise. Die Erde ruft die Ihrigen wieder zu sich zurück. Lass zu, dass du in deinem Körper die Reife, die Bereitschaft und das Geschenk deiner Frucht, deiner Schöpfungskraft, deiner Schönheit spürst.

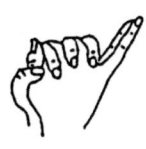

11. MUDRA: In der Vollendung, die durch die Ernte kommt, liegt eine besondere Freude, die Freude, eine reife Frucht vom Baum zu pflücken und sie mit Leib und Seele zu essen. Das Wasser repräsentiert das Kind. Lass dein Kind hervorkommen und schmecke, rieche, spüre, wie dir der Saft der reifen Frucht über das Kinn läuft. Erinnere dich, dass dein Körper, dein Herz, dein Mind, dein Geist/Spirit und deine Seele diesen menschlichen blühenden Baum ausmachen, der Früchte trägt, um sie und sich zu verschenken.

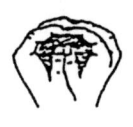

12. MUDRA: Drücke deine Dankbarkeit aus, indem du all deine Fingerspitzen miteinander verbindest und die Energie, die in dir ist, wie eine Kugel zwischen deinen gewölbten Handflächen hältst. Spüre das sanfte Pulsieren zwischen deinen Fingerspitzen und wie es sich in deinem ganzen Körper ausbreitet. So können wir „danke" sagen. So können wir den menschlichen blühenden Baum ehren, den blühenden Baum des Lebens, das Leben selbst. Wir sind eine Zelle im Körper des Großen Geistes. Wir sind ein Same, der zum Baum wird und Früchte trägt. Wir sind, wer wir in diesem Augenblick sind. Und das ist gut so. In Schönheit wird es getan.

SÜD-MUDRAS

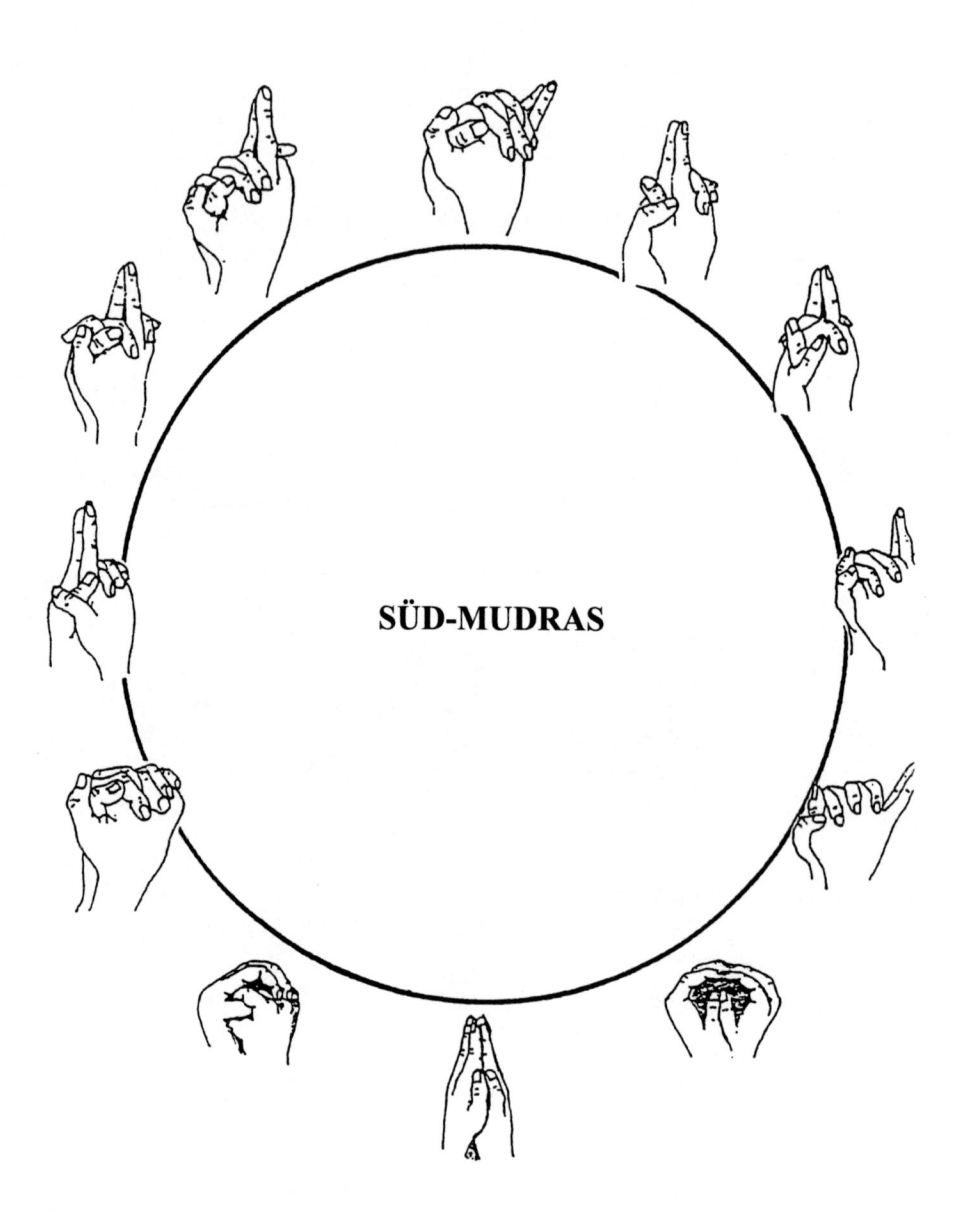

ZEREMONIELLES

GESPRÄCH DER HELLEN UND DUNKLEN TRÄUMER

ABSICHT: Dir das Drehbuch anzusehen, das du in deinem Leben geschrieben hast, und wie du es bisher geträumt hast; mithilfe der Kriegerattribute und des Sternenmädchenkreises die Geschichte umzuschreiben.

DU BRAUCHST:
- Schreibzeug
- Rassel
- Gebetszigaretten oder Maismehl
- Genügend Tabak oder Maismehl, um einen Kreis mit einem Durchmesser von ca. 4 m zu versiegeln
- Feuerzeug/Streichhölzer
- Räucherwerk (Kräuter)

ABLAUF:
1. Suche dir einen für dich kraftvollen Platz in der Natur, an dem auch Steine sind. Baue mit 8 Steinen eine Medizinrad und versiegle es (die Beschreibung des Baus eines Medizinrads findest du im Anhang A).
2. Betritt den Kreis über den Süden, indem du den Südstein um Erlaubnis bittest (klopfe 3 mal); klopfe dann von innen wieder 3 mal, um den Energiekreis zu schließen.
3. Räuchere den Kreis, zünde eine Gebetszigarette an und rufe die Kräfte.
4. Setze dich in die Mitte des Kreises und schaue in den **Süden**. Frage dich, wie du in der Rolle eines Niemands dein Traumspiel spielst. Bitte darum, zu erkennen, wie du deine Kraft weggibst und reagierst anstatt zu agieren. Bitte darum, zu erkennen, wo du schläfst, nicht genügend gewahr, wo du abhängig und verhaftet bist und dich als hilflos ausgeliefertes Opfer fühlst. Finde die Kernmythen bzw. den Kernmythos, die dafür verantwortlich sind.
5. Wende dich dem **Norden** zu. Frage dich, wie du in der Rolle eines Möchtegerns das Traumspiel spielst. Bitte darum, zu erkennen, wie du der Wahrnehmung der anderen ausgeliefert bist. Wo suchst du nach Anerkennung, Zustimmung, Sicherheit, Akzeptanz und Identität von außen? In welchen Bereichen deines Lebens ist es ganz wichtig für dich, konform zu gehen und dich anzupassen, dazuzugehören? Finde die Kernüberzeugung bzw. Überzeugungen, die dafür verantwortlich sind.
6. Wende dich nach **Westen**. Frage dich, wie du in der Rolle eines Schaff's-Balds dein Traumspiel spielst. Wo bist du deinem Terminkalender hilflos ausgeliefert? Welche Probleme entstehen aus dem Stress? Wo und inwiefern willst du nichts mit Veränderung zu tun haben? Bitte darum, zu erkennen, inwiefern deine Angst vor dem Tod auf vielen Ebenen dafür verantwortlich ist.

7. Wende dich nach **Osten**. Frage dich, wie du dich bisher davon abgehalten hast, dich in die Rolle eines Hat's-Geschaffts hineinzuträumen. Frage, in welchen Bereichen du dich nicht als Bestimmer/Bestimmerin der Energie verstehst. Welche Blocks in Bezug auf Autonomie hast du? Wo hinderst du deine Individualität daran, sich zu zeigen? Mit welchen Hauptillusionen tanzt du, die dafür verantwortlich sind?
8. Bleibe im **Zentrum** sitzen, wende dich nun wieder dem Süden zu, nimm dein Schreibzeug und schreibe dein dunkles Drehbuch auf der Grundlage all dessen, was du jetzt erfahren hast. Schreibe auch auf, welche Art von Träumer/Träumerin du die meiste Zeit bist und wie davon dein Leben bisher beeinflusst wurde.
(Verwende den Sternenmädchenkreis und das Rad der Kriegerattribute als Unterstützung.)
9. Setze dich in den **Südwesten** und schau nach innen, ins Zentrum des Kreises. Du suchst nun nach dem Licht in der Dunkelheit. Auf der Grundlage dessen, was du im Süden und Westen erfahren hast, frage dich nun, was es ist, demgegenüber du aufwachen musst bzw. das du zu einem bewussten Teil deines Lebens machen musst, um zum Spitzenschauspieler/zur Spitzenschauspielerin in dem Film zu werden, der sich „Mein Leben" nennt. Mache auch Give-Aways, d.h., gib alles Unnötige und Hinderliche weg.
10. Setze dich in den **Nordosten** und schaue nach innen. Auf der Grundlage dessen, was du vom Norden und Osten gelernt hast, frage dich, was dein Fokus sein muss, welche Prioritäten du setzen und Entscheidungen du fällen musst, um in die Erstklassigkeit deines Lebens einzusteigen und zu deinem eigenen Superstar zu werden? Mache Give-Aways, falls nötig.
11. Setze dich in den **Nordwesten** und schaue nach innen. Auf der Grundlage dessen, was du vom Norden und Westen gelernt hast, frage dich, welche Muster du verändern oder durchbrechen musst, um deine Ideen und Träume zu verwirklichen? Mache Give-Aways, falls nötig.
12. Setze dich in den **Südosten** und schaue nach innen. Auf der Grundlage dessen, was du vom Osten und Süden erfahren hast, frage dich, welche neue Haltung und Einstellung du an- und einnehmen musst, um deine dunkle Geschichte umzuschreiben. Mache Give-Aways, falls nötig.
13. Setze dich wieder in die **Mitte** des Kreises und blicke nach außen, gegen Süden. Gib alles weg, was dich daran hindern könnte, deine dunkle Geschichte zu verändern bzw. umzuschreiben. Überarbeite und schreibe die dunkle Geschichte nun tatsächlich mithilfe der neugewonnenen Information um. Welchen neuen Traum musst du träumen, um zum freien und makellosen Krieger/Kriegerin zu werden?
14. Lege die beiden Geschichten nun vor dich hin. Lege die dunkle und die helle Geschichte übereinander. Das symbolisiert das Licht im Dunkel und die Dunkelheit im Licht. Während du nun die Blätter verbrennst, gib alles noch Übrige weg, das dich davon abhalten könnte, dich als makellose(n) Krieger(in) zu erträumen. Versprich dir mindestens eine ganz konkrete Sache, die du tun

wirst, um zum Superstar in diesem Film, der sich „Mein Leben" nennt, zu werden.
15. Danke all den Energien, die mit dir gearbeitet haben und entlasse sie. Stelle dich in die Nebenrichtung, die für dich die größte Kraft hatte und dir die meiste Erkenntnis brachte. Wirf die Asche und Tabak über den Stein und verlasse in die gleiche Richtung auch den Kreis.
16. Nimm das Medizinrad auseinander und verlasse den Ort in einem besseren Zustand als vorher.

Die Form des Träumens

*Row, row, row your boat,
gently down the strems.
Merrily, merrily, merrily, merrily
Life is but a dream.*

*(Rudere dein Boot sanft den Strom
hinunter; fröhlich, denn das Leben
ist nur ein Traum.)*

KRIEGERWERKZEUGE FÜR KONTROLLIERTES TRÄUMEN

In diesem Abschnitt werden wir uns Traumtechniken und -werkzeugen widmen, die dir dabei helfen, kontrolliert träumen zu lernen.

Das Angebot an dich ist, damit zu experimentieren. Manche funktionieren besser als andere. Denke daran, dass Disziplin die unerlässliche Grundlage für kontrolliertes Träumen ist. Das bedeutet auch, dass du konsequent an deinem Wachstum und deiner Weiterentwicklung arbeiten musst. Viele der dafür notwendigen Werkzeuge hast du im ersten Band von **SÜSSE MEDIZIN** bereits erhalten - u.a. den Sternenmädchenkreis, die Zeremonien des Blühenden Baumes, „In die Stelle treten" und die Heilige Plattform.

Probiere die Vorschläge und Anleitungen aus, um kontrolliert(er) zu träumen und finde auch andere - alles, was Erfolg bringt, gilt!

Wenn du kontrolliert träumen lernen willst, ist die Richtung, in der dein Kopf liegt, sehr wichtig. Von den 8 Richtungen am Medizinrad, die zur Auswahl stehen, sind einige ganz klar besser als andere. Als „Anfänger" legst du deinen Kopf am besten in den Norden, Westen oder Südwesten. Dadurch bringst du entweder den Kriegeraspekt des Westens, die Klarheit des Nordens oder die Traumenergie per se des Südwestens herein. Das soll heißen, dass du dein Bett tatsächlich so hinstellst, dass dein Kopf in der entsprechenden Richtung zu liegen kommt. Als fortgeschrittene(r) Träumer bzw. Träumerin legst du deinen Kopf am besten in den Nordosten oder Osten. Diese Energien helfen Träumern, die sich ihres Träumens bewusst sind, entweder, ihren Traum zu gestalten oder Träume zu suchen, die etwas mit ihrer Vision oder ihrem Weg zu tun haben.

Nicht empfehlenswert ist es, den Kopf in den Süden zu legen, weil dadurch alte Verletzungen auftauchen können, die zu Schattenträumen führen.

Schutz des Schlafzimmers bzw. der Traumumgebung: es ist wichtig, dass du deinen Schlaf- bzw. Traumraum so sauber und kraftvoll wie möglich gestaltest. Von der Nagualebene her gesehen sollte die Energie sauber sein. Auf der Tonalebene schaffe irgendeine Art von Traum- oder Kraftmesa bzw. -altar.

Räuchere dein Schlafzimmer (Salbei, Zeder, Lavendel, Süßgras); im Süden beginnend machst du einen Kreis im ganzen Raum, bis du wieder im Süden landest. Schwinge dich auf die Energie ein, um sicherzugehen, dass sie gereinigt ist. Mache um das Bett einen Kreis mit der Bann-, Schwert- und Versiegelungsmischung („Rezepte" im Anhang C). Wenn du mit der Bann- und Schwertmischung den Kreis ziehst, sprich dabei folgende Worte: „Durch die Kraft von Lawjup (4 x) verbanne ich alle und jede Wesenheit, Energie, Schwingung, alle und jeden Geist/Spirit, Tod-Leben-Wiedergeburten, alle Kräfte und Mächte der Dunkelheit und alles, was zur Zeit mit mir nicht in Harmonie ist. Ich verbanne euch aus diesem Raum zurück in die Große Runde." Diese Bannformel ist eine der stärksten, die du verwenden kannst. Wenn du den Ausdruck „Lawjup" verwendest, bedeutet das, dass kraft Gesetz („law") alles, was du verbannst, den Raum auch tatsächlich verlassen muss. „Law" steht für den sogenannten Gesetzesgürtel, den Asteroidengürtel, der alle magischen Gesetze steuert. „Jup" steht für den Planeten Jupiter, das Reich, durch das hindurch die spirituellen Ahnen arbeiten. Wenn „Lawjup" viermal gesprochen wird, bringt das Harmonie und Balance (4) und stellt sicher, dass das, was du hereinrufst oder verbannst, auch tatsächlich kommt bzw. geht. Die „Große Runde" steht für die Geist/Spiritwelt, aus der diese Energie auch kam. Vervollständige den Schutzkreis durch einen Ring mit Tabak und/oder Maismehl.

Besonders zu beachten: Bei einem Sucht- bzw. Abhängigkeitsmuster oder einem psychischen Zusammenbruch ist folgendes zu tun:

Streue Bann- und dann Schwertmedizin entlang der Wände deines Schlafzimmers. Versiegle die Fenster und Türen mit der gleichen Mischung, und sprich dabei die Bannformel. Streue Versiegelungsmischung rund um und unter das Bett.

Überprüfe die Energie in deinem Traumraum in regelmäßigen Abständen, um, falls nötig, erneut zu räuchern, zu versiegeln oder zu verbannen. Wenn du z.B. mit jemandem in diesem Raum einen Streit hattest, musst du möglicherweise erneut räuchern und/oder bannen.

DIE ALCHEMIE DES TRÄUMENS

Im ersten Band von **SÜSSE MEDIZIN** hast du bisher die Alchemie von Zeremonie kennengelernt. Vielleicht hast du bemerkt, dass die Zeremonien am Ende jedes Abschnitts immer ganz spezielle Anweisungen beinhalten. Du folgst darin einem erprobten und validierten alchemischen Prozess, der die Heiligen und magischen Gesetze zur Grundlage hat. Indem du dieser Alchemie folgst, sorgst du bereits für ein gewisses Maß an Erfolg in deiner Zeremonie. Das ist natürlich keine Garantie, denn Garantien gibt es im Universum keine. Doch es bedeutet sehr wohl, dass kraft der Heiligen und magischen Gesetze gewisse Dinge geschehen werden, wenn du die entsprechende Alchemie beachtest.

Was die Alchemie des Träumens betrifft, heißt das, dass du mithilfe der in diesem Abschnitt beschriebenen Schritte all das an den richtigen Platz bringst, was du brauchst, um kontrolliert träumen zu können. Es garantiert aber nicht, dass du den Traum kontrollieren bzw. steuern kannst.

Es gibt allerdings eine ganz einfache Formel, die deine Chancen erhöht. Sie stammt von Ed Parker, einem Kampfkunstmeister. Er war der Vorsitzende des Internationalen Kenpo Karate Verbandes und trug einen schwarzen Gurt im 10. Grad. Seine Formel lautet: „Wünsche es dir, schwitze dafür und erreiche es."

Parker sagt damit, dass du als erstes den Herzenswunsch haben musst, in diesem Fall also den brennenden Wunsch, eine grenzenlose Sehnsucht danach, kontrolliert träumen zu können. Dann musst du bereit sein, dafür zu „schwitzen", d.h., die Disziplin aufbringen, alles Nötige zu tun, um das tun oder werden zu können, was du möchtest. Erst dann wirst du die entsprechenden Fähigkeiten, das notwendige Wissen und die Übung haben, um das zu erreichen, was du tun oder werden möchtest. Parker bezeichnete das als Erfolgsformel für alles, was jemand im Leben erreichen möchte.

Zurück zur Alchemie des Träumens. Sweet Medicine (die „Süße Medizin"), die spirituelle Energie all der Tiere auf diesem Planeten (14 im 20-Count) sind die Bewahrer des Traums. Im besonderen sind es die Eule und der Bär, die im Träumen am meisten verwendet werden. Die Eule ist die Bringerin des Traums, der Bär der Halter des Traums. Vielleicht hast du schon einmal einen Zuni Bärenfetisch gesehen und bemerkt, dass er ein kleines Stück Koralle oder einen Türkis und eine kleine Pfeilspitze trägt. Damit kann der Bär als Halter des Traums auf den Weg zum Traum hinweisen.

Hänge 2 in einem V angeordnete Eulenfedern an dem Platz, an dem du schläfst, über deinen Kopf. Der Kiel der einen Feder sollte mit goldenem Faden oder Leder umwickelt sein, um die männliche Energie zu repräsentieren, der Kiel der anderen mit rotem, um die weibliche Energie zu repräsentieren. Befestige an den Federn einen Herkimerkristall (für die Klarheit des Traums) und einen Türkis (für den Traum selbst). Hänge über den Federn ein Bild von dir und eventuell auch von deinem Lehrer bzw. deiner Lehrerin auf. Stelle neben das Bett einen Kassettenrecorder, einen Wasserkrug, in dem ein Rosenquarz liegt und ein (farbloses, durchsichtiges) Glas.

Bevor du dich in den Traum begibst, nimm das Glas Wasser in deine Hände. Halte es so, dass alle Fingerspitzen (und damit alle Elemente) Kontakt mit dem Glas haben und halte es vor deinen Nabel. Schau ins Wasser und lege über deine Fingerspitzen dein ganzes Gewahrsein und all deine Energie in das Wasser. Konzentriere dich darauf, bis deine Fingerspitzen ganz heiß werden. Trinke dann von diesem energetisierten Wasser. Das kannst du sowohl am Abend als auch am Morgen beim Aufstehen machen.

Am Abend vor dem Einschlafen gibst du dir dabei den klaren lauten Befehl: „Wenn ich einschlafe, gehe ich in den Spiegeltraum, begegne den Traumlehrern und bringe den Traum ganz zurück, kann mich voll an ihn erinnern." Und dann: „Durch die Kraft von Lawjup (4 x) verbanne ich in alle 8 Richtungen alle Schattenträume, alle und jede Energie, Schwingung, Wesenheit, alle Spirits, Manitous, Tode-Leben-Wiedergeburten, Veränderungen und Bewegungen, die nicht im Licht sind. Ich verbanne euch jetzt aus meinem Kreis. Geht zurück in die Große Runde! Ich rufe alle meine Ahnen, die mich seit jeher lieben und mich auch jetzt lieben. All jene, die mich nicht lieben - ich verbanne euch mit Liebe aus meinem Kreis. Ich rufe alle Akalohtah-hey, Kachina-hey, Chuluamahdah-hey und die Hokkshideh-hey, damit sie mit mir träumen." Danach trinkst du dann das Wasser, das durch die Worte, die du eben gesprochen hast, mit gestrahltem Geist/Spirit aufgeladen wurde.

Sprich dann mithilfe einer Gebetszigarette (oder Maismehl) die folgenden Gebete:
- Rufe die Kraft der Mineralwelt in deinen physischen Körper, damit du mindestens 2 ½ bis 3 ½ Stunden deines Schlafes lang ein erholsames, tiefes Deltawellenmuster halten kannst.

- Rufe die Pflanzenwelt in deinen Herzensraum/deine Emotionen, damit sie dich darin unterstützt, alles Dunkle und alle ungelösten Konflikte wegzugeben.
- Rufe die Tierwelt in deinen „Mind", damit sie dich darin unterstützt, mit klarem „Spiegelmind" klare Spiegelträume zu haben. Rufe ganz besonders die Eule und den Bären.
- Rufe die Menschenwelt in deine Geist/Spiritpersönlichkeit, damit sie dir hilft, die Konditionierungen und Muster, die du von den Weltbildprägern erhalten und übernommen hast, zu durchbrechen und in deinen heiligen Traum hinein aufzuwachen.
- Rufe die (5. Welt der) Ahnen in deine Seele und Sexualität, damit sie dir die 7 hellen Pfeile bringen und dir helfen, die 7 dunklen Pfeile zu zerbrechen.
- Rufe die Kräfte des 20-Count in die 5 Aspekte des Selbst (emotional, physisch, mental, spirituell und sexuell).

Mache nun das Mudra für den Schlaftraum und gehe in den Traum (das Mudra findest du am Ende dieses Abschnitts).

Wenn du aufwachst, bewege dich nicht, denn du kannst dich dann leichter erinnern. Mache folgende Rekapitulation:
- Bewege dich nicht.
- Beginne dir den Traum wieder in Erinnerung zu rufen.
- Schalte mit möglichst wenig Bewegung das Aufnahmegerät ein. Sprich den Traum auf Band.
- Lasse den Traum vor deinem geistigen Auge noch einmal ablaufen.
- Schicke dein Hören ins Weltall hinaus.
- Sehe mit geschlossenen Augen dein Zimmer.
- Bewege deine Zehen und lasse deinen ganzen Körper von der sanften Bewegung erfassen.
- Setze dich auf. Gieße Wasser in das Glas und energetisiere es.
- Gib dir den Befehl, dass du dich während des Tages an das erinnern wirst, was beim Aufwachen von dem Traum nicht mehr präsent war.

Das Mudra des Wachtraums wird dich in der Vorbereitung auf die Ereignisse des Tages unterstützen und fördert eine nüchterne Sichtweise der Geschehnisse.

WERKZEUGE ZUR UNTERSTÜTZUNG DES KONTROLLIERTEN TRÄUMENS

In der Folge findest du 5 Werkzeuge beschrieben, die dir helfen, den Traum kontrollieren bzw. steuern zu lernen. Manche davon sind für dich vielleicht stimmiger als andere. Denke daran, auch während der Herstellung dieser Werkzeuge deine Absicht und deinen Fokus zu halten und in sie hineinzugeben.

TRAUMKISSEN
Dieses Kissen besteht aus 3 einzelnen Bündeln, die dann in ein Kissen zusammengefasst werden.
- In den **türkisfarbenen Stoff** des **1. Bündels** (die Kraftfarbe des Südwestens) kommt ein Türkis-Bärenfetisch mit einer Pfeilspitze aus Koralle auf dem Rücken. Er hilft dir dabei, den Traum zu halten. Lege einen Eulenfetisch oder eine Eulenfeder dazu, um den Schleier zur und aus der 4. Dimension öffnen zu können und dadurch den Traum zu erhalten. Füge einen Herkimerkristall hinzu; er bringt Klarheit in deinen Traum.
- In den **roten Stoff** des **2. Bündels** kommt folgendes (zu etwa gleichen Teilen): Zeder, Salbei, Süßgras, Lavendel, Bann- und Schwertmischung, blaues Maismehl, Blütenpollen, Black Lightning Medizin („ Schwarzer Blitzmedizin").
- Verwende für das **3. Bündel** einen Stoff in den **Farben des Regenbogens** (um die Acht Großen Kräfte zu repräsentieren) und gib die folgenden Kräuter und Pflanzen hinein: Hopfen, Cascara Sacrada, Zitronengras („Lemongrass"), Pfefferminze/grüne Minze, Wilde Minze, Hagebutten.
- Integriere die 3 Bündelchen in ein kleines Kissen. Segne und erwecke es, indem du den Rauch einer Gebetszigarette darüberbläst oder Maismehl darüberstreust. „Berassle" das Kissen mit einer Rassel und rufe das Kleine Volk (Tolilahqui), um das Kissen zu erwecken. Das Traumkissen ist eine Barriere für Schattenträume und unterstützt das luzide Träumen.

TRAUMBÜNDEL
Mache oder kaufe einen türkisfarbenen oder roten Stoff oder Lederbeutel. Lege folgende „Zutaten" hinein:
- 1 Herkimerkristall für die Luzidität im Träumen *(Anm. d. Übers.: oder ersatz-weise einen absolut klaren kleinen Bergkristall, der oben und unten eine Spitze hat).*
- 1 kleinen Bärenfetisch, um den Traum zu halten
- 1 Eulenfetisch, um den Traum zu bringen
- Salbei, Zeder, Lavendel oder Süßgras
- Erde von dem Ort, wo du geboren wurdest, jetzt lebst oder von einem Kraftplatz
- 2 blaue Maiskörner, um Leben zu spenden

- 1 Bündelchen mit Bannmischung
- 1 Bündelchen mit Schwertmischung
- Schwarze Blitzmischung („Black Lightning")
- Drachenblut oder Myrrhe
- Wilde Minze (bes. für Kinder), um die Wachsamkeit zu erhöhen
- Hopfen für das Erinnerungsvermögen.
- Cascara Sacrada, um den „Mind" zu klären und die Emotionen zu stabilisieren
- Zitronengras für das Gewahrsein gegenüber und deinen Platz innerhalb der Naturgesetze
- Schafgarbe, um das Blut zu reinigen, die Nerven zu beruhigen und dir schnelle Bewegung zu ermöglichen.
- Pfefferminze und grüne Minze, um die Sinne zu schärfen und deine Kreativität zu erwecken.
- Eibischwurzel für Entspannung und Fokus

Segne und erwecke das ganze Bündel genauso wie das Kissen. Das Traumbündel ermöglicht dir, von luziden Träumen in Spiegelträume zu gehen. Am besten trägst du es um den Hals, wenn du dich in den Traum begibst.

Zu beachten: Die Kräuter im Kissen und Bündel sollten jedes Jahr erneuert werden.

TRAUMPUPPE/KACHINA

- Schnitze eine etwa 20 cm große Puppe mit einem „Durchmesser" von etwa 7–8cm aus der Wurzel eines Cottonwoodbaumes oder aus Balsaholz.
- Befestige unter dem linken Fuß eine Münze, die 10 repräsentiert (z.B. 10 Gramm, 10 Schilling, 10 Pfennig, 10 Rappen) und unter dem rechten eine, die 1 repräsentiert (also entsprechend 1 Gramm, 1 Schilling, 1 Pfennig, 1 Rappen (?)). Im linken Fuß sitzt das 8. Auge und daher sorgt die Münze dafür, dass der Traum im Rahmen der Heiligen Gesetze choreographiert wird (8, 18 (1 + 8 = 9)). Im rechten Fuß befindet sich das 9. Auge und bezieht sich daher auf das Gesetz von Einen zum Vielen und von Vielen zurück zum Einen im Traumgeschehen (9, 19 (9 + 1 = 10)).
- In das Loch, das du am Platz des 7. Chakras gemacht hast, lege einen Herkimerkristall oder das getrocknete Gehirn einer Eule oder eines Adlers (ein Herkimer reicht aber auch völlig) und ein persönliches Geist/Spiritbündel. Schließe das Loch dann wieder. **Da diese Puppe dein persönliches Bündel enthält, ist es wichtig, dass du sie mit niemand anderem verwendest und auch niemand anders etwas mit ihr macht.** Die Anleitung für die Herstellung eine persönlichen (Geist/Spirit) Bündels findest du im zweiten Kapitel des ersten Bandes von **SÜSSE MEDIZIN**, bzw. im Anhang B.
- Füge in die Chakren der Puppe kleine Steinchen der entsprechenden Farben (1.Chakra rot, 2. orange, 3. gelb, 4. grün, 5. blau, 6. amethystfarben, 7. klaren Bergkristall).

- Befestige am Kopf der Puppe 2 kleine Quetzalfedern (Papagei, Fasan .....) als Antennen, wobei die Oberseite der Federn nach vorne gerichtet ist.
- Segne und erwecke die Puppe.

Die Traumpuppe unterstützt dich dabei, deinen Körper zu verlassen und kontrolliert zu träumen. Sie schafft eine Trennlinie zu deinem niederen Selbst. Der beste Platz für sie ist unter den Eulenfedern, die über dem Kopfende deines Betts hängen.

TRÄUMER-MUDRAS

Der Atemrhythmus, der mit den Träumer-Mudras verwendet wird, ist der gleiche wie für das Süd-Mudra-Set (siehe Seite 42).

Das MUDRA für den WACHTRAUM hilft dir, aufzuwachen und die Kontrolle in deinem alltäglichen Wachzustand, deinem quasi „bewussten Ungewahrsein" zu übernehmen. Es unterstützt dich auch in der Vorbereitung auf die Ereignisse des Tages.

Abb. 3:
Mudra für den Wachtraum

Abb. 4:
Mudra für den Schlaftraum

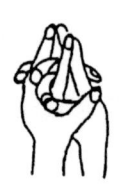

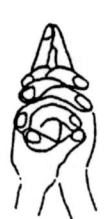

Verschränke deine Hände so, dass die linke (die Nagual-)Hand oben ist, d.h., der linke Daumen über dem rechten liegt. Wir bezeichnen diese Art, die Hände zu verschränken, als „Kriegermodus". Strecke deine Zeigefinger (Feuerfinger) aus und lege sie aneinander. (Das bezeichnen wir als den „Krieger, der Feuer präsentiert"). Belasse deine Zeigefinger in dieser Position und mache mit deinen Ringfingern das Gleiche. (Der Krieger präsentiert jetzt also Feuer und Erde.) Wenn die Finger in dieser Position sind, bringt das Geist/Spirit in Substanz. Als Nächstes legst du die Spitze deines rechten Daumens (der Finger der Leere, der kollektive Mind) über den Fingernagel deines rechten Mittelfingers (Windfinger, persönlicher Mind), sodass dein Bewusstsein sich mit dem „großen kollektiven Bewusstsein" verbindet.

Mache dir deine Absicht, die du bezüglich des Träumens hast, nochmals bewusst, und lege die Hände in dieser Verschränkung unter die linke (die Traum-) Seite deines Kopfes, während du schläfst. Löse die Hände möglichst nicht aus dieser Verschränkung *(Anm. d. Übers.: siehe Marys einleitende Worte zu diesem Thema - schlaflose Nächte, Spezialhandschuhe, etc. !!!).*

Das MUDRA für den SCHLAFTRAUM unterstützt dich darin, in den Träumen, die du während des Schlafes hast, die Kontrolle zu übernehmen und „aufzuwachen".

Dadurch hast du auch Zugang zu Traumlehrern und verbesserst dein Erinnerungsvermögen für die Träume.

Verschränke deine Hände wieder links über rechts. Strecke die beiden kleinen Finger aus und lege sie aneinander („der Krieger präsentiert Wasser"). Damit kann das Hokkshideh die Kontrolle über das Shideh übernehmen. Verbinde die Spitze des linken Daumens mit der Spitze des linken Zeigefingers und die Spitze des rechten Daumens mit der des rechten Zeigefingers; dadurch entsteht quasi eine Unendlichkeitsschlaufe!

Es gibt für dieses Mudra 2 mögliche Variationen:

Um innerhalb des Nagual die Kontrolle über den Körper zu gewinnen, bildest du die Unendlichkeitsschlaufe wie oben beschrieben.

Um die Kontrolle über Geist/Spirit innerhalb des Tonal zu erlangen, verschränkst du die Daumen und Zeigefinger (nur die beiden) umgekehrt - also rechts über links und erhältst damit den „Soldatenmodus" - und verbindest sie jeweils wieder so wie oben beschrieben.

Denke daran, möglichst immer am Rücken oder auf deiner linken Seite zu schlafen; wenn du nämlich auf der rechten schläfst, verhindert das die Bewegung des A-Punkts.

DER TANZ IM TRAUM - EINE MEDITATION

Wenn du schlafen oder auch nur „tagträumen" gehst, gib deinem höheren Selbst den Befehl: „Heute werde ich mir meines Träumens bewusst sein und es kontrollieren bzw. steuern; ich werde nicht schattenträumen." Begib dich in diesen Zwischenzustand und warte auf das Phänomen des (Schlafens und) Träumens. Sei dir dessen bewusst, dass du träumst. Gib deinem „träumenden Selbst" mit dem Bewusstsein deines „schlafenden Selbst" den Befehl: „Ich übernehme nun die Kontrolle über diesen Traum". Teile dann deine Aufmerksamkeit. Konzentriere dich auf den 1. und 2. Aufmerksamkeitszustand des Gewahrseins. Lasse dann dein schlafendes Selbst deinem träumenden Selbst befehlen, seine Widerspiegelung zu suchen (Spiegel, Seele etc.). Dein schlafendes Selbst muss in diese Widerspiegelung des Selbst blicken, um die Kontrolle über das träumende Selbst zu erlangen. An diesem Punkt kannst du dich dann auch aus deinem Körper und in dein astrales bzw. ätherisches projiziertes Selbst begeben.

Immer, wenn du dir in einem Traum selbst zusiehst als würdest du dir einen Film ansehen, befindest du dich in einem Schattentraum. In dieser Art von Traum kannst du sehr leicht einem Traumschwindler oder -betrüger auf den Leim gehen. Daher musst du in die Widerspiegelung blicken und dein „spirituelles Bewusstsein" sofort in dein „Traumselbst" übergehen lassen. Damit veränderst du auch deinen Fokus, sodass du nun der Träumer im Traum bist und ihm bzw. ihr nicht zusiehst. Der nächste Schritt besteht dann darin, zu deinem Kraftplatz zu gehen und das Universum darum zu bitten, dir einen Traumlehrer des Lichts zu senden. Tanze den Traum, suche nach Wissen und nimm deine Kraft! Durch Spiegelträume erlangst du auch größere Kontrolle über dein Leben und kannst dein niederes Selbst quasi „an der Hand nehmen", indem du Teachings von deinem „wahren Traumselbst" erhältst.

PRAKTISCHE ANWENDUNGSMÖGLICHKEITEN

Da dieser Abschnitt eine ganze Menge an Werkzeugen und praktischen Möglichkeiten enthält, mithilfe derer du lernen kannst, den Traum zu kontrollieren bzw. zu steuern, gilt es nur noch, sie auch auszuprobieren und anzuwenden.

Siehe   Traumkissen
          Traumbündel
          Traumpuppe/Kachina
          Träumer-Mudras
          Traummeditation

ZEREMONIELLES

Ich schlage dir vor, regelmäßig die unter „die Alchemie des Träumens" auf Seite 53 beschriebene Zeremonie zu machen.

Die Bestimmung des Träumens

Inspiration

*Jeden Menschen,
jedes Ereignis in deinem
Leben gibt es,
weil du dich dafür geöffnet hast.* *

*Was du mit diesen Menschen
und aus diesen Ereignissen dann
machst, ist allein deine Entscheidung.*

Richard Bach, „Illusionen"

*weil du sie dir hereingeträumt hast

TRAUMINTERPRETATION

Im Zusammenhang mit der Trauminterpretation werden wir das anwenden, was wir auf Seite 30 ff über die 7 Schritte des Prozesses gelernt haben. Dadurch wird dir klarer werden, wie die 7 Schritte praktisch zu verstehen sind, und die Interpretation von Träumen und Visionen wird bereichert.

Der **FOKUS** der **TRAUMINTERPRETATION** ist der Platz, den wir in der Vision bzw. dem Traumzusammenhang einnehmen. Wenn du Visionen oder Träume interpretieren willst, musst du dich immer in jede Rolle, Handlung, jedes Ding und jede Person versetzen. Nehmen wir an, in deinem Traum versuchte ein Fremder, dir den Hut vom Kopf zu nehmen, und gleichzeitig zog eine Hündin an deinem Hosenbein. Dann kam die Lehrerin, die du in der 6. Klasse hattest, herein, und du musstest 100 mal „Ich werde brav sein" an die Tafel schreiben. Um den Traum zu interpretieren, musst du dich selbst als Fremden sehen, der versucht, dir deinen Hut vom Kopf zu nehmen, als Hündin, die an deinem Hosenbein zieht, als Lehrerin, die dich diesen Satz an die Tafel schreiben lässt und natürlich als dich selbst in deiner Rolle im Traum. Du musst zu jedem Aspekt in dem Traum werden und dich folgendes fragen:

1. Wie nimmt er/es/sie mich, den Träumer bzw. die Träumerin wahr?
1. Was sagt er/es/sie mir? Was könnte das Geschenk sein, das ich da erhalte?
2. Wie geht es mir damit? Wie kann ich es verwenden?

Dadurch gewinnt das Shideh an Gewahrsein, und du kannst die Widerspiegelung von dir sehen - wie also andere beschließen, dich zu sehen. Verwende als Grundlage für deine Analyse den 20-Count, die 4 Welten von Großmutter Erde und den Sternenmädchenkreis.

Die **SUBSTANZ** der **TRAUMINTERPRETATION** ist die Gabe bzw. die „Medizin" der Totemtiere. Wenn in einem Traum ein Tier zu dir spricht und du es verstehst, dann interpretiere das Gesagte im Rahmen seiner Medizin. Tiere in Träumen oder Visionen sind Repräsentanten von Coatl (14), der spirituellen Energie aller Tiere auf diesem Planeten. Alles, was in Tierform auftaucht, bringt dir eine Botschaft. Ein Tier in einem Traum ist nie ein negatives oder dunkles Symbol. Wir bezeichnen sie als „Schattenredner", weil sie deinen Schatten, dein Unterbewusstsein ansprechen. Wenn ein Tier stirbt, schenkt es dir damit seine Medizin. Nimm sie an. Wenn ein Raubtier dich anknurrt, dich beißt oder anspringt, versucht es dich zu lehren, wie du dem ein Ende bereiten kannst, dich als Opfer zu fühlen. Lass dich von dem Tier zerfleischen, damit du zum Raubtier statt zur Beute wirst.

In der Folge sind einige der Totemtiere und ihre Medizin bzw. ihre Gabe beschrieben, damit du dich darauf beziehen kannst.

INSEKTEN sorgen für das ökologische Gleichgewicht. Sie stellen sicher, dass sich die Evolution in Richtung Erstklassigkeit und höchste Möglichkeit bewegt. Sie veranschaulichen die wechselweisen Beziehungen zwischen Sonne, Luft, Pflanzen und Wasser. Daher spiegeln sie uns die Zusammenhänge zwischen den Mustern, die unseren Körper panzern, dem Kern unserer Persönlichkeit und unserem wahren Wesen wider. Sie lehren uns, was nötig ist, um die Schwingung bzw. den Stoffwechsel unseres Körpers zu erhöhen. Wir nennen sie daher auch die „Stoffwechsel-Motor-Anlasser". Wenn wir keinen Krieg mit ihnen beginnen, beginnen sie auch keinen mit uns.

Die **SPINNE** bewahrt und beherrscht die Regeln und Gesetze, die mit unserem Körper, unserer Gesundheit, der Stoffwechselrate und den körperlichen Panzerungsmustern zu tun haben. Sie lehrt uns, wie wir aufhören können, unsere Lebenskraft zu verschleudern. Die Spinne ist königlich und spricht auch unsere Sexualität an.

Der **SCHMETTERLING** schützt und bewahrt Kraftplätze und weist auf sie hin. Er steht für Wiederauferstehung und Metamorphose und bringt Schönheit. Hast du gewusst, dass ein Schmetterling höchstens 7 Tage alt wird?

KATZEN bewahren die chaotische Welle des Überlebens. Sie sind meisterhafte Pirscher/Pirscherinnen und lehren Verstohlenheit und Heimlichkeit. Sie bewahren die 9 und die 19 (den Atem). Wenn du lernst, wie eine Katze zu atmen (d.h. einzelne Muskeln unabhängig von anderen verwenden zu können, sodass du sie willentlich an- und entspannen kannst), kannst du jedweden körperlichen Schmerz transformieren.

Der **JAGUAR** ist der Bewahrer der Erinnerung und schützt die Ahnenlinie. Er respräsentiert den Schamanen und die Heilung in allen 5 Aspekten.

Der **TIGER** hat mit Schnelligkeit und Überraschung zu tun. Er bewacht die Kraftplätze, die in die unteren Welten führen.

Der **PANTHER** und der **PUMA** sind die Lehrer der Camouflage und der Eroberung des Bösen bzw. der dunklen Seite. Sie haben großen Respekt vor den Menschen, sind aber gleichzeitig sehr schwer zu dressieren. Für Menschen, die immer wieder in die Opferrolle geraten, sind sie ausgezeichnete Totemtiere, weil sie uns dominantes Alphaverhalten lehren können. Der **SCHWARZE PANTHER** ist als Nachtpirscher und Todbringer bekannt.

Die **LÖWEN** bewahren den Stolz in der Familie.

Der **LEOPARD** lehrt uns Gewandtheit und Geschwindigkeit. Seine blitzschnellen Reflexe lehren uns, ins schnelle Denken zu gehen.

Die **BÄREN** schützen und bewahren den Traum. Die jeweilige Farbe ist ein Hinweis auf „Spezialisierungen" bzw. spezifische Gaben:
weiß: Reinheit, Philosophie, Wissenschaft, leere und klare Bewusstseinszustände
schwarz: Magie, Alchemie, Tod

Grizzly: ähnlich dem goldenen Bären ist seine Medizin die Vision und Prophezeiung
Panda: der Krieg zwischen Gut und Böse, Hell und Dunkel und wie das Gleichgewicht gehalten werden kann.

Die GEFIEDERTEN:
Die **EULE** ist die telepathische Kommunikatorin für Schamanen. Sie lehrt Weisheit, Logik und schnelles Denken und ist die Bringerin des Traums.

Der **HABICHT**, der **FALKE** und alle kleineren Raubvögel ermöglichen die Kommunikation vom höheren zum niederen Selbst innerhalb unseres Leuchtens.

Der **QUETZAL** ist der Bewahrer der Schönheit und lehrt uns süße Freundlichkeit und Geduld. Er repräsentiert das Königliche des Bewusstseins. Seine grüne Farbe betont den Aspekt der Fruchtbarkeit und Fülle.

Der **KOLIBRI** ist der große Gestalter des Fluges und bewahrt die Naturgesetze und das Timing.

Der **KONDOR** ist der Vogel des Friedens und der Freiheit. Er lehrt uns das Verständnis für die Größe des Raumes und die „Kleinheit" des Wissens.

Die **HUNDE** sind die Bewahrer der Philosophie, des Sinns und Zwecks der Existenz.

Die **PFERDE** tragen die Philosophie und den Sinn und Zweck der Existenz weiter.

Alle **NACHTTIERE** sind als Enthüller des Schattens bekannt.

Das **OPPOSSUM** wird als kleiner Heyoehkah bezeichnet. Es zeigt uns, wie wir uns selbst austricksen können, damit wir ins Licht kommen.

Der **WASCHBÄR** ist der maskierte Heyoehkah und lehrt uns zu horten, aufzubewahren und zu stehlen. Er lehrt uns auch den Umgang mit Eifersucht und Besitzansprüchen.

Das **STINKTIER** ist der Bewahrer der Gerüche und der Sinne.
SCHLANGEN sind die Hüterinnen und Bewahrerinnen der sexuellen Energie und der Kreativität.

Die **KLAPPERSCHLANGE** ist auch die Lehrerin der 20 Kräfte des Universums und der „Himmelfahrt" und/oder Wiederauferstehung. Sie weckt uns in die Nüchternheit hinein auf.

WÜRGESCHLANGEN lehren uns, wie wir das, was uns wertvoll im Leben ist, behalten können - auch Beziehungen. Sie lehren uns Begeisterung, Lust und Kreativität.

Der **TAPIR** lehrt Anpassungsfähigkeit, um zu überleben, besonders die Anpassung an Umgebungen, deren ökologisches Gleichgewicht sich verändert.

Der **WOLF** ist der Bewahrer des persönliches Weges mit Herz, der Lehrer der Kinder und zeigt uns, wie wir feste Beziehungen eingehen und mit ihnen umgehen können.

Der **KOYOTE** ist der Heyoehkah-Lehrer für das niedere Selbst, damit es aus dem bedürftigen, verletzten, verlassenen Kind und dem rachsüchtigen manipulativen Erwachsenen hinaustreten kann. Er ist ein Meister im Überleben, ähnlich wie der **HAI**, der uns außerdem noch lehrt, Energievampire loszuwerden.

Die **BIENE** ist die Bewahrerin von Fülle und Wohlstand und erweckt das sympathische und parasympathische Nervensystem.

Die **EIDECHSE** ist als Ahnensprecherin bekannt - sie erzählt uns die Geheimnisse der Geist/Spiritwelt. Sie lehrt uns, mit dem kleinen Volk (den Tolilahqui) zu sprechen.

Der **HIRSCH** kennt die Gesetze der Natur, ist Gefahr gegenüber äußert wachsam und lehrt uns die nüchterne Betrachtungsweise der Welt.

Der **ELCH** ist der Bewahrer von Donner und Blitz und der Lehrer aller Lehrer.

Die **DELPHINE** sind die Bewahrer des schnellen Denkens, der geteilten Aufmerksamkeit, des Doppelns und die Lehrer der spirituellen Sexualität und der offenherzigen Kommunikation (inklusive der Telepathie).

Die **SCHILDKRÖTE** ist die Bewahrerin der unterirdischen Kivas, der weiblichen Energie und der Ökologie von Großmutter Erde.

Die **KLEINEN FISCHE** wissen um die Bedeutung der Sauberkeit unserer Emotionen.

Die **KRABBEN** und **KRUSTENTIERE** lehren uns Geduld und genaues Betrachten.
Die **FRÖSCHE** sind als Schildspringer bekannt und repräsentieren die Zauberei. Sie lehren uns, wie wir unsere Absicht halten und dennoch die Richtung ändern können.

Die **KROKODILE** werden als die uralten Wesen bezeichnet und sprechen für die Ahnen des Geistes/Spirit des Wassers.

Der **AMERIKANISCHE ELCH** hat eine ähnliche Medizin wie ein friedlicher Elch. Er lehrt uns, wie wir die Kinder unterrichten können, die ja auf ungewöhnliche Art und Weise am besten lernen.

Die **TAUBE** ist der Vogel des Friedens.

Der **ELEFANT** verschwindet bei seinem Tod (außer, wenn er von Jägern erschossen wird oder durch einen Unfall stirbt) und repräsentiert daher das Tor zur Geist/Spiritwelt der Ahnen und zur Langlebigkeit.

Der **TAUCHER** (ein Vogel) ist der Bewahrer der Herzensgesänge.

Das **GÜRTELTIER** repräsentiert die Loge der Erstklassigkeit.

Die **AFFEN** sind das Bindeglied zwischen der Tier- und Menschenwelt und sind die Lehrer des richtigen Umgangs mit Familie, Stamm und Klan.

Die **FORM** der **TRAUMINTERPRETATION** besteht in der Gabe bzw. Medizin der Farben. Farben sagen dir, was du brauchst und werden auf der Grundlage des Rades des Lebens interpretiert: Rot = Süden; Türkis = Südwesten; Schwarz = Westen; Indigo, Braun oder Grau = Nordwesten; Weiß = Norden; Grün = Nordosten; Gelb = Osten; orange = Südosten; Amethyst = Zentrum. Wenn also z.B. die Farbe Rot in deinem Traum auftaucht, hat das mit dem Süden und allem, was du bisher über den Süden gelernt hast, zu tun.
Die Kombination von Farbe und Tiermedizin vertieft die Trauminterpretation.

Die **BESTIMMUNG** der **TRAUMINTERPRETATION** ist die Geomantie und die architektonische Struktur von Kraftplätzen. Die Geomantie beschäftigt sich mit Leylinien und Energiewirbeln, die Kraftplätze entstehen lassen. Die architektonische Struktur betrifft die Gebäude, Strukturen und Zeichnungen an Kraftplätzen.
Du kannst dich entweder in der dritten Dimension oder im Traum an Kraftplätzen befinden. Kraftplätze sind Energiewirbel, die deine Wahrnehmung verändern; daher sind wir an ihnen manchmal desorientiert oder verwirrt.
Ein Kraftplatz besitzt Kraft, weil entweder an ihm Zeremonien oder kraftvolle Handlungen stattgefunden haben oder er für dich im speziellen Erinnerung und Kraft hält. Es gibt mehrere Möglichkeiten festzustellen, ob du dich an einem Kraftplatz befindest. Wie schon erwähnt, verändert sich deine Wahrnehmung; du hörst anders als sonst; nichts kann dich ablenken; du gehst ins sogenannte „schnelle Denken", das der Geschwindigkeit des Träumens entspricht; daher siehst du verschwommener du fühlst dich verankert und unbeweglich im Körper an der Wirbelsäule läuft Energie hinauf und hinunter; deine Atmung und dein Stoffwechsel beschleunigen sich. Es ist hilfreich, wenn du dich an solch einem Kraftplatz auf deinen One-Point

konzentrierst, um dich zu stabilisieren. Atme bewusst langsamer. Du wirst dich sicher, wach und lebendig fühlen.

Kraftplätze selbst bzw. Tempel oder andere Gebäude werden bzw. wurden so konstruiert, dass Tore und Pforten zu anderen Dimensionen entstanden. Gegenstände oder Tore, die dich in andere Dimensionen gehen lassen, werden als Traumspiegel bezeichnet. Davon gibt es 3 Arten: Zeit, Raum und Dimension. Jeder Traumspiegel birgt für uns das Potential, Wissen (Erinnerung) zu integrieren und uns zu transformieren, sodass das veränderte Verhalten zu einer wahrhaftigen Veränderung führt, die auch im Körper spürbar ist.

Ein Beispiel für einen Traumspiegel ist ein sogenanntes „T-Tor". In alten Ruinen finden sie sich manchmal als Öffnungen in Wänden oder in Stein eingemeißelte Zeichen. Wenn es in Stein gemeißelt ist, führt es dich aus deinem Körper und in das Szenario des Traums. Ein umgekehrtes „T", durch das du hindurchschauen kannst, führt dich aus deinem Körper und in ein vergangenes Leben. Ein umgekehrtes „T", das in eine Wand gemeißelt ist, führt dich in deine innere Körpererinnerung und körperliche Erlebnisse. Wenn du solch ein „T-Tor" findest, entweder in der 3. Dimension oder im Traum, setze dich mit gekreuzten Beinen (linkes Bein vor dem rechten) mit dem Rücken dazu hin. Lege deinen emotionalen, körperlichen, mentalen, spirituellen und sexuellen Fokus auf deinen One-Point. Lass zu, dass du leer wirst. Atme und drücke die Luft nach unten und außen, als würdest du versuchen, einen Korken aus dem Nabel zu schießen. Atme dann aus. Sieh dich in einem Kino, das Licht brennt noch, die Leinwand ist noch schwarz. Langsam wird es dunkel und die Leinwand weiß. Konzentriere dich weiterhin auf deinen One-Point und sieh dir den Film an.

Die Teachings über Traumspiegel sind sehr umfangreich; das oben Beschriebene soll dir einen kurzen Überblick verschaffen.

Das **VERSTEHEN** der **TRAUMINTERPRETATION** liegt in den geometrischen Mustern und Symbolen.

○ Schöpfung

● Wissen, das erlangt werden soll

●● oder ▬▬▬ fokussiere deine Absicht

△ Suche nach Perfektion, Vertrauen, Hingabe

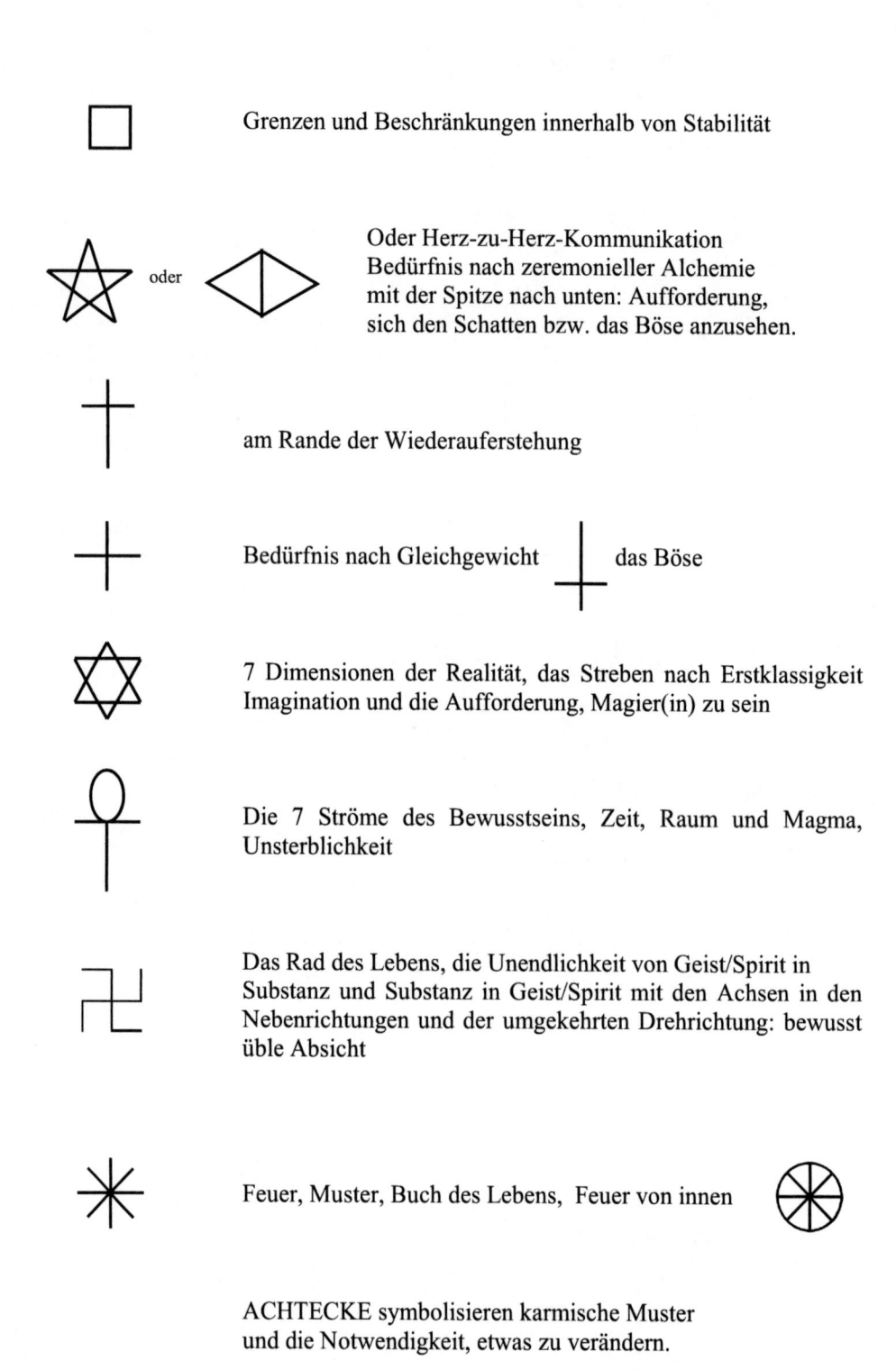

☐ Grenzen und Beschränkungen innerhalb von Stabilität

☆ oder ◇ Oder Herz-zu-Herz-Kommunikation
Bedürfnis nach zeremonieller Alchemie
mit der Spitze nach unten: Aufforderung,
sich den Schatten bzw. das Böse anzusehen.

† am Rande der Wiederauferstehung

✚ Bedürfnis nach Gleichgewicht ┼ das Böse

✡ 7 Dimensionen der Realität, das Streben nach Erstklassigkeit
Imagination und die Aufforderung, Magier(in) zu sein

☥ Die 7 Ströme des Bewusstseins, Zeit, Raum und Magma,
Unsterblichkeit

卍 Das Rad des Lebens, die Unendlichkeit von Geist/Spirit in
Substanz und Substanz in Geist/Spirit mit den Achsen in den
Nebenrichtungen und der umgekehrten Drehrichtung: bewusst
üble Absicht

✳ Feuer, Muster, Buch des Lebens, Feuer von innen ⊕

ACHTECKE symbolisieren karmische Muster
und die Notwendigkeit, etwas zu verändern.

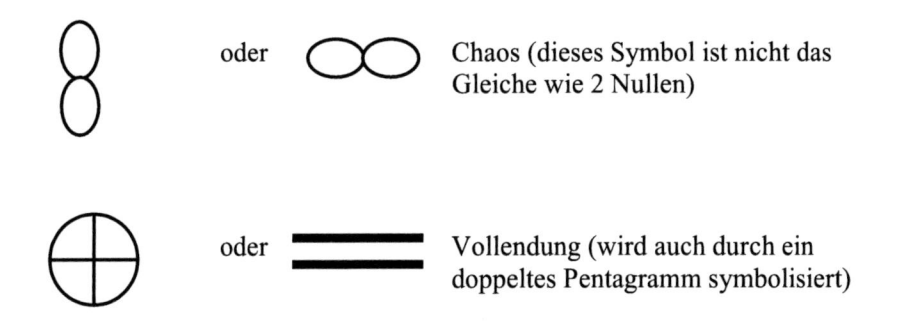

8   oder ∞   Chaos (dieses Symbol ist nicht das Gleiche wie 2 Nullen)

⊕   oder ═   Vollendung (wird auch durch ein doppeltes Pentagramm symbolisiert)

Die **IMAGINATION** der **TRAUMINTERPRETATION** ist die Sprache von Geist/Spirit. Sie taucht in den verschiedensten Formen auf. Zum Herzen kommt sie über Lieder und Musik. Zum Körper spricht sie über magische und alchemische Zeichen. Zum Mind spricht sie über die Wissenschaft und Philosophie. Mit unserem spirituellen Aspekt kommuniziert sie über die Kunst. Die Sprache, die das Geist/Spirituniversum hauptsächlich verwendet, ist die Mathematik des 20-Count, besonders des Kinder- und des sogenannten Beschwörer-20Count.

Häufig kommunizieren wir mit Geist/Spirit über das Kleine Volk und auf telepathische Weise über Tiere.

Die **FREIHEIT** der **TRAUMINTERPRETATION** ist die Gesamtheit des Films und des Drehbuchs. Die Absicht, die Gesamtheit eines Films lässt sich innerhalb der ersten 10 Minuten erkennen. Jede Handlung hat einen Beginn, eine Mitte und ein Ende. In jedem gibt es einen ganz klaren Wendepunkt, an dem der Schlussteil beginnt. Dieser Wendepunkt enthüllt die wahre Realität. Wie bei einem Film können wir auch bei einem Traum, einer Vision und sogar bei unserem Leben die Absicht, die Wendepunkte, die Entwicklung und daher auch das Ende erkennen.

Das **MUSTER** der **TRAUMINTERPRETATION** ist aus der externalisierten Projektion der Seele ersichtlich. Ein großer Teil unserer drittdimensionalen Realität ist eine physische Manifestation des Wissens unseres Geist/Spirit, unseres Larien, d.h. unserer außersinnlichen Wahrnehmungstalente. Wir müssen aufhören zu zweifeln und statt dessen die Situation abschätzen, eine Entscheidung treffen und handeln. Das ist das, was in unserem Buch des Lebens geschrieben steht.

Das **CHAOS** der **TRAUMINTERPRETATION** ist durch verstärkte Aktivität erkennbar. Immer wenn das Szenario in einem Traum schnell wechselt oder die Geschwindigkeit im Traum oder die Komplexität zunimmt, befindest du dich in einer Phase erhöhter Aktivität und damit in Chaos.

Die **VOLLENDUNG** der **TRAUMINTERPRETATION** erscheint als reines Licht: Diese Energie ermöglicht es uns, in die Zukunft zu sehen und zu erkennen, was wir verwirklichen werden. Auf dieser Ebene sprechen wir von einer „heiligen Vision", die jemand hat. In ihr sind immer die Akalohtah-hey, Kachina-hey, Chuluamahdah-hey und Hokkshideh-hey sowie der Große Geist anwesend. Dazu kommt es, wenn du, voll und ganz in deinem größeren Kriegertraumselbst, in die Traumumgebung hinaustrittst, deine außersinnlichen Gaben entzündest und den Traum kontrollierst.

Die Trauminterpretation, wie sie hier beschrieben wurde, gilt für den Wach- und Schlaftraum, für Visionen und Erlebnisse in Zeremonien.

VISION ODER PHANTASIE?

Häufig taucht die Frage auf, wie sich eine „wirkliche Vision" von Einbildung unterscheiden lässt. Ein klarer Unterschied ist die Tatsache, dass eine Vision zu einer positiven evolutionären Verhaltensänderung führt, die sich auch in der Substanz niederschlägt, wohingegen pure Einbildung und Illusion nirgendwohin führen.

Eine **Vision** hat mit tief empfundenem Körperwissen zu tun, das sich mit 1000 Worten auch nicht wirklich beschreiben lässt. Jedes Bild enthält das Potential für 1000 Bilder. Das Bild ist der Schlüssel zur Vision, der das Tor zur Realität aufsperrt. Das Bild selbst ist makellos; unsere Wahrnehmung aber lässt uns einen Standpunkt einnehmen, von dem aus wir nur eine Richtung sehen können, und so entsteht ein etwas geneigter Spiegel, der nicht immer eine wahrheitsgemäße Widerspiegelung liefert. Dieser etwas geneigte Spiegel kann die Form einer Phantasie, eines Tagtraums, einer Mythologie oder Philosophie annehmen.

Phantasie bedeutet, dass du dich nach der Erleuchtung, den Aha-Erlebnissen sehnst, sie willst, weißt, dass sie wichtig sind und dass du ein Recht darauf hast. Deine Haltung ist die von „Gib sie mir". Phantasie tritt oft dann auf, wenn du nicht bereit bist, die Autorität und die Verantwortung dafür zu übernehmen, dass du ein Bestimmer bzw. eine Bestimmerin bist. Das Bild, das du erhalten hast, ist vielleicht ganz gut, aber was es bedeutet, gefällt dir nicht (d.h. erwachsen werden und dafür sorgen, dass etwas geschieht). Daher zauderst du - du hast Angst vor deiner eigenen höchsten Möglichkeit. Dass dies geschieht, erkennst du daran, dass du sofort müde wirst, wenn das Bild sich von visionärer Bestimmung und Bestimmtheit in Phantasie und Illusion verwandelt. Phantasie manifestiert sich meist in einem bewegungslosen Bild mit einem Rahmen drumherum. Du bist nicht bereit, die Mühe der „1000 Worte" des großen Werks auf dich zu nehmen, der Erschaffung dessen, was deinem Leben eine Bedeutung und einen Sinn gibt. Diese 1000 Worte sind deine Bedeutung und dein Sinn. Deine Mythologie und Unterhaltungsspielchen tanzen hinter allen nicht verwirklichten Phantasien.

Der **Tagtraum** drückt sich im Körper aus und taucht in kontrastierenden Bildern auf. Wenn wir im Tagtraum gefangen sind, beziehen wir die Bilder als allererstes meist auf alles, was in unserem Leben nicht stimmt bzw. zumindest auf alles, was in der Vergangenheit so geschah. Die unangenehme Wahrheit ist, dass genau die Veränderung, die zur Lösung der Situation nötig wäre, in dieser

Tagtraumreaktion enthalten ist. Das Bild wird aber dadurch abgeschwächt, dass die Veränderung nicht akzeptiert wird. Wir sind dann „noch nicht bereit dazu" oder „wissen nicht, was wir tun sollen". Der Feind hier ist die Klarheit, denn wir sind nicht bereit, das kennenzulernen, was wir noch nicht kennen oder wissen und ganz besonders widerspenstig, das Unbekannte bekannt zu machen. Zögern und Zaudern behindert immer die Bewegung von Tod/Veränderung.

Du hast es hier mit einem Zerrspiegel aus dem Westen zu tun, einem Tod- und Wandlungsbild. Das Motto des Kriegers bzw. der Kriegerin ist: „Heute ist ein guter Tag zum Sterben". Tod und Veränderung bedeutet, dass es eine Handlung gibt, die JETZT gesetzt werden muss. Die Art der Handlung ist nicht unbedingt wichtig. Blicke in das Bild. Nimm das unmittelbarste oder offensichtlichste Körperempfinden und ändere es irgendwie in genau diesem Augenblick, JETZT. Fehler, die du machst, werden zu deinen Lehrern. Wenn es richtig war und gestimmt hat, dann gib die doppelte Energie hinein. (Das kann etwas so Einfaches sein wie dir selbst zweimal zu sagen, dass du das gut gemacht hast). Wenn du einen Fehler machst, lerne daraus und lasse ihn dann los. Diese Spiegel sind nur nützlich, wenn sie den gegenwärtigen Moment verändern. – „Wenn ich sitze, zögere ich; wenn ich mich bewege, erschaffe ich."

Bilder, die mit **Mythologien** zu tun haben, sind in ihrem Wesen sehr emotional und überfluten dich quasi, fast wie ein Film. Ihre Grundlagen sind Unwissenheit und Schmerz oder die Notwendigkeit, in dein Drehbuch mehr Vergnügen und Wissen hineinzuschreiben. Entscheidest du dich für das Schmerzspiel oder für die Geschichte des Helden bzw. der Heldin? Du musst dich in Vertrauen und Unschuld begeben, loslassen und dich hingeben. Akzeptiere das, was dir der Augenblick, was dir die Vision zeigt. Werde erwachsen! Der Feind hier ist die Macht. Tritt in die Stille und gehe zum inneren Fluss des wissenden Selbst; dort findest du deine innere Weisheit und dein inneres Wissen. Vertraue darauf, dass etwas, das größer ist als du, anwesend ist, und bitte darum, dass dein freier Wille und der freie Wille des Großen Geistes zum selben freien Willen werden. Der Schmerz, für den du dich entschieden hattest, lehrt nun die Kraft und die Gabe von Vertrauen und Unschuld.

„Unschuld" bedeutet, dass du im Zentrum deines eigenen Herzensraums und daher für die Kraft offen bist, die dir gewährt wird. Damit das geschehen kann, muss dein Herz offen sein, und in deinem Schoß muss es Raum für die Kraft/Macht geben, damit sie sich da niederlassen kann. Schmerz kann nur präsent sein, wenn du in deinem Schoß nicht genügend Raum gelassen hast, damit das Geschenk der Kraft dich bewohnen kann. Denn dann bricht dir das Herz, und all der Schmerz entsteht. Bete, bis sich dein Herz zum One-Point hin und vom One-Point aus öffnet, damit Raum für die Kraft da ist.

Mithilfe der folgenden Frage kannst du feststellen, ob Kraft/Macht sich manifestiert oder nicht: „Dient das, was ich tue (ganz egal, was ich tue), mir selbst, der größtmöglichen Anzahl von Menschen für die längstmögliche Zeit zum größtmöglichen Wohl?" Wenn du darauf mit „Ja" antworten kannst, hast du eine Position der Kraft/Macht eingenommen. Wenn nicht, dann heißt das, dass in deinem Wesen nicht genügend Raum für Kraft/Macht ist und du daher auch keine Position der Kraft einnehmen kannst.

Philosophien und Zerrspiegel aus dem Norden tauchen am häufigsten in Form von Sigillen, Symbolen oder geometrischen Mustern auf. Hier treffen uns religiöse Schmerzmuster am stärksten. Wir sind da in einem Set von Kernüberzeugungen gefangen und unseren kulturellen und religiösen Wurzeln verhaftet. Wenn das Bild diese Wurzeln bedroht, werden wir es in Frage stellen, nicht beachten oder uns weigern, es zu sehen.- Diese Bilder stellen die Aufforderung dar, aufzuwachen. Deine Überzeugungen werden zerbröseln, aber was macht das schon? Das ist der große Test. Wenn Überzeugungen und Glaubenssysteme realitätsgültig sind, dann halten sie der Prüfung und der eingehenden Untersuchung durch die Heiligen Gesetze stand. Alles, was außerhalb des Selbst liegt, muss den Test bestehen - funktioniert es oder nicht? Höre auf, an irgendetwas außer an dich selbst zu glauben. Realitätsgültige Philosophien und Überzeugungen beinhalten alles, was nötig ist, um einen Sinn und Zweck im Leben zu erkennen und guten Grund zu haben, sowohl zu leben als auch zu sterben. Du wirst dann mit Konflikt, Wettbewerb, Opposition und Einklang arbeiten können und den Feind des Altwerdens besiegen. Wenn du dich weigerst, den Weckruf zu hören und ihm zu folgen, bekommst du Kopfweh.

Alle Bilder durchlaufen das Netz, das Labyrinth, die Matrix und die Kristallmatrix. Das Netz ist klebrig. Nimmst du das Bild in Empfang und tust, was zu tun ist, oder verfängst du dich im Netz? Das Labyrinth durchläuft jedes Bild, weil in jedem Bild ein Problem enthalten ist, das behandelt und gelöst werden will. In die Matrix gelangst du, wenn du die Kernbotschaft des Bildes begreifst, dich mit ihr verbindest und den Weg aus dem Labyrinth gefunden hast. Die Kristallmatrix wird wirksam, wenn das Bild dich zu einer Vision führt, der heiligen Vision, die die Verwirklichung geänderten Verhaltens und verwandelter Substanz beinhaltet.

Jede Vision muss eine von 2 möglichen Konsequenzen mit sich bringen: sie muss entweder dein Verhalten ändern, sodass du das Muster nicht mehr wiederholst, oder sie muss deine Substanz verändern, damit dein Orende erhöhen und deinen Alterungsprozess verlangsamen. Eine heilige Vision zieht beides nach sich. Phantasie, Philosophie, Tagträume und Mythologien zerstören deine heilige Vision, außer du hältst sie in der hellen Seite und lässt dich von ihnen zu spirituellen Visionen führen. Wenn du in der Mythologie gefangen bist, zweifelst du, verstehst nicht, bist zu langsam oder was du tust, erfordert einen ungeheuren Aufwand. Wenn du im Tagtraum gefangen bist, bist du ständig mit vergangenen Themen und/oder zukünftigen Möglichkeiten beschäftigt. Wenn du in der Philosophie gefangen bist, beschäftigst du dich mit dem, was geschehen muss oder sollte und verläufst dich in Be- und Verurteilungen und Vergleichen, anstatt dich darauf zu konzentrieren, was hier und jetzt geschieht.

Eine Vision erfordert, dass du siehst, was gesehen werden muss, verstehst, was sie dir sagen will und dann tust, was zu tun ist.

PRAKTISCHE WENDUNGSMÖGLICHKEITEN

TRAUMTAGEBUCH

ABSICHT: Sie besteht darin, die 5. Dimension des Traums in die reale Welt der 3. Dimension zu bringen.

ABLAUF:
1. Mache oder kaufe ein Buch (mit leeren Seiten), das du als Traumtagebuch verwenden kannst.
2. Verziere das Buch mit Bildern, Fotos, Fetischen oder anderen Gegenständen, die für dich den Traum darstellen. Segne und erwecke es und widme es ganz speziell dem Zweck, darin deine Träume aufzuzeichnen.
3. Bewahre das Buch und einen Stift immer neben deinem Bett auf.
4. Schreibe sowohl die Träume, die du im Wachzustand hast, auf, als auch jene, die du im Schlafzustand hast.
5. Verwende den Sternenmädchenkreis, den 20-Count und die 4 Welten von Großmutter Erde als Grundlage für deine Interpretation.
6. Schreibe deine Schatten- und Alpträume nicht zur Gänze auf, sondern nur die Symbole, die du interpretiert hast, bzw. das, was sie dir sagen wollen.
7. Schreibe mindestens 3 Monate lang an diesem Traumtagebuch, während du an der Kontrolle bzw. Steuerung deines Traums arbeitest.

ZEREMONIELLES

ABSICHT: Sie besteht darin, dir deine dunklen Phantasien, Tagträume, Mythologie und Philosophien anzusehen und dich dann zu entscheiden, ob du sie behalten oder weggeben willst, indem du dich mit der Mineralwelt verbindest.

DU BRAUCHST:
- Tabak und Maismehl
- Gebetszigaretten
- Räuchermischung
- Streichhölzer
- Schreibzeug
- Tasche für deine Last

ABLAUF:
1. Suche dir einen für dich kraftvollen Platz in der Natur, an dem es auch Steinkinder gibt.
   Baue ein Medizinrad aus 8 Steinen und versiegle es mit Tabak und Maismehl.
2. Bitte den Oststein um Erlaubnis, den Kreis zu betreten, indem du 1 mal auf ihn klopfst; betritt dann den Kreis und schließe ihn hinter dir wieder, indem du wiederum 1 mal klopfst.
3. Räuchere den Kreis, zünde eine Gebetszigarette an und rufe die Kräfte.
4. Setze dich in die Mitte des Kreises, schau nach Süden und frage: „Welche dunklen emotionalen Phantasien verhindern mein emotionales Gleichgewicht und meine emotionale Kontrolle?" Drehe dich in Richtung Westen und frage: „Welche dunklen körperlichen Phantasien beeinträchtigen meine Kraft und Gesundheit?" Stelle in Richtung Norden die Frage: „Welche dunklen mentalen Phantasien halten mich davon ab, das Rad des Lebens aus allen Blickwinkeln betrachten zu können?" Drehe dich so, dass du in den Osten schaust, und frage: „Welche dunklen spirituellen Phantasien hindern mich daran, kreativ zu sein?" Lege dich auf den Bauch, mit dem Kopf in Richtung Osten und frage: „Welche dunklen sexuellen Phantasien hindern mich an offener Herz-zu-Herz-Kommunikation?" Stelle in allen Richtungen zusätzlich die Frage: „Wie hält mich das davon ab, meine wahre Vision zu erlangen?" „Wie kann ich diese Aspekte in ihre helle Seite drehen?"
5. Verlasse den Kreis über den Nordosten, indem du vorher und nachher 9 mal auf den NO- Stein klopfst. Gehe solange, bis du einen Stein findest, der bereit ist, deine dunklen emotionalen Phantasien mit dir zu besprechen. Bitte den Stein, diese Phantasie(n) für dich zu halten, wenn du sie in ihn hineingibst. Wenn er dazu bereit ist, sprich diese dunkle Phantasie in den Stein. Finde für jede einzelne deiner dunklen emotionalen Phantasien einen Stein, der sie hält. Lege diese Steine in deine Tasche (oder deinen Rucksack). Mache das Gleiche für deine dunklen physischen, mentalen, spirituellen und sexuellen Phantasien. Wenn du für jede dunkle Phantasie einen Stein gefunden hast, gehst du wieder

zu deinem Medizinrad, betrittst es über den SW, indem du 7 mal auf den SW-Stein klopfst und schließt den Kreis wieder hinter dir, indem du nochmals 7 mal auf den Stein klopfst.
6. Setze dich ins Zentrum des Kreises, nimm einen Stein nach dem anderen aus der Tasche und beginne mit ihm zu sprechen. Sei empfänglich für das, was er dir über die entsprechende dunkle Phantasie zu sagen hat, die er hält. Erkenne aus dem Gespräch, was du weggeben musst, um diese Phantasie ins Licht zu drehen. Wie kann sie eine Vision veränderten Verhaltens und veränderter Substanz in deinem Körper schaffen? Wenn es sich vollständig und rund anfühlt, lege die entsprechenden Steine gemeinsam an einen Platz, sodass sie dann Großmutter Erde wieder zurückgegeben werden können. Wenn sich die Energie nicht ganz bzw. vollständig anfühlt, mache weitere Give-Aways. Wenn es sich trotzdem noch nicht stimmig und „erledigt" anfühlt, nimm denn entsprechenden Stein mit nach Hause, bis die Zeit gekommen ist, wo du ihn der Erde wieder zurückgeben kannst, weil du die dunkle Phantasie weggeben konntest.
7. Wiederhole die unter 4., 5. und 6. beschriebenen Abläufe auch für den Tagtraum, für deine Mythologien und für deine Philosophien.
8. Wenn du alle Steingespräche beendet hast, bring die Steine, mit denen sich das stimmig anfühlt, zu Großmutter Erde zurück. Nimm die anderen Steine in deiner Tasche mit nach Hause und gib sie zu einem späteren Zeitpunkt an Großmutter Erde zurück.
9. Entlasse mithilfe einer Gebetszigarette die Energien, die mit dir gearbeitet haben. Stelle dich (im Kreis) vor den Oststein und sprich laut deine Absicht aus, aus den dunklen Phantasien, Tagträumen, Mythologien und Philosophien draußen zu bleiben, die deine heilige Vision blockieren. Wirf Tabak über den Stein und verlasse den Kreis.
10. Löse das Medizinrad auf und sorge dafür, dass der Platz so aussieht, als wäre da nie jemand gewesen.

2

DIE REIFEN DER EVOLUTION

Inspiration

KRIEGER

*Denn unser Kampf gilt nicht dem Fleisch und Blut,
sondern den Herrschenden, den Autoritäten,
den Kräften dieser dunklen Welt
und
den spirituellen Kräften des Bösen
in den himmlischen Gefilden.*

Epheser 6;12

EINLEITUNG : DER RUF

Ich schreibe diese Einleitung in Geschichtenform, so wie man das früher tat. Als ich Anfang 30 war, waren meine Handlungen sehr leicht vorhersagbar. In meinem Leben tat ich das, was viele tun - ich tat, was man von mir erwartete. Es war mir sehr wichtig, von anderen geliebt und zu werden, damit ich wusste, wer ich bin. Ich achtete sehr darauf, den Normen zu entsprechen, die meiner Familie, meinen Freunden, meinem religiösen Umfeld und dem gesellschaftliche Status entstammten, in den ich hineingeboren worden war. Es fiel mir nicht im Traum ein, etwas zu tun, das die Menschen, denen ich Macht und Autorität über mich zugestand, missbilligen würden.

Ich hatte mir ein sicheres und bequemes Leben geschaffen. Der Preis dafür war allerdings Langeweile. Wenn ich es mir gestattete, ganz tief hineinzuschauen, entdeckte ich da einen Konflikt, der unausgesetzt an meiner Seele nagte: einerseits wollte ich mehr, andererseits hatte ich Angst davor, dieses Mehr zu erleben. Ich versuchte also, gegen diese Rastlosigkeit anzugehen - indem ich aß, allen möglichen Kram kaufte und mich auf vielfältigste Art und Weise ablenkte. Und trotzdem schien diese innere Unruhe nur noch stärker zu werden, als würde ich den Strom und beständigen Fluss meiner Lebensenergie aufzustauen versuchen. Wenn es mir aber gelang, innezuhalten und einer inneren Stimme zuzuhören, war da eine tiefe Sehnsucht nach Veränderung.

Als ich schließlich beschloss, mit dem Fluss der Veränderung mitzugehen, war klar, dass ich eine Reise unternehmen musste. Eine Reise an irgendeinen Ort, natürlich, vor allem aber eine Reise in mich selbst. Ich flog nach Oaxaca in Mexiko, und von dort dann in einem Spielzeugflugzeug nach Tungalunda an einer kleinen Bucht. Es war wunderschön - ein Sandstrand und kleine Hütten mit Strohdächern. Mit jeder Meile, die mich tiefer in den Yucatan führte, ließ ich mehr und mehr der Begrenzungen und Einschränkungen meines unerfüllten Lebens hinter mir. Immer stärker begann ich, mit meinem natürlichen Fluss mitzufließen. Im Laufe dieser Tage geschahen viele magische Dinge; im Folgenden erzähle ich die Geschichte von dem, was ich in meinem Kern als „Ruf" erkannte.

Tungalunda ist von einer hufeisenförmigen Gebirgskette umgeben. Vom Strand aus sieht der rechte Teil der Berge wie ein Tiger aus, der linke wie ein Drache. Es ist aber trotzdem eine durchgehende Bergkette. Eines sonnigen Morgens kam mir die Idee (heute würde ich sagen, bekam ich den kosmischen Schubs), auf den Berg zu klettern, und zwar zu dem Punkt, an dem Tiger und Drache einander begegnen. Auf dem Weg nach oben sah ich zwei große Bäume, die einen Bogen bildeten. Später wurde mir klar, dass das ein Tor *(ein sogenanntes „Gateway", Anm. d. Übers.)* war. Als ich da durchging, schien sich in meinem Bewusstsein bzw. in dem Raum etwas zu verändern. Je höher ich kam, um so stärker erlebte ich diese Veränderung. Irgendwann blieb ich stehen, um mich mit mir zu verbinden und über die Bucht zu schauen. Ich hörte etwas, das ich anfangs für den Wind hielt. Dann aber geschah etwas, das mich etwas aus meiner Mitte warf. Es schien, als gäbe es da eine Stimme im Wind. Ich schüttelte den Kopf und erklärte mir ganz vernünftig, dass es nur

Einbildung gewesen sei, während ich weiter nach oben kletterte. Ich sagte mir, ich sei diese Höhe nicht gewöhnt, und durch all die Veränderungen der letzten Zeit wäre ich eben etwas durchgeknallt. Und überhaupt - warum sollte der Wind mit mir reden?

Dieser ständige innere Dialog wurde mir fast zuviel, und ich beschloss, eine Pause einzulegen. Während ich da auf der Erde lag, kam der Wind wieder. Diesmal hörte ich einfach zu und wusste, dass die Erde, Großmutter Erde, die Stimme im Wind war und mit mir sprach. Sie rief meinen Namen, und in diesem Augenblick wurde ich aus Zeit und Raum hinauskatapultiert. Wie auch immer man es nennen mag - eine Vision, eine Trance, ein Traum - übrig blieb ein tiefes Wissen über mein Leben. In jeder Faser meines Wesens wusste ich, dass ich, als ich noch in Spiritform war *(also bevor ich körperliche Form annahm, Anm. d. Übers.)*, einen Vertrag geschlossen hatte, zu dieser Zeit an diesen Ort zu kommen, um eine Kriegerin zu werden, damit ich, wenn es die Umstände erforderlich machen sollten, Großmutter Erde verteidigen konnte. Ich sah Szenen" die mich in der Geschichte zurücktrugen. Ich sah, dass in Zeiten der Gefahr immer ein „Retter" auf Großmutter Erde geschickt wurde, um einen Anstoss für Veränderung und Transformation zu geben, indem und wie er das lebte, wovon er sprach. Diese Retter waren Akalohtah-hey wie zum Beispiel Buddha, Krishna und Jesus Christus. Eine dieser Szenen war die, wie Christus die Geldwechsler aus dem Tempel warf. Jesus war kein Hasenfuß; er war ein wahrer Krieger. Die Wirkung, die diese Visionen auf mich hatten, ließen meinen ganzen Körper erzittern.

Die nächsten Szenen, die vor meinem inneren Auge aufblitzten, brachten mich in die heutige Zeit. Ich sah die Menschen und den Planeten, sah, wie dieser Planet ökologisch gesehen langsam stirbt. Ich sah, dass die gesellschaftlichen und moralischen Umstände denen entsprachen, die im römischen Reich kurz vor seinem Untergang herrschten. Ich sah, wie die Verletzung des Kindsfeuers, dessen, was unsere Einzigartigkeit ausmacht, auf viel mehr Ebenen und auf viel mehr Arten passierte, als dass ich beginnen könnte, sie zu zählen, und weiterhin passiert. Ein unheimliches Gefühl ergriff mich. Es war, als würde ich aus einem Alptraum erwachen, und trotzdem blieb die Szenerie gleich. Diesmal war es allerdings kein Traum. Ich hatte das Gefühl, ich stünde am Rande der Zeit in der Evolution der Menschheit und wusste: Die vor Millionen von Jahren ausgesäten Samen würden entweder Früchte tragen oder verwelken; die Reifen, die die Heiligkeit allen Lebens tragen, standen kurz vor ihrer völligen Zerstörung.

In diesem Augenblick wurde mir klar, dass dieser Planet und die Menschheit in Gefahr sind. Ich wurde von einem Windstoss zurückgeworfen, der wiederum die Stimme von Großmutter Erde trug. Die Botschaft an mich war klar. Es gab eine ganz bestimmte Rolle, die ich in dem, was als Nächstes passieren würde, spielen müsste. Am allerdeutlichsten war, dass der Vertrag, den ich „in Spirit" geschlossen hatte, nun fällig geworden war.

Mittlerweile habe ich begriffen, dass diesmal nicht nur ein „Retter" geschickt werden würde. Statt dessen befinden sich 144.000 Regenbogenkrieger von den Acht Großen Kräften bereits hier. Wir müssen den Ruf hören und aufwachen. Wenn Du einer der 144.000 Regenbogenkrieger bist, die sich vertraglich verpflichteten,

Großmutter Erde in dieser Zeit der großen Herausforderungen zu verteidigen, dann betrachte bitte die Tatsache, dass Du bis hierher gelesen hast, als Weckruf.

Wenn uns der Ruf erreicht, befinden sich viele von uns in seltsamen Umständen. Manche von uns haben Übergewicht, sind in einem schlechten körperlichen Zustand und können sich um nichts in der Welt an irgendeinen spirituellen Vertrag erinnern. In welchem Zustand auch immer deine 5 Aspekte des Selbst sind (emotional, körperlich, mental, spirituell, sexuell), du kannst jetzt beginnen, dich auf die Herausforderungen vorzubereiten, die vor uns liegen. Für diese Herausforderungen braucht es starke Krieger und Kriegerinnen, die die nötigen Veränderungen vornehmen - Frauen und Männer, die ihre Individualität und Autonomie wiedererlangt haben und bereit sind, das Risiko einzugehen, selbständig zu denken. Alles, was Wert hat, hat auch einen Preis, insbesondere die Freiheit. Jeder und jede von uns weiß innen drin, was wichtig und richtig ist, um diesen Planeten wieder gesunden zu lassen. Es braucht Mut und Charakterstärke, um reif und erwachsen zu werden, um zu einem Heiligen Menschen zu werden, dem Krieger/ der Kriegerin, der/die wir eigentlich werden wollten.

*„Wenn du etwas tun kannst, oder träumst,
dass du es kannst, dann beginne damit.
Mut birgt Genialität, Kraft und Magie in sich."*

Die Acht Großen Kräfte

Inspiration

...ZEIT

...und doch ist sich das Zeitlose in Dir der Zeitlosigkeit des Lebens gewahr und weiß, dass das Gestern nur die Erinnerung des Heute ist, und das Morgen der Traum des Heute.

. . . aber wenn du in deinem Geiste die Zeit in Jahreszeiten messen musst, dann lasse jede von ihnen all die anderen Jahreszeiten umfassen,

und lasse zu, dass das Heute die Vergangenheit mit der Erinnerung und die Zukunft mit der Sehnsucht umarmt.

Kahlil Gibran, „Der Prophet"

DIE ACHT GROSSEN KRÄFTE

Die heutige Menschheit steht möglicherweise am Rande eines riesigen Abgrunds. Kollektiv scheint es so zu sein, als machten wir uns dafür bereit, den Sprung von einem unbalancierten Menschen (einer „unbalancierten 5") zu einem balancierten Menschen zu machen (einer „balancierten 5"). Dafür ist ein bedeutsamer Anstieg des Gesamtorende vieler Menschen nötig. Für manche wird dieser Sprung, selbst wenn er bewusst geschieht, schwierig sein. Für jene, die sich der Veränderung widersetzen oder sich nicht dessen bewusst sind, dass irgendeine Art von Veränderung überhaupt notwendig ist, wird er fast unmöglich sein. Das Universum aber ist unerbittlich in seiner Forderung, dass dieser Sprung stattfindet. Gefordert ist offene Herz-zu-Herz-Kommunikation mit allen Welten. Wenn der Sprung zum balancierten Menschen einmal vollbracht ist, gewinnen wir das reiche Erbe unseres wahren spirituellen Selbst. Wir haben dann die 5 Huaquas der Gesundheit, Hoffnung, des Glücks, der Harmonie und des Humors. Oder es gelingt uns nicht, und wir radieren uns selbst aus. Es liegt an uns, die Herausforderung anzunehmen.

Die Ältesten erzählen folgendes: Als vor mehr als einer Million Jahren die ersten „Riesigen" sich mit der menschlichen Form auf diesem Planeten paarten, wussten sie, dass sie damit möglicherweise ihre Erinnerung und Leuchtkraft opfern würden, weil sie den Reinkarnationszyklen unterliegen würden. Ihnen als erleuchteten Wesen war aber auch klar, dass dieses Geschenk (Give-Away) im großen Plan der Dinge wichtig war. Die „Riesigen" kamen hierher, um diesem Planeten Wissen zu bringen, so dass er keine Gewalt erleben müsse, so wie ihr eigener Planet sie in seiner Entwicklung erfahren hatte. Sie wussten, dass, wenn dieser Planet sich zu der Schwingungsebene hinentwickeln würde, die ihm eigentlich zugedacht war, das Wissen einen bedeutsamen Schlüssel darstellen würde. Man könnte sagen, dass die Früchte aus ihren Samen nun reif sind. Während wir uns der Jahrtausendwende nähern, bleibt allerdings die Frage bestehen: „Werden wir es auf die andere Seite schaffen? Wird es uns gelingen, die Kluft zu unserem wahren spirituellen Selbst zu überbrücken?"

Seltsamerweise endet der Mayakalender am 17. August 2011. Das ist ein Zeichen dafür, dass etwas geschehen wird. Vielleicht ist es der Menschheit bis dahin gelungen, die Schwingung auf diesem Planeten stark genug zu erhöhen, um sich zu verändern, wenn das Alles sich verändert, oder wir löschen uns selbst aus. Dann ist auch kein Kalender mehr nötig, weder der von den Maya noch irgendeiner sonst.

Gehen wir nun an den Anfang zurück und folgen den Spuren der menschlichen Evolution: Es gibt unterschiedlichste Theorien darüber, wie der Mensch auf diesem Planeten auftauchte und wie er sich entwickelte. Dieser Abschnitt wird eine Legende von den Ältesten darüber erzählen, wie die Welten erschaffen wurden und das Leben auf diesem Planeten entstand. Wissenschaftlich gesehen gibt es noch keine Bestätigung für dieses Wissen. Ich erzähle hier trotzdem diese Legende, in der Hoffnung, dass dich das Geschriebene inspiriert, Verbindungen zu deinem eigenen Wissen und deiner erwachten Erinnerung herzustellen. Zwei andere weitverbreitete

Theorien werde ich ebenfalls erwähnen; auch für sie gibt es bisher allerdings keine wissenschaftliche Beweise.

In der **Legende der Ältesten** wird der Beginn der Schöpfung als der sogenannte „Augenblick der Schöpfung" bezeichnet. Die Wissenschaft bezieht sich darauf als die Theorie vom Urknall. Einfach ausgedrückt gab es einen großen Knall im Universum, und daraus entstanden alle Formen aller Dinge. Die Ältesten drücken das folgendermaßen aus: Es gab da eine Energie im Universum, die weiblich, rezeptiv und kreativ war - Wahkawhuan. Und dann gab es da noch eine, die männlich, aktiv und konzeptiv war - Sskwahuan. Als Wahkawhuan und Sskwahuan zusammenkamen und einander liebten, entstand aus ihrer Vereinigung die Chuluaqui-Quodoushka-Energie, aus der der/die Große Geist (Wakan Tanka) hervorging sowie alle Formen aller Dinge. Auf dem Sweet Medicine Sundance Path ist das am lebhaftesten nachvollziehbar, wenn wir Kopf und Stiel der heiligen Pfeife auf heilige Art und Weise zusammenfügen.

Aus diesem „Augenblick der Schöpfung" entstanden unter anderem die 12 Planeten, auf denen es Leben gibt. Die Legende besagt, dass die Entfernung des jeweiligen Planeten vom „Augenblick der Schöpfung" bestimmte, wie weit das menschliche Leben auf diesem Planeten entwickelt ist. Das wird als das „Gesetz der Progression" bezeichnet. Bitte denke daran, dass die chronologische Zeit, wie wir sie kennen, vor allem den Sinn hat, uns wissen zu lassen, wo und was wir im Raum sind. In der Beschäftigung mit dieser Theorie ist es notwendig, dass du alle starren Konzepte, die du bezüglich der Zeit vielleicht hast, erst einmal beiseiteschiebst.

Stell dir mal vor, dieser Urknall passiert, und alle Formen aller Dinge entstehen aus dieser Energie. Die 12 Planeten werden erschaffen und die Samen des Lebens in seinen vielen Formen auf ihnen gelegt. Manche dieser Samen schlummern noch, andere begannen zu wachsen, sobald sie von „ihrer" Sonne befruchtet worden waren. Die Planeten, die dem Urknall am nächsten waren, wurden zuerst erschaffen und sind daher älter als die anderen. Die Wesen auf ihnen waren ebenfalls älter und höher entwickelt. Sie erhielten die stärkste Energie aus diesem Augenblick der Schöpfung.

Man könnte also sagen, dass das menschliche Leben auf dem Planeten Erde das von allen 12 Planeten am wenigsten entwickelte war, weil wir von der Quelle am weitesten weg sind und als allerletzte erschaffen wurden. Die Ältesten sagen auch, dass es möglicherweise ein paar Planeten gibt, die wir noch nicht kennen, und die noch weiter entfernt sind als die Erde, daher also auch noch weniger weit entwickelt.

Das Rad der 12 magischen Welten (Abb. 5 und 5a) soll dir einen Überblick über die kosmische Familie, die Konstellationen, Sterne (Großväter Sonnen) und Planeten (Großmütter Planeten) geben. Im Süden zum Beispiel siehst du, dass Hehtohmah (die Erde) der Planet der Kinder in der Sskwanasie Konstellation ist.

Wie kamen nun Wesen in der Form menschlichen Lebens auf Hehtohmah? In Abbildung 6 siehst du das Rad der zweibeinigen Vier. Du erinnerst dich vielleicht aus dem ersten Band von **SÜSSE MEDIZIN** an die Teachings über die Welten daran, dass im Zentrum der Tierwelt der zweibeinige Mensch sitzt, der nicht im Gleichgewicht und nicht in Harmonie ist. Sein Platz am Tierrad hat in diesem Sinne mit der Tatsache zu tun, dass er keine sozialen Fähigkeiten besitzt. Er hat aber sehr wohl einen freien Willen, die Orgasmusfähigkeit und eine zirkuläre Vernunft, zählt insofern also zu den Menschen. Dieses Rad beinhaltet die Bezeichnungen all dieser Wesen und weist darauf hin, ob es sich dabei um eine balancierte oder unbalancierte Vier handelt.

Eine Bemerkung zu den Sigillen: Im Zahlensystem der Maya bedeutet ein Punkt eine Eins und ein Balken eine Fünf. Ein gerader Pfeil mit 2 Spitzen bedeutet Balance, ein zerbrochener (gezackter) Pfeil bedeutet mangelnde Balance. Beim Australo Pithecus Afarensis Americanis siehst du vier Punkte und einen zerbrochenen Pfeil darüber. Das bedeutet, dass dieses Wesen eine unbalancierte zweibeinige Vier war. Im Norden befindet sich der Homo Habilis Java Mensch. Du siehst da 4 Punkte sowie einen geraden und einen zerbrochenen Pfeil, weil er den Übergang vom unbalancierten zum balancierten zweibeinigen Tier darstellt.

Abb. 5:
Das Rad der kosmischen Familie „Omitakoyasin"

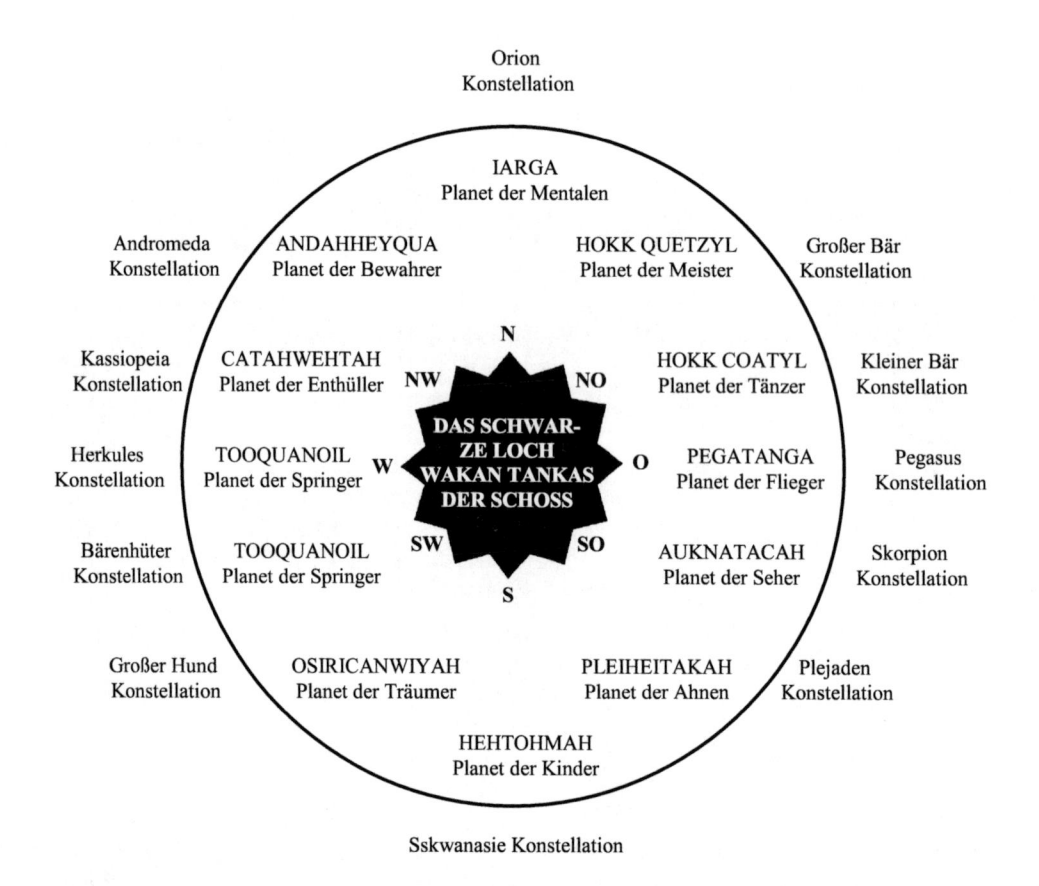

Abb. 5a:
Die universelle Familie Tungashilah - unser planetares Familiendreieck

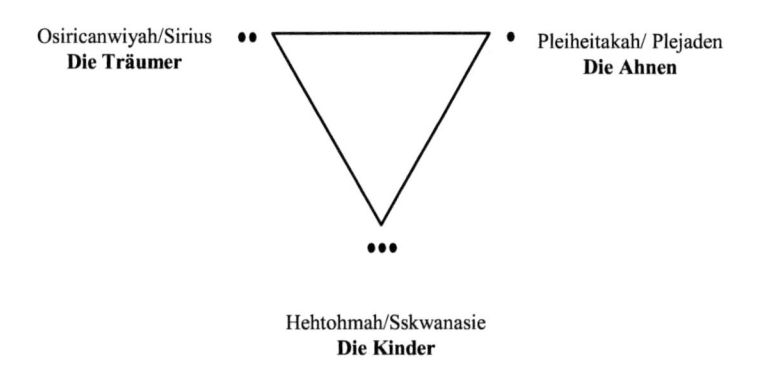

Osiricanwiyah/Sirius
Die Träumer

Pleiheitakah/ Plejaden
Die Ahnen

Hehtohmah/Sskwanasie
Die Kinder

Sehen wir uns nun die eingangs erwähnten Theorien über die Entwicklung der Lebensformen auf Hehtohmah, dem Planeten Erde, an. Die Theorie der Ältesten besagt, dass vor der Entwicklung menschlichen Lebens auf Hehtohmah alle Arten der Evolution unterlagen. Es gab eine eindeutige sequentielle Entwicklung von einer Lebensform zur nächsten, eine ständig nach oben gerichtete Spirale der Spezialisierung und Spezifizierung der einzelnen Spezies.

Als der Punkt erreicht war, wo von der Umwelt her menschliches Leben möglich wurde, kam die Schöpfungstheorie zum tragen. Ihr zufolge erschuf irgendeine Kraft, die viel größer ist als der Mensch, ob man sie nun als Gott, das Große Mysterium oder den Großen Geist bezeichnet, primitive menschliche Wesen auf diesem Planeten.

Man könnte sagen, dass der Urknall, aus dem das Alles erschaffen wurde, den Grundstein dafür legte, dass Gott oder der Große Geist den Atem den Lebens atmen und somit den Menschen erschaffen konnte. Die Ältesten sind tatsächlich der Meinung, dass wir nicht um die Vorstellung herumkommen, dass irgendeine Art höheres Wesen den ersten Menschen auf diesen Planeten brachte. Wie das genau geschah, wird allerdings nicht erzählt; vielleicht haben die Ältesten das selbst noch nicht entdeckt. Vielleicht ist das auch das große Nicht- zu- Wissende. Einmal erschaffen, unterlagen diese Wesen den Evolutionsgesetzen.

Eine ganz andere Theorie ist Charles Darwins Evolutionstheorie, die unter anderem behauptet, dass der Mensch vom Affen abstammt. Wenn man sich die Knochenstruktur und die anthropologischen Darstellungen des Australo Pithecus Afarensis Americanis und des Australo Pithecus Africanus ansieht, erkennt man, dass es sich dabei um sehr „rohe", also noch kaum verfeinerte Wesen handelte. Damit ist auch leicht zu verstehen, wie Darwin und die anderen zu dem natürlichen Schluss gelangten, dass der Mensch vom Affen abstammt. Die Evolution des Menschen stellt eindeutig eine nach oben gerichtete Spirale dar - wir gehen auf ein bestimmtes Ziel zu; weniger wichtig ist, woher wir kommen. Diese Theorie hat allerdings einen Haken; bislang ist es der Wissenschaft nicht gelungen, das sogenannte „missing link" (fehlende Bindeglied) zu finden, also Knochen oder irgendwelche Überreste eines „Übergangswesens" die beweisen würden, dass der Mensch einst Affe war.

Abb. 6:
Das Rad der zweibeinigen Vier

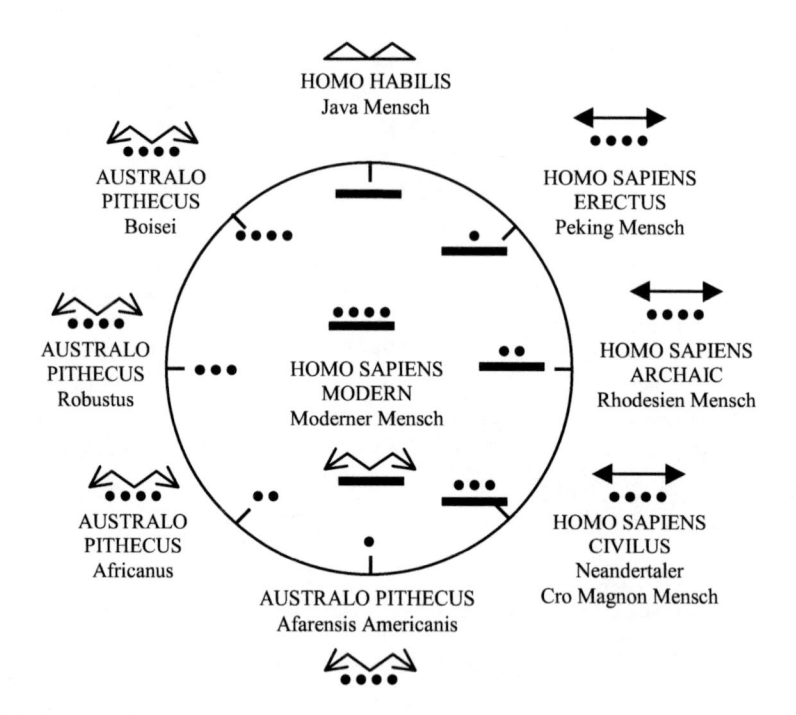

[Diagramm: Ein Kreis mit den folgenden Beschriftungen rundherum:]

- HOMO HABILIS – Java Mensch
- HOMO SAPIENS ERECTUS – Peking Mensch
- HOMO SAPIENS ARCHAIC – Rhodesien Mensch
- HOMO SAPIENS CIVILUS – Neandertaler, Cro Magnon Mensch
- AUSTRALO PITHECUS Afarensis Americanis
- AUSTRALO PITHECUS Africanus
- AUSTRALO PITHECUS Robustus
- AUSTRALO PITHECUS Boisei
- *In der Mitte:* HOMO SAPIENS MODERN – Moderner Mensch

In anthropologischen, archäologischen und künstlerischen Darstellungen finden sich 4 solcher fehlenden Bindeglieder. Ich finde das in dem Zusammenhang interessant, dass die unbalancierte zweibeinige Vier ja in der Mitte des Tierrades sitzt. Im 20-Count haben die Tiere die Nummer 4. Das ist entweder einer dieser wunderbaren Zufälle oder eine kluge Synchronisierung seitens des Großen Geistes. Ich überlasse die Entscheidung dir.

Die Ältesten behaupten, dass es höchst unwahrscheinlich ist, dass der Mensch vom Affen abstammt. Wenn man sich die Struktur der genetischen Kodierung des Affen und des Menschen ansieht, findet man sehr starke Abweichungen. Das „Alles-oder-Nichts-Gesetz" besagt, dass eine Spezies bestimmte genetische Anlagen hat, an die sie gebunden ist. Natürlich haben der Mensch und der Affe einige gemeinsame Charakteristika. Die Genetik aber passt überhaupt nicht zusammen, was der Fall wäre, wenn wir tatsächlich verwandt wären.

Die Ältesten führen folgendes Beispiel an: In der menschlichen DNS gibt es keinen Strang, der sich auch beim Affen finden würde und umgekehrt. Würde der Mensch vom Affen abstammen, gäbe es nicht nur eine ähnliche genetische Kodierung, sondern auch ähnliches genetisches Gewebe bzw. ähnliche Stränge. Die RNS, die für bestimmte Merkmale wie z.B. das Geschlecht, die Haar- und Augenfarbe und ähnliches verantwortlich ist, ist ganz offensichtlich anders. Außerdem gibt es beim Menschen eine dritte genetische Spirale, die sogenannte ETA (evolutionärer transformatorischer Agent), die der Affe nicht hat. Es gibt einen weiteren deutlichen Unterschied zwischen dem Menschen und dem Affen. Man weiß, dass der Affe Werkzeuge verwendet, aber keinen freien Willen hat. Die einfachen Menschen der Anfänge verwendeten ebenfalls Werkzeuge, hatten aber auch die Fähigkeit, vernünftig und logisch zu denken und Schlussfolgerungen anzustellen. Sie besaßen einen freien Willen, der die Fähigkeit mit sich bringt, eine höhere Lebensstruktur zu entwickeln - z.B., Feuer zu machen und zu nutzen. Darüber hinaus erleben Affen - wie alle Tiere - keinen Orgasmus. Sie paaren sich nur zum Zwecke der Fortpflanzung. In die menschliche Anatomie ist die Fähigkeit, Orgasmen zu haben, eingebaut. Die menschliche Sexualität dient sowohl dem Vergnügen als auch der Fortpflanzung.

Die dritte Theorie ist die Schöpfungstheorie. Ihre Verfechter sagen, dass der Mensch aufgrund einer göttlichen, Handlung nach dem Abbild Gottes erschaffen wurde und auf diesen Planeten kam. Es gibt viele, einander ähnliche Schöpfungsgeschichten aus vielen verschiedenen Religionen, aber diese ist wohl die bekannteste. Ein Beispiel aus der Genesis: „Dann formte der Herr Adam aus dem Staub und atmete Leben in seine Nasenlöcher. So erwachte der Mensch zum Leben."

Wie man aus der von Ältesten erzähltem Schöpfungsgeschichte ersehen kann, sind höchstwahrscheinlich sowohl die Evolutions- als auch die Schöpfungstheorie wahr, was das Auftauchen des Australo Pithecus Africanus und Afarensis Americanis auf diesem Planeten betrifft. Der Mensch entwickelt sich ganz deutlich weiter, und gleichzeitig wurde er als etwas „Besonderes" erschaffen. Ich habe diesen verschiedenen Theorien deshalb Zeit und Raum gewidmet, weil die „Riesigen" diesen ersten „rohen" Wesen zu Hilfe kamen, damit sie sich weiterentwickeln konnten. Aus ihrer Verbindung entstanden laut den Ältesten die vier großen Zivilisationen - der Anfang der vier Rassen und der Acht Großen Kräfte.

Ich möchte jetzt gerne die Legende der Anfänge auf Hehtohmah weitererzählen. Die „Riesigen", die sich selbst Sskwanasie nannten, kamen von zwei Konstellationen. Die eine ist die, die die moderne Wissenschaft als Canis Major bezeichnet. Der fünfte Planet mit menschlichem Leben umkreist die große Sonne Sirius - Osiricanwiyah, der Planet der Träumer. Die andere Konstellation sind die Plejaden. Dieser Planet mit menschlichem Leben ist Pleiheitakah, der Planet der Ahnen. Gemeinsam mit unserem Planeten, Hehtohmah (Planet der Kinder) in der Sskwanasie - Konstellation bilden sie das Dreieck unserer planetaren Familie (siehe Abb. 5a).

Die Sskwanasie bauten einen Bogen, den sogenannten Bogen von Auk. „Auk" bedeutet das Zusammenkommen menschlichen Lebens und Wissens aller 12

Planeten. Als „Bogen" wird in diesem Fall ein Kreis von Schädeln bezeichnet. Das Wissen der Planeten wurde in 8 Richtungen, den sogenannten Kräften, angeordnet. Der Bogen von Auk ist der Kreis der Kristallschädel von jeder dieser 8 Kräfte sowie 8 obeliskförmige Kristalle, die als Transmitter dienten. In dem Bogen war das gesamte Wissen aller Planeten mit menschlichem Leben enthalten. Er war als Teleportationshilfe gedacht.

Der Bogen brachte einen Energiewirbel hervor, der zum Sehen und Reisen verwendet wurde. Die Kristallschädel selbst waren höchst erstaunlich. Sie hatten die Größe und Form eines wirklichen menschlichen Schädels. Die „singenden Schädel" hatten bewegliche Kiefer, die auch entfernt werden konnten. Sie waren so gestaltet, dass ein perfekter, einen Meter hoher Kegel oben aus der Schädeldecke hinausprojiziert wurde, wenn man Licht und Rauch richtig einsetzte. Dadurch entstand eine Art „Leinwand", auf die der Schädel holographische Bilder projizierte.

Der Bogen der Schädel enthielt die kollektive bewusste Erinnerung aller zwölf Planeten an die Musik im Süden, Heilung im Südwesten, Magie im Westen, Gesetze und Regierung im Nordwesten, Wissenschaft im Norden, an das persönliche menschliche Wachstum im Nordosten, die Kunst im Osten und die Sprache im Südosten. In Erdenzeit gemessen dauerte es 3 Jahre, in ihrer Zeit 9 Monate, um die Programmierung zu vollenden.

Diese Wesen bewegten sich mithilfe des Bogens telekinetisch und in reiner Lichtform fort. Sie benötigten keinen physischen Körper. Die Sskwanasie von Osiricanwiyah erschufen eine blaue Kuppel, die unter dem Pazifik als Ankunftsort diente. Die Sskwanasie von Pleiheitakah bauten eine rote Kuppel unter dem Atlantik. Gemäß der von den Ältesten erzählten Legende begannen sich zur gleichen Zeit, wie sich die „Riesigen" auf diesen Planeten träumten, auch andere Wesen von einem zerstörten Planeten auf der Erde niederzulassen. Sie waren das sogenannte Eidechsenvolk bzw. die Grauen Menschen. Auch sie paarten sich mit den ersten Menschen und waren angeblich Kannibalen. In der roten Kuppel konnten sich die „Riesigen" besser darauf vorbereiten, auf der physischen Ebene zu funktionieren und mit diesen dunklen Energiewesen zurechtzukommen.

Sobald sich die „Riesigen" etabliert hatten, kamen sie aus den Kuppeln, um den primitiven Wesen, die zu Lande lebten, das Wissen zu bringen. Da die „Riesigen" reines Leuchten waren, besaßen sie die Fähigkeit, jedes Leuchten anzunehmen. Die Meeressäugetiere, also die Wale und Delphine, hatten die höchste Intelligenz; deshalb entschieden sich die Riesigen am häufigsten dafür, mit ihrem Leuchten diese Form anzunehmen, um die primitiven Menschen zu lehren. Es gibt viele alte Kulturen, deren Legenden und Höhlenzeichnungen davon zeugen, dass sie von Walen und Delphinen besucht wurden, die sie als Götter ansahen. Einige dieser Kulturen waren Tausende von Kilometern vom nächsten Meer entfernt.

Mit der Zeit bildeten sich 4 große Zivilisationen und 4 große Rassen heraus. Man bezeichnete sie als Mu, die große gelbe Rasse; als Lemuria, die große rote/braune Rasse; als Atlantis, die weiße Rasse; und als Miehyun, die große schwarze Rasse. Diese Zivilisationen waren über die Welt verstreut. In dieser Zeit sah die Landmasse der Erde ja ganz anders aus als heute. Mu befand sich im Pazifik und entlang der Westküste der heutigen Vereinigten Staaten und des heutigen

Mexiko. Es schloss Hawaii, Neuseeland und Australien ein. Sie gehörten damals zu der gleichen Landmasse. Lemuria befand sich im Bereich der Karibik und im nordöstlichen Teil des heutigen Brasilien. Das schloss Kuba, Puerto Rico und das Karibische Meer mit ein. Atlantis befand sich da, wo heute England, Schottland und Teile Frankreichs liegen. Es betraf auch das heutige Griechenland einschließlich Kretas. Miehyun lag nahe der Spitze des heutigen Südamerika.

Mit der Zeit verloren die „Riesigen", die gekommen waren, um den Planeten aufzuwecken, ihre Erinnerung und ihr Leuchten. Sie begannen, sich vom Licht zu entfernen und vergaßen den Grund ihres Hierseins. Mit der fortschreitenden Verfeinerung der Technologie missbrauchten sie ihre Macht, indem sie versuchten, die Natur zu kontrollieren; dadurch gerieten sie aus dem Einklang und der Harmonie mit Großmutter Erde und allen Dingen. Sie erschufen Welten, die nicht in Balance waren, und früher oder später gingen alle vier dieser großen Zivilisationen unter.

Dieser Untergang war für die Evolution der Metis Regenbogenmenschen notwendig. Sie entstanden nämlich auf der Grundlage der roten, schwarzen, weißen und gelben Menschen.

Anfänglich waren die 4 Zivilisationen voneinander getrennt, aber als die Menschen zu reisen begannen, erkannten sie den Wert, den es hat, zu anderen Zivilisationen zu reisen, deren Wissen kennenzulernen und dann in ihre Heimat zurückzukehren und das Wissen mit anderen zu teilen. Jene, die sich „auf die Straße" begaben, wurden als „Roadpeople" bezeichnet. Sie vermischten nicht nur ihr Wissen, sondern auch ihre Kulturen. Sie waren die ersten „Twisted Hairs". Immer, wenn es in der Geschichte zu Rassenkonflikten im dunklen Sinne kam, gab es auch einen Austausch zwischen den Rassen im hellen Sinne. So entstanden die Acht Großen Kräfte. Sie wurden zu einem Regenbogen.

DIE VIER RASSEN

Die meisten Menschen, die heute leben, sind ein Webwerk vieler verschiedener Nationalitäten und Rassen, insbesondere in Amerika. So ist auch ein Mosaik der Mentalitäten und „Minds" entstanden. Die 4 Rassen, die einst „reinblütig" waren, sind mittlerweile miteinander verschmolzen. So sind die Metis-Menschen, also die Menschen des vermischten Blutes, entstanden. Es heißt, dass es heutzutage eigentlich kein „reines" Blut mehr auf dem Planeten gibt - jeder und jede trägt bereits zwei oder mehr Rassen in sich.

Um die Acht Großen Kräfte voll und ganz verstehen zu können, müssen wir uns ansehen, was jede der Rassen hat und hält, schützt und lehrt. Jede bringt ein Geschenk, das darin besteht, wie sie ihre Erinnerung und Magie kommuniziert. Wenn ich im nächsten Teaching von „Rasse" spreche, dann beziehe ich die gesamte Evolution dieser Rasse mit ein. Hinsichtlich der schwarzen Rasse zum Beispiel betrachte ich die Rasse in ihrer puren Form, wie sie vor vielen Jahren in der Miehyun-Zivilisation bestand, genauso wie ihre Evolution durch die Ägypter bis zu den Afrikanern. In diesem Teaching geht es nicht um eine bestimmte Kultur oder Nationalität, obwohl einige der Beispiele daraus stammen. Du wirst auch erfahren, worin das Geschenk der jeweiligen Rasse besteht. Das bedeutet jedoch nicht unbedingt, dass die Menschen, die heutzutage dieser Rasse angehören, dieses Geschenk auch tatsächlich leben.

Zuerst mal das größere Bild: Menschen sind ihrem Wesen nach emotional. Wie der Planet auch, besteht der Körper zu zwei Dritteln aus Wasser - Emotionen. Auf dem Rad des 20-Count aber sitzen die Menschen im Süden vom Zentrum. Man könnte also sagen, dass der Mensch vom Wasser bzw. den Emotionen katalysiert wird, vom Herzen also. Deshalb sind alle Menschen ungeachtet der Rassenzugehörigkeit von Natur aus emotional. Sie halten den Herzensraum, die Offen-herz-ig-keit und die Einherzigkeit.

Abb. 7:
Das Rad der Rassen

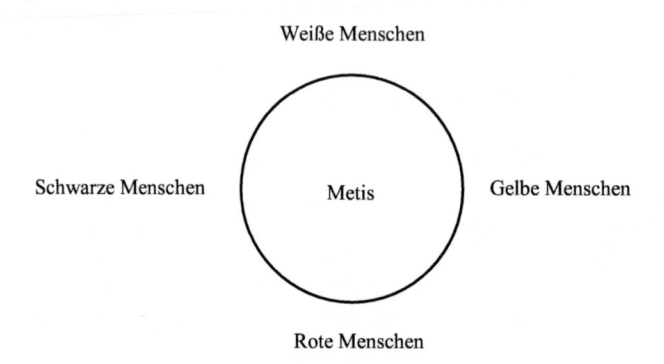

```
                    Weiße Menschen

                         ___
                        /   \
  Schwarze Menschen    | Metis |    Gelbe Menschen
                        \___/

                    Rote Menschen
```

Im Rahmen der Menschheit als Gesamtes betrachtet brauchen wir diese 4 Rassen. In Abbildung 7 siehst du, dass jede der Rassen in einer Hauptrichtung sitzt, die ja jeweils einem der Elemente entspricht. Die Rassen fungieren als emotionale elementare Gleichgewichtsbringer. Die rote Rasse hält das Wassergleichgewicht des Herzens der Menschheit. Die schwarze Rasse hält die physische Stärke des Herzens der Menschen. Die weiße Rasse hält die mentale Nüchternheit, die Fähigkeit, zu empfangen und die Klarheit des Herzens der Menschheit. Die gelbe Rasse hält die spirituelle Bestimmerkraft des Herzens der Menschheit.

Aus dem zweiten Kapitel des ersten Bandes von **SÜSSE MEDIZIN** weißt du, dass man alles, was man auf einer tieferen Ebene verstehen möchte, auf die Unendlichkeitsbewegung des Sternenmädchenkreises legen kann. Wenn wir das mit den Rassen machen, ermöglicht uns das ein Verständnis der Einzigartigkeit jeder Rasse, ihrer Funktion und der Art und Weise, wie sie die Elemente für die Menschheit im Gleichgewicht hält. Wir sehen uns dabei den Sitzplatz (was die entsprechende Rasse hält und schützt) und den Arbeitsplatz (was sie uns lehrt und wie) an, und gehen dann jede Position auf der Schlaufe durch.

Abb. 8:
Unendlichkeitsbewegung der roten/braunen Rasse

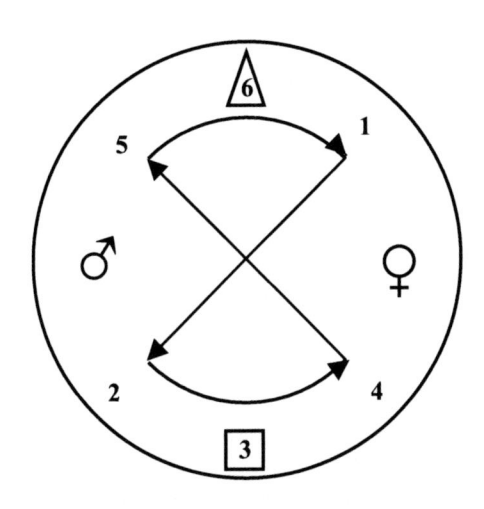

Die rote/braune Rasse

Der **Sitzplatz**, also die 3 der roten/braunen Rasse befindet sich im Süden. Für sie geht es in ihrer ganzen Energie darum, den Herzensraum offenzuhalten. Es sind einherzige Menschen, die emotionale Klarheit halten. Der Schlüssel zu ihnen liegt darin, dass sie die Beschützer und Bewahrer von 3 und 13 sind, also den Pflanzen und der Erdmutter. Das ist die Form ihrer Unendlichkeitsbewegung.

Ein weiser Spruch von den Winnebagos: „Die heilige Mutter Erde, die Bäume und die gesamte Natur sind Zeugen deiner Gedanken und Taten." Häuptling Luther Standing Bear der Oglala Sioux sagte: „Der Mensch, der sich in seinem Tipi auf den Boden setzte, um über das Leben und seine Bedeutung zu meditieren, der die Verwandtschaft aller Wesen akzeptierte und die Einheit mit dem Universum erkannt hatte, öffnete sein Wesen für die wahre Essenz der Zivilisation. Und als der Indianer sich dieser Form der Entwicklung entzog, verlangsamte sich seine Evolution als Mensch." Es gibt viele Zitate von vielen berühmten roten Menschen wie z.B. Sitting Bull, Red Cloud und Häuptling Seattle, die ein gutes Beispiel für den Herzensraum darstellen, den sie sowohl für die Natur als auch das Herz ihres Volkes hielten.

Was die roten Menschen an ihrem **Arbeitsplatz** zu lehren haben, sind die 4 und die 14, also die Tiere und Erdvater - die Verbindung zu Spirit. Deshalb kommen in ihren Namen auch so häufig Tiere vor. Das folgende Zitat stammt von Crowfoot, einem Blackfootindianer. „Was ist das Leben? Es ist das Aufblitzen eines Glühwürmchens in der Nacht. Es ist der Atem des Büffels im Winter. Es ist der kleine Schatten, der über das Gras läuft und sich im Sonnenuntergang verliert."

Der **Fokus (1)** für die rote/braune Rasse ist der Nordosten - wie sie ihre Energie gestaltet und choreographiert, um im Gleichgewicht mit allen Welten zu bleiben, um in Harmonie mit allen Lebewesen und Spirit zu leben. Sie wissen, dass das Herz der Menschen, insbesondere in Bezug auf die Beziehung zu ihren Ahnen, Priorität hat.

Ihre **Substanz (2)** ist das, was es braucht, um auf diesem Planeten den Traum zu verwirklichen, in Harmonie mit allen Dingen leben zu können. Ihr kollektiver Traum besteht darin, in Frieden und Freiheit miteinander zu leben. Ihr heutiger Traum ist es, stark zu werden, angefüllt mit Spirit, und ihr persönlicher Traum besteht darin, für den Stamm und sich selbst zu sorgen, indem sie ehren, was Spirit ihnen gegeben hat, und es nicht verschleudern. Vom Büffel wurde z.B. jeder kleinste Teil verwendet.

Zeit und Raum zum Träumen sind wichtig. Fülle die Traumzeit nicht mit geschäftigem Treiben an. Smohalla, der Begründer der Träumerreligion, sagt das so: „Meine jungen Männer sollen nie arbeiten. Männer, die arbeiten, können nicht träumen; und die Weisheit kommt in den Träumen zu uns."

Ihre **Form (3)** hält und beschützt Erdmutter und alle Pflanzen durch die Mythen, Geschichten und Prophezeiungen über den Planeten. Der Kalender der Maya, die Prophezeiungen der Hopi und die Regenbogenbrücke-Prophezeiungen der Twisted Hairs gehören da dazu. Mithilfe ihrer Geschichten machte diese Rasse dem Kollektiv deutlich, dass es wichtig ist, dass die Menschheit die Natur schützt und wieder in Einklang mit ihr kommt.

Ihre **Bestimmung (4)** befindet sich an einem Platz, wo die Welt als integrierte Teile eines Ganzen gesehen wird. Sie trennen sich von der Energie der Welten nicht ab. Dadurch findet ihre Selbstliebe darin ihren Ausdruck, wie sie im Gleichgewicht mit der Natur gehen - sie lieben die Erde und alle ihre Wesen, einschließlich der Spiritwelt. Das Land oder den Ort zu verlassen, wo ihre Großväter und Großmütter begraben waren, war undenkbar. Deshalb zerstörte es das Leben so vieler Indianer, ihr Land zu verlassen und in ein Reservat zu ziehen. Ihre Bestimmung und ihr Lebenswille war ganz stark mit ihren Ahnen verbunden.

Sie haben ein besonders gutes **Verständnis (5)** vom Gleichgewicht aller Dinge, einschließlich ihrer selbst in ihrer Beziehung zum Großen Geist. Deshalb gelang es ihnen, im Einklang mit den Heiligen Gesetzen zu bleiben und ein Gleichgewicht zwischen ihnen und ihren zivilen, gesellschaftlichen und religiösen Gesetzen herzustellen. Sie erließen nie Gesetze, die mit den Bedürfnissen der Leute nichts zu tun hatten, oder die die Menschen nicht verstehen konnten. Und natürlich auch keine, die irgendein Heiliges Gesetz verletzten.

Die roten/braunen Völker können uns die Fähigkeit lehren, in Harmonie mit den Tieren und allen Lebewesen zu leben **(6)**. Das gibt dem Leben einen Sinn und Zweck.

Ihre **Freiheit (7)** erlangen sie, indem sie mit ihrer männlichen Energie arbeiten. Den Schlüssel zu ihrer Freiheit stellt die Verkörperung der Großväter, der Twisted Hairs und der Sonnentänzer dar.

Die Herausforderung, der sich diese Rasse gegenübersieht, liegt in ihrer Fähigkeit, das **Muster (8)** von Großmutter Erde, den Großmüttern und dem Matriarchat zu establieren.

Diese Rasse hält also das Wasserelement im Herzen der Menschheit im Gleichgewicht, indem sie im Einklang mit allem Lebendigen auf diesem Planeten ist. Und das macht sie, indem sie ein-herzig lebt.

Abb. 9:
Die Unendlichkeitsbewegung der schwarzen Rasse

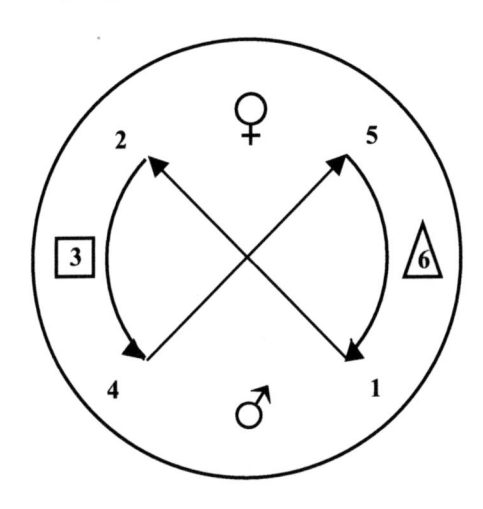

Die schwarze Rasse

Hier **sitzt** die 3 im Westen (siehe Abb. 9). Die schwarze Rasse hält und schützt die physische Meisterschaft. Ich glaube, es gibt niemanden, der die körperliche Kraft und Stärke der schwarzen Rasse in Frage stellen würde. Sie gehören zu den besten Athleten. Sie sind als Krieger bekannt, großartige Krieger, wie zum Beispiel der große Häuptling der Zulus, Shaks. Leonard Thompson schreibt in seinem Buch „A History of South Africa" folgendes über Shaka: „Er war sowohl erfindungsreich als auch mutig. Shaka rüstete die Zulukrieger zusätzlich zu den langen Speeren mit kurzen aus und bildete sie im Nahkampf aus."

Weil sich ihr **Arbeitsplatz** im Osten befindet, bringen sie sich ständig in Einklang mit Spirit. Sie sind Visionäre, die sehr voraussehend sind. Eigentlich stammen die Afrikaner von den Ägyptern ab; daher besitzen sie eine sehr starke Alchemie und Magie. Echnaton führte anstatt des Konzepts der vielen Götter jenes des einen Gottes ein und brachte die Verehrung der Sonne nach Ägypten. Er regierte nur kurz, aber die Wirkung, die er auf Ägypten hatte, war sehr groß. Der nächste Herrscher, sein Sohn, Tut-ench-Amun, betrachtete diese Wirkung als solche Ablenkung von den Regierungsgeschäften, dass er alle Tempel und Zeichen dieses Monotheismus zerstören ließ. Auch heute noch beschreiben Historiker Echnaton als einen massiven Sonnenverehrer. Was er eigentlich zum Ausdruck brachte, war die Tatsache, dass Schöpfer und Schöpferin eine einzige Energie sind, nicht viele verschiedene. Das Symbol dafür war die Sonne, das Symbol der Erleuchtung, der Kreativität und des Wissens. Der Schlüssel hier besteht in der ägyptischen Verehrung der Sonne, und auch heute noch spielt die Sonne eine bedeutende Rolle in ihrer Spiritualität.

In einem der bekannteren Mythen, der von den Schilluks des südlichen Sudan stammt, wird erzählt, dass ihr heldenhafter Gründer Nyikang in den Sudan kommt und die dort Ansässigen erobert, die sich als Nachkommen der Sonne bezeichnen. Die Sonne wurde zurück in den Himmel vertrieben. In den Zeremonien der Afrikaner spielt die Sonne eine wesentliche Rolle; die bekannteste davon ist ihre Version des Sonnentanzes.

Ihr **Fokus (1)** liegt auf der Verbindung zu den spirituellen Ahnen und der Welt des Spirit. In der Ju Ju Religion Afrikas bedeutet es ein nicht unwesentliches Vergehen, wenn man die Ahnen entehrt. In solch einem Fall wird ein Blutopfer verlangt. Die Dogon haben Lebe - einen Ahnen, der in ihrer Sicht das Leben auf der Erde aufrechterhält. Im Rahmen dieses Glaubens besitzen Ahnengeister Macht und Einfluss über die materielle Welt.

Die **Substanz (2)** der schwarzen Rasse hat mit den Naturgesetzen und der magischen Kontrolle über die Elemente zu tun. Im alten Ägypten gab es Magier, die Stäbe in Schlangen verwandeln konnten. Das gelang ihnen nur durch die richtige Anwendung der natürlichen und magischen Gesetze.

Die **Form (3***)* der schwarzen Rasse ist die der körperlichen Kraft, Agilität und Stärke. Sowohl die Ägypter als auch die anderen Afrikaner waren berühmte Naturtalente als Athleten und Krieger - im tatsächlichen physischen Kampf genauso wie in spielerischen Wettkämpfen.

Ihre **Bestimmung (4)** durch den Traum und die Verwendung von Symbolen berührt alle Ebenen, ihrer Spiritualität. Ihre schamanischen Praktiken schließen die Arbeit mit Tieren und Tierteilen sowie intensive Trancearbeit mit ein. Um zu erkennen, wie bedeutend die Rolle von Symbolen in ihrem alltäglichen Leben ist, braucht man sich nur die archäologischen Funde und Wandmalereien anzusehen.

Sie choreographieren ihre Magie mithilfe von Rhythmus, Tanz und Bewegung, um zu einem größeren **Verstehen (5)** und einer stärkeren Verbindung zu Spirit und den Ahnen zu gelangen. Die schwarze Rasse Afrikas ist berühmt für ihr Rhythmusgefühl. Man könnte fast sagen, dass sie sogar in ihren alltäglichen Handlungen reine Energie in Bewegung sind. Außerdem bringen Tanz und Bewegung sie in Trance und damit an den Ort, wo sie den Ahnen begegnen und mit ihnen sprechen.

Ihre **Vorstellung (6)** und ihre Vision erlangen sie durch Trancetänze (wie zum Beispiel den Sonnentanz); damit stellen sie auch den Kontakt zu den Ahnengeistern her und erhalten den Frieden mit ihnen.

Ihre **Freiheit (7)** erlangen sie durch ihre Mythen und Geschichten über ihre physische Meisterschaft, ihre Legenden über sich als entschlossene Kämpfer und große Krieger.

Die Herausforderung ihres **Musters (8)** liegt darin, die Energien und den Segen von den Ahnen zu erhalten, die den Menschen auch das heilige Wissen geben.

Diese Rasse hält durch die Stabilität, die sie durch die physische Meisterschaft verkörpert, für das Herz der Menschheit das Erdelement im Gleichgewicht. Sie füttert und regt das Kollektiv mit der Schönheit, Kraft, dem Reichtum und der Magie eines Körpers an, der jederzeit ausführen kann, was von ihm verlangt wird.

Die weiße Rasse

Lege jetzt die 3 in den Norden, um mehr über die weiße Rasse zu erfahren (siehe Abb. 10).

Abb. 10:
Die Unendlichkeitsbewegung der weißen Rasse

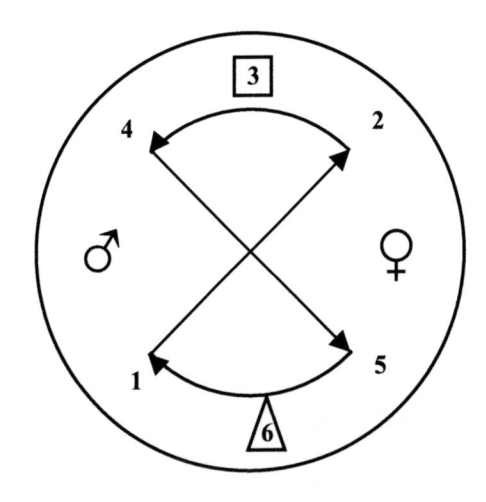

Die weiße Rasse hält den Platz des Minds. Industrialisierung und Technologie sind Errungenschaften der weißen Rasse. Aber auch die Weisheit, das Wissen, die Philosophie und intellektuelle Bildung sitzen hier. Allerdings wird dem Außen übermäßige Bedeutung geschenkt. Folgendes Zitat stammt aus der Zeitschrift „Science and the Common Understanding" aus dem Jahre 1953: „Die offene Gesellschaft, der uneingeschränkte Zugang zu Wissen, das spontane und ungehemmte Zusammenkommen von Menschen, um das zu fördern - all das erschafft eine riesige, komplexe, ständig wachsende und sich verändernde, immer stärker spezialisierte und hochentwickelte technische Welt, die dennoch eine Welt der menschlichen Gesellschaft ist." Dieses Zitat veranschaulicht sehr deutlich den Sitzplatz der weißen Rasse. Allerdings ist diese Rasse auch aus dem Gleichgewicht geraten. Als der Zweibeiner zum Bestimmer wurde, ging die weiße Rasse zu weit und begann die Welt zu erobern. Sie begannen, ihren Fokus aufs Nehmen statt Empfangen zu richten. Auch die gelbe, rote und schwarze Rasse lernte dazu, aber sie verwendeten ihr Wissen nicht, um die äußere Welt damit zu erobern, indem sie sie industrialisierten. Sie verwendeten ihr großes Wissen für ihre innere Entwicklung.

An ihrem **Arbeitsplatz** (Süden) lehrt die weiße Rasse die Verwendung der Pflanzen- und Tierwelt zu medizinischen Zwecken. In der Realität beutete sie allerdings statt dessen die Ressourcen von Großmutter Erde aus. Die weiße Rasse stellte zum Beispiel als erste pharmazeutische Produkte und synthetische Medikamente her.

Ihr **Fokus (1)** der Anziehung liegt auf dem Traum, das Leben durch technologischen Fortschritt erfahren zu können, die Evolution der Menschheit durch die Symbole des Minds und der Technologie voranzubringen. Der Wissenschaftler Max Frisch sagte folgendes über die Beziehung zwischen Raum/Distanz und Technologie: „Die Technologie ist der geschickte Trick, die Welt so zu arrangieren, dass wir sie nicht erfahren müssen."

Die **Substanz (2)** der Essenz der weißen Rasse besteht darin, dass sie die durch Industrie, Technik und Philosophie die Wachstumsbewegung der Zivilisation choreographiert, um das Leben zu entwickeln und zu stärken. Sie beantwortet die Frage nach dem Wie, Was, Wann und Wo die technische Entwicklung Fortschritt für das Leben bringen kann.

Die **Form (3)**, die sie halten und schützen, ist Wissen, Wissenschaft und Technik.

Die **Bestimmung (4)** der weißen Völker ist die Fähigkeit, mithilfe der Anwendung technischen Fortschritts das Muster und Timing zu erkennen, das es ermöglicht, dass die Technologie zu einer besseren Zivilisation führt. Immer mehr Wissenschaftler erkennen, dass die Physik nicht nur auf den Naturgesetzen, sondern auch auf den kosmischen, Heiligen und magischen Gesetzen beruht. Ein gutes Beispiel dafür, dass es mittlerweile anscheinend einige Wissenschaftler gibt, die aufwachen, sind Rupert Sheldrake („Das schöpferische Universum", „Das Gedächtnis der Natur") und James Gleick. („Chaos: Making a new science").

In vielen Fällen aber benutzen die Wissenschaftler die Technik immer noch, um die Natur zu erobern, und nicht, um in Harmonie mit ihr zu leben. Es kümmert sie wenig, ob die Technologie, die sie erfinden, mit den höheren Gesetzen in Einklang ist. In dem Maße, in dem die zwei Heiligen Gesetze „Alles ist aus der Frau geboren" und „Nichts darf geschehen, das die Kinder verletzt" verletzt werden, ist auch das ökologische Gleichgewicht in Gefahr. Man braucht sich nur den Zustand des Wassers, der Luft, der Pflanzen und Tiere um uns herum anzusehen, um klare Beispiele dafür vor Augen zu haben.

Die Technologie, die für den menschlichen „Fortschritt" erschaffen wurde, hat eine symbolische Bedeutung. Durch die Erfindung äußerer Gegenstände, wie z.B. den Computer, das Radio und den Fernsehapparat, versuchen die weißen Menschen eigentlich, zu einem **Verständnis (5)** davon zu kommen, wie der Mensch innen funktioniert. Diese Erfindungen sind externalisierte Darstellungen mancher Aspekte unseres inneren Selbst.

Die **Vorstellung (6)** der weißen Rasse besteht darin, eine unendliche Anzahl von Heilmitteln für alles zu finden, was dem menschlichen Herz schmerzt. In der Geschichte der Verwendung der Heilpflanzen läßt sich das sehr wörtlich nachvollziehen. Im übertragenen Sinne versucht die weiße Rasse seit jeher, nicht nur mithilfe der Verwendung pharmazeutischer Produkte, sondern auch mittels Erfindungen und technischen Fortschritts das Leben ins Gleichgewicht zu bringen und die Kontrolle darüber zu erlangen. Die dunkle Seite dieser Geschichte ist, dass sie in vielen Fällen eigentlich genau das zerstören, was sie so verzweifelt zu heilen suchen.

Die männliche, nach außen gerichtete Energie, der Schritt der **Freiheit (7)**, liegt im materiellen Wohlstand, in Stärke und Stamina, Gesundheit und materiellem Überleben. „Je größer, desto besser" ist in Amerika schon lange das Motto, nach dem jeder leben möchte.

Die weibliche Energie der weißen Rasse, der Schritt des **Musters (8)**, ist die Fähigkeit, die Vision davon zu empfangen, wie Technologie und Industrie in den großen Plan des Lebens passen können. An diesem Platz kann diese Rasse sehen, dass Erfindungen unserem Leben nur dann einen Sinn geben können, wenn wir nach innen gehen und auch unsere spirituelle Seite entwickeln; frei nach der Erkenntnis, dass man ins Grab nichts Materielles mitnehmen kann, bzw. es einem mindestens nichts nutzt.

An sich ist es also die Aufgabe der weißen Rasse, über ihren enormen Beitrag zur mentalen Entwicklung der Menschheit den Mind des Herzens der Menschheit zu bewahren. Auf vielen Ebenen haben der medizinische, technische und industrielle Fortschritt die Lebensqualität stark erhöht, ohne dass ich leugnen will, dass die Ausbeutung der Erde und anderer Völker die dunkel gelebte Möglichkeit davon ist.

Abb. 11:
Die Unendlichkeitsbewegung der gelben Rasse

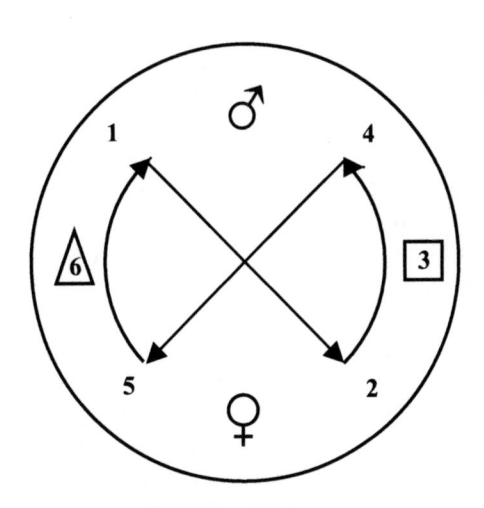

Die gelbe Rasse

Um die gelbe Rasse besser zu verstehen, legen wir die 3 in den Osten (siehe Abb. 11).

Sie hat den Platz der absoluten Bestimmerkraft inne und hält und bewahrt so die Vision, die kleinen und die große Erleuchtung sowie die Verbindung zu Spirit. Lao Tse sagte es sehr treffend: „Glaubst du, du kannst das Universum übernehmen und verbessern? Ich glaube nicht, dass das möglich ist: Das Universum ist heilig. Du kannst es nicht verbessern. Versuchst du, es zu verändern wirst du es nur zerstören. Versuchst du, es festzuhalten, verlierst du es...".

Diese Rasse lehrt uns die Verbindung zu Spirit mithilfe der Meisterschaft über den physischen Körper. In den Kampfkünsten, die ja von der gelben Rasse entwickelt wurden, kommt es zu der Einheit von Geist, Körper und Spirit. Die gelben Menschen sind ein gutes Beispiel dafür, wie das ist, wenn man am Platz von Spirit **sitzt** und als **Arbeitsplatz** den Westen, das Physische hat. Sie lehren uns auch einiges über Ökonomie. Obwohl die Japaner durch den 2. Weltkrieg quasi zerstört wurden, gehören sie nun zu den führenden Wirtschaftskräften der Welt.

Sie **fokussieren (1)** ihre Aufmerksamkeit auf das heilige Bildnis, darauf, wie das Universum zu sein, mit ihm eins zu werden, zu entdecken und zu erfahren, wer und was zu sein sie gedacht sind.

Die **Substanz (2)** ist die enge Beziehung und Verbindung zur Familie und zu den Ahnen. Die Familie spielt eine ebenso bedeutende Rolle wie die Religion. Viele ihrer Rituale und Zeremonien haben einen engen Bezug zu landwirtschaftlichen Fruchtbarkeitsahnen und der Verehrung von Familienahnen.

Die **Form (3)**, die sie halten, ist die der Vision und des Spirit. So bedeutet „Shinto" zum Beispiel „der Weg vieler Kami". Als „Kami" wird der Spirit von etwas bezeichnet. Diese Kami halfen entweder mit, manche Aspekte der Natur zu erschaffen, oder drücken sich selbst in Formen der Natur aus. Kami als Kraft hinter und in allem Leben ist in natürlichen, Gegenständen beheimatet. Und zwischen den Menschen und Kami besteht eine enge und unmittelbare Verbindung.

Als **Bestimmung (4)** hat sich diese Rasse für das Gleichgewicht zwischen männlich und weiblich, zwischen Yin und Yang, entschieden. Ein Teil des über uns hereinbrechenden Chaos hat mit dem fortwährenden Konflikt zwischen Gut und Böse zu tun. Daher sagt die gelbe Rasse, dass man bereit sein muss, sich in einer potentiell gewalttätigen. Welt zu schützen. Sinn und Zweck des Lebens an sich ist aber, im Gleichgewicht und in mit der Natur zu leben. Das ist ein Beispiel für das Gleichgewicht, das da aufrechterhalten wird.

Die gelbe Rasse hat ein **Verständnis (5)** für den Fluss des Lebens und dafür, wie man in ihm bleiben kann. Dabei fällt mir ein berühmter Zen-Cartoon ein. Da steht eines kalten Tages ein Mönch vor einem Feuer und wärmt sich. Um Feuerholz zu haben, hat er eine Statue von Buddha zu Kleinholz gemacht. Er hebt seine Kutte etwas an und wärmt sich den Rücken am Feuer. Die Lehrbotschaft des Cartoons ist, dass ein warmer Rücken wichtiger ist als irgendwelches religiöse Brimborium. Es heißt, dass du dann das Geräusch hören kannst, das eine Hand beim Klatschen macht, - weil du aufgehört hast, danach zu suchen.

Die **Vorstellung (6)** dieser Rasse besteht darin, dass sie lehrt, wie man über physische Meisterschaft und Disziplin sowohl Substanz als auch Spirit verkörpern kann. Eine Kampfkunst ist zum Beispiel eigentlich eine Lebensweise. Wir kennen ja auch den Weg des Tees oder den Weg des Schwerts. Durch körperliche Disziplin und Meisterschaft kann man sich mit Spirit wieder in Einklang bringen. M. Thomas Starkes sagt, dass ein Kampfkunstschüler die Kultur aus dem Konfuzianismus erhält, die Disziplin vom Yoga, die Askese von einem taoistischen Mönch lernt und das Einssein mit der Realität im Zen findet.

Die aktive Energie der Unendlichkeitsschleife ist die **Freiheit (7),** die in der Erkenntnis steckt, dass das Leben weder Sinn noch Zweck hat, wenn nicht sowohl Spirit als auch Substanz geehrt werden.

Die gelbe Rasse erzählt die Geschichte der Bedeutung, die es fürs Leben hat, wenn man das **Muster (8)** von Kami in der Natur direkt empfängt (weibliche Energie); dass es außerdem wünschenswerter ist, den Segen von Kami aus ganzem Herzen als eine komplizierte Doktrin oder abstrakte Philosophie zu entwickeln. Unter dem Segen von vielen Kami eine reines und aufrichtiges Leben zu führen steht im Herzen ihrer Ideale.

Die gelbe Rasse bewahrt den Spirit des Herzens der Menschen, indem sie das Kollektiv mit Impulsen einer tiefen Verehrung, eines entschlossenen Gehorsams und einer aufrichtigen Hingabe an Spirit nährt.

Das nächste Teaching hat die Entwicklung des Rads der Acht Großen Kräfte und seine Verbindung und Beziehung zu den vier Rassen zum Thema.

VERSCHIEDENE ANORDNUNGEN DER ACHT GROSSEN KRÄFTE

Die grundlegende Prämisse, von der wir ausgehen, besteht darin, dass es mehr als einen Weg gibt, auf dem man zum Licht, zu Gott oder dem Großen Geist gelangen kann. Anders ausgedrückt: das Licht bzw. die Erleuchtung befindet sich im Zentrum des Kreises, und zu dieser Mitte führen viele verschiedene Wege. Diese spirituellen Wege, wie wir sie nennen wollen, gehen von jeder der Acht Großen Kräfte aus zum Zentrum hin. Es ist völlig gleichgültig, auf welchen Weg du dich begibst, solange du irgendeinen wählst und dich in Richtung Zentrum aufmachst.

Wenn wir in diesem Zusammenhang den Begriff der „Kraft" verwenden, dann meinen wir damit das Auftauchen einer zivilisierten, strukturierten Gesellschaftsordnung. Sie beruhte auf Wissen und magischer Kraft und beinhaltete auch Elemente der Politik, Rasse, Glaubenszugehörigkeit und Religion. Aus diesen Kräften entwickelten sich verschiedene Länder, Königreiche und andere Herrschaftsbereiche.

Als die vier großen Zivilisationen von Meihyun, Mu, Lemuria und Atlantis entstanden, gab es nur vier große Kräfte am Rad (siehe Abb. 12). Weil es eine geographische Trennung zwischen den Rassen gab, bestand jede Zivilisation aus nur einer Rasse bzw. Farbe. Zu Beginn also spielte die Rasse eine wichtige Rolle in Bezug auf das Rad der Kräfte. Als die Menschen dann aber zu reisen und ihr Wissen miteinander zu teilen begannen, vermischten sich die Rassen und Kulturen, wodurch die Regenbogenmenschen entstanden. Ab diesem Punkt wurden die Inhalte - die Kommunikation, Erinnerung, die Kraft des Wissens und die Magie wichtiger als die Rasse.

Denke bitte daran, wenn du das liest und mit den Acht Großen Kräften arbeitest, dass es hier nicht um Länder, Religionen oder politische Strukturen geht. Wir haben es hier statt dessen mit der Magie, der Erinnerung und der Weitergabe bestimmter Wissenseinheiten zu tun, die von einer bestimmten Kraft gehütet und gehalten werden. Wenn wir also z. B. von der ägyptischen Kraft sprechen, dann bezieht sich das nicht auf den ägyptischen Staat, das Land oder die Religion, obwohl diese Dinge natürlich einen Einfluss auf die Kraft haben können. An sich aber beziehen wir uns dabei auf das über viele Jahrhunderte und Jahrtausende von der ägyptischen Kraft bewahrte spirituelle Wissen.

Abb. 12:
1. Anordung der Acht Großen Kräfte

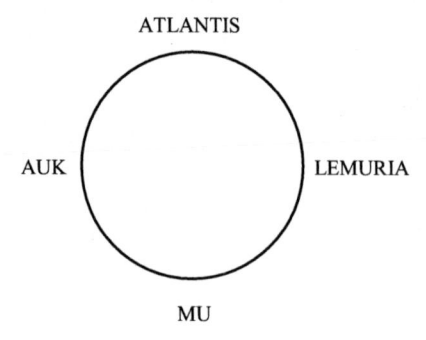

```
        ATLANTIS
          ○
AUK             LEMURIA
          MU
```

Abb. 13:
2. Anordnung der Acht Großen Kräfte

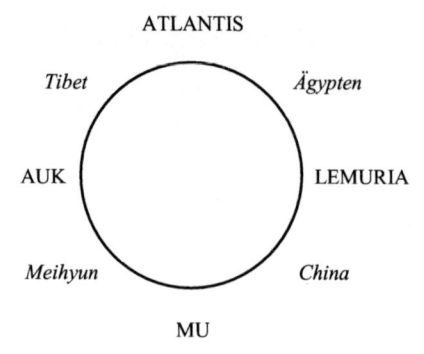

```
           ATLANTIS
    Tibet         Ägypten
AUK                  LEMURIA
    Meihyun        China
             MU
```

Sieh dir einmal die 8. und derzeit aktuelle Anordnung der Acht Großen Kräfte (Abb. 19) und das Rad der Rassen (Abb. 7) an. Abgesehen vom Fall der weißen Rasse sind der Sitzplatz der Rasse am Rad der Rassen und am Rad der Acht Großen Kräfte immer unterschiedlich. Der Sitzplatz der Rasse beschreibt nämlich das ihr inhärente Wesen. Der Platz innerhalb der Acht Großen Kräfte, den die Kraft innehat, die die ursprüngliche Rasse am stärksten repräsentiert, beschreibt, was sie bezüglich der kollektiven Energie auf dem Planeten hütet und hält.

Ich fragte SwiftDeer nach der Bedeutung der Tatsache, dass die weiße Rasse auf beiden Rädern im Norden sitzt. Er sagte, er habe sich diese Frage selbst schon oft gestellt und habe sogar die Ältesten darüber reden hören, habe aber bislang auch noch keine Antwort darauf.

Am Rad der Rassen sitzt die rote/braune Rasse im Süden und hält den Herzensraum der Menschen. Auf dem Rad der Acht Großen Kräfte aber sitzt sie im Südwesten. Da bewahrt und beschützt sie den Traum und die Fähigkeit des kontrollierten Träumens für die kollektive Energie auf unserem Planeten.

Die schwarze Rasse sitzt am Rad der Rassen im Westen und hält den Platz der physischen Meisterschaft. Auf dem Rad der Acht Großen Kräfte aber sitzt sie im Nordosten. Für die kollektive Energie des Planeten ist sie also die Hüterin und Bewahrerin des Einklangs mit den Elementen und allen Lebensformen und hält die stimmige Choreographie der Energie über Bewegung und Rhythmus.

Die weiße Rasse sitzt auf beiden Rädern im Norden. Sie hat also sowohl als Rasse als auch in ihrer Funktion für das Kollektiv der Erde die Aufgabe, die Entwicklung von Intellekt und Technologie zu halten.

Die gelbe Rasse sitzt am Rad der Rassen im Osten und hält die Vision, die Erleuchtung und die Entwicklung von Spirit im Menschen. Auf dem Rad der Acht Großen Kräfte aber sitzt sie im Westen und hat damit für das Kollektiv die Funktion, Spirit in Substanz und Substanz zurück in Spirit zu bringen.

In den restlichen Teachings dieses Abschnitts wird beschrieben, wie die Acht Großen Kräfte sich viele Male gebildet, aus verschiedensten Gründen wieder aufgespalten und jeweils neu gebildet haben.

Bis zum heutigen Zeitpunkt gab es insgesamt acht verschiedene Anordnungen der Acht Großen Kräfte auf dem Rad. Jede dieser Anordnungen spiegelt Veränderungen im Kollektiv wider, die ihrerseits zu einer Veränderung der Aufgaben der Kräfte führten (und damit zu einer Veränderung ihres Platzes auf dem Rad). Wenn sich ein Rad solcherart neu ordnete bzw. bildete, deutete das üblicherweise darauf hin, dass das Wissen, das in den Geheimgesellschaften und magischen Kreisen bewahrt wurde, entweder „in den Untergrund" ging oder an die Oberfläche trat, je nachdem, was im Kollektiv gerade geschah.

Vor der ersten Anordnung der Acht Großen Kräfte gab es eine besondere Kraft, die Auk, die auf die Ankunft der Sskwanasie hinwies. Sie bestand aus der roten und blauen Kuppel unter dem Meer, in denen sich der Bogen von Auk und die leuchtenden Wesen von den Plejaden und von Osiricanwiyah befanden.

Auf dem **ersten Rad** der Acht Großen Kräfte befand sich Mu im Süden, Auk im Westen, Atlantis im Norden, Lemuria im Osten und Sskwanasie im Zentrum (siehe Abb. 12). Beachte hier bitte, dass Auk in den ersten drei Anordnungen im Westen sitzt. Nach der großen Katastrophe aber, die angeblich der Grund für den Untergang von Atlantis war, wurde Auk zu Meihyun. Das weist auf das erste Mal hin, dass der Bogen, der ja das Wissen enthielt, von den „Riesigen" an die Oberfläche gebracht wurde. Diese erste Anordnung fand vor etwa einer Million Jahren statt. Darin teilten die „Riesigen" ihr Wissen mit den primitiven Wesen der Zeit - vom Australo

Pithecus Afarensis Americanis bis zum Homo Habilis (siehe Abb. 6). Durch das Wissen, das die „Riesigen" brachten, kam es zur Evolution und weiteren Differenzierung und dadurch auch der ersten Aufspaltung.

So kam es in der **zweiten Anordnung** zu acht statt vier Kräften (siebe Abb. 13). Während dieser Zeit entwickelten sich die primitiven Wesen zum Homo Sapiens Erectus (dem Pekingmenschen), dem Homo Sapiens Archaic (dem Rhodesienmenschen) und dem Homo Sapiens Neandertal (dem Cro Magnon Menschen) weiter. Und wieder führten die gleichen evolutionären Einflüsse, die die erste Spaltung hervorgerufen hatten, auch die zweite herbei.

Die **dritte Anordnung** war sehr bedeutsam. Das war nämlich das letzte Mal, dass die Acht Großen Kräfte magische Kräfte besaßen. Aus Abbildung 14 kannst du ersehen, wer damals wo saß. Als dieses Rad bestand, entwickelten sich die Menschen zum Homo Sapiens Civilus, dem modernen Menschen.

Eine große Katastrophe führte zur dritten Spaltung und damit der vierten Anordnung der Acht Großen Kräfte. Forscher der okkulten Wissenschaften siedelten dieses Ereignis in der Zeit zwischen 9000 und 8000 vor Christus an. Laut Immanuel Velikovsky und seinem Buch „Worlds in Collision" („Der Zusammenstoss der Welten") trat die Venus in unser Sonnensystem und rief eine Verschiebung der Erdachse um 48 Längengrade und 27 Breitengrade hervor. Dadurch entstanden auf dem Planeten vier wesentliche Landmassen. Die vier Kräfte, die in den Hauptrichtungen gesessen waren, wurden zerstört. Der größte Teil von Mu sowie ganz Atlantis und Lemuria gingen buchstäblich unter. Zu dieser Zeit zogen sich die Ältesten der Twisted Hairs in die Kuppeln zurück, um zu überleben. Es hieß, dass Atlantis und Lemuria sich stark auf dunkle Energie eingelassen hatten und deshalb dazu bestimmt waren, unterzugehen. Diese Veränderung war nötig, damit der Planet sich mit seiner neuen Umlaufbahn arrangieren konnte. In dieser Zeit herrschte viel üble Energie.

Aus dieser Katastrophe heraus entstand die **vierte Anordnung** (siehe Abb. 15). Die Bewegung der Landmassen führte dazu, dass Australien auseinanderbrach und Mu so mit Australien verbunden wurde. Zwei interessante Dinge gibt es über diese Anordnung zu sagen. Zum einen die Tatsache, dass Meihyun nun im Westen saß, da, wo einst Auk war. Zum anderen war Auk nicht mehr unter den Acht Großen Kräften. Zu dieser Zeit wurde der Bogen von Auk an die Oberfläche gebracht, und Meihyun wurde zum Zentrum des Wissens. In der wörtlichen Übersetzung bedeutet Meihyun „das Wissen des Bogens von Auk". Interessant an diesem Rad ist auch, dass die Hopi sowohl im Südwesten als auch im Osten sitzen. Damals umfaßte die Population der Hopi sehr viele Menschen. In ihren Legenden heißt es, dass sie aus der Unterwelt auftauchten und es dabei zu Meinungsverschiedenheiten kam. Manche wollten die Vision für das Volk und die Blutslinie erhalten und ein-herzig leben. Diese Partei hielt die Ostkraft. Die andere Partei wollte mit dieser Vision so nichts zu tun haben und wollte in der Unterwelt bleiben. Sie hielt gemeinsam mit den Maya die Südwestkraft.

Abb. 14:
3. Anordnung der Acht Großen Kräfte

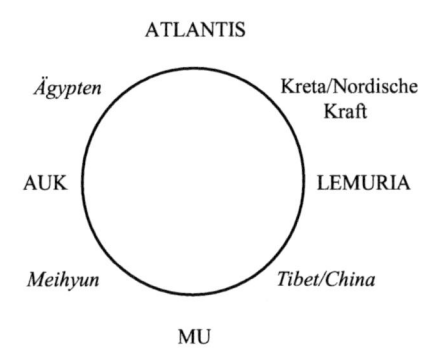

ATLANTIS

Ägypten — Kreta/Nordische Kraft

AUK — LEMURIA

Meihyun — Tibet/China

MU

Abb 15:
4. Anordnung der Acht Großen Kräfte

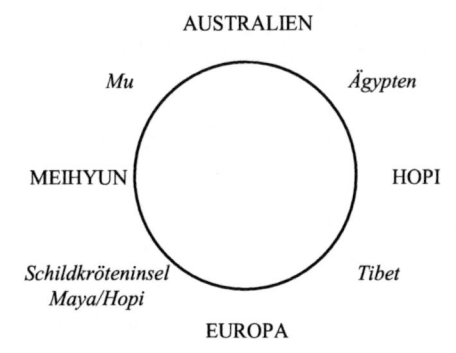

AUSTRALIEN

Mu — Ägypten

MEIHYUN — HOPI

Schildkröteninsel Maya/Hopi — Tibet

EUROPA

Die Sintflut verursachte die vierte Aufsplitterung. Eine Unmenge an Wissen ging dabei verloren. Etwa 4000 Jahre nach der Sintflut kam es zur 5. Anordnung und Mu verschwand zur Gänze (siehe Abb. 16). Während der **5. Anordnung** wurden zum letzten Mal offen magische Handlungen gesetzt. Die fünfte Aufsplitterung war eine Zeit großer religiöser Unruhen und Versuche, die Magie zu kontrollieren. Kaiser Konstantin erklärte das Christentum zur offiziellen Religion des römischen Reiches. Die katholische Kirche begab sich auf ihre Suche nach Herrschaft, und die Kreuzzüge ins Heilige Land nahmen ihren Anfang. Viele der magischen Zirkel gingen in den Untergrund. 632 v.Ch. begründetet Mohammed den Islam, und um etwa 1241 v.Ch. begann man die Kabbala zu unterrichten.

Abb. 16:
5. Anordnung der Acht Großen Kräfte

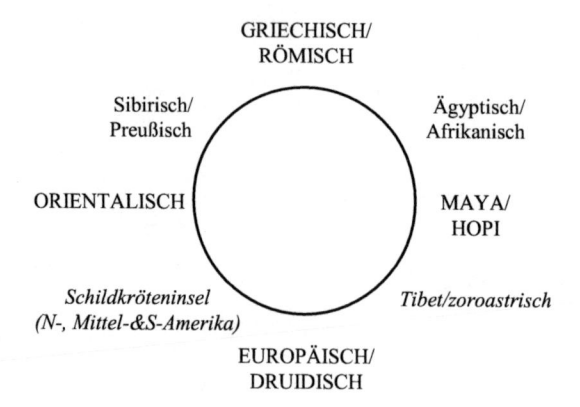

```
                    GRIECHISCH/
                     RÖMISCH
      Sibirisch/                    Ägyptisch/
      Preußisch                     Afrikanisch

   ORIENTALISCH                     MAYA/
                                    HOPI

     Schildkröteninsel              Tibet/zoroastrisch
   (N-, Mittel-&S-Amerika)
                    EUROPÄISCH/
                    DRUIDISCH
```

Abb. 17:
6. Anordnung der Acht Großen Kräfte

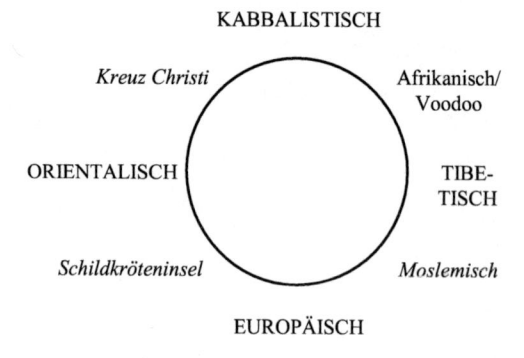

```
                  KABBALISTISCH
      Kreuz Christi                 Afrikanisch/
                                    Voodoo

   ORIENTALISCH                     TIBE-
                                    TISCH

     Schildkröteninsel              Moslemisch

                    EUROPÄISCH
```

Im 16. Jahrhundert kam es zu einen weiteren bedeutenden Ereignis, das sich auf die Südwestkraft direkt auswirkte. Auch hier ging es um religiöse Herrschaft. Zum ersten Mal in der Geschichte von Großmutter Erde wurde der Bogen von Auk, der das encodierte Wissen enthielt, zweigeteilt.

Die spanische Invasion Mexikos durch Cortez stellte in der kollektiven Energie einen wesentlichen Faktor hinsichtlich der 5. Aufspaltung dar. Die Ältesten sagen, dass der eigentliche Grund für die Invasion ein Auftrag des Papstes an Cortez gewesen war, den Bogen von Auk zu konfiszieren (der für den Papst den höchsten Reichtum überhaupt darstellte). Glücklicherweise brachte diese Invasion nicht den gewünschten Erfolg, weil Cortez persönlich nur an Gold und materiellem Reichtum interessiert war. Er ließ sich dadurch von der Erfüllung des päpstlichen Auftrages ablenken.

In einer Nachricht an Königin Juana und ihren Sohn Carlos V schrieb Cortez über seine ersten Schritte auf mexikanischem Boden: „Es erscheint höchst glaubwürdig, dass unser Gott und Herr absichtlich zugelassen hat, dass dieses Land entdeckt werden möge... damit Eure Majestäten ihre Verdienste in seinem Angesicht erringen können, indem Sie diese barbarischen Stämme zur Erleuchtung und durch Eure Hand zum Glauben führen." Als Cortez begann, sich durch Mexiko hindurchzuerobern, erkannte er bald, dass das nicht ohne Kampf abgehen würde.

3 Jahre nach der ersten Nachricht an Königin Juana sandte Cortez eine 3. Nachricht an Carlos V, die da lautete: „(Die Azteken) haben kundgetan, dass sie um nichts in der Welt aufgeben werden.

Solange einer von ihnen noch lebte, wäre er bereit, im Kampf zu sterben, und dass wir nichts von ihrem Besitz bekommen würden, weil sie alles verbrennen oder ins Wasser werfen würden." Cortez und sein Heer begegneten vielen guten Kämpfern und Kämpferinnen. In der Legende heißt es, dass Cortez zwar den Bogen von Auk fand, um ihn herum aber auch einen Kreis starker Krieger, der ihn beschützte.

Der Kreis, der damals den Bogen auf den Schildkröteninsel schützte, war das 13. Rad der Gefiedert Geflügelten Schlange. Cortez ersann eine List, um sein Ziel zu erreichen. Er sorgte dafür, dass er einer Frau nahe kam, die dem Nagual und dem Rad sehr nahestand. Diese Frau verriet das Rad, indem sie Cortez erzählte, wo sich der Bogen befand und so seine Zerstörung herbeiführte. In dieser Invasion wurden viele der Priester und Krieger, die einen Eid geleistet hatten, den Bogen zu schützen, und auch viele Mitglieder des Rades getötet. Zwei der Schädel wurden von den Spaniern weggebracht. Man fand sie später wieder.

Der erste Schädel, der ursprünglich vom Planeten Iarga kam, wurde während des Zweiten Weltkriegs von einem Navajo Master Sergeant der US Armee in Italien gefunden. Einer Nachts konnte er in der Kirche, in der sich seine Einheit befand, nicht schlafen. Also ging er nach draußen auf den angrenzenden Friedhof, um dort zu schlafen. Da erhielt er Besuch von einem „Riesigen", der ihn in die Kellergewölbe der Kirche führte, wo Inquisitionen durchgeführt worden waren. Und da war im Boden auch der Schädel vergraben. Der Navajo sandte den Schädel nach Hause zu seinem Navajogroßvater, der ein Twisted Hair war. So ist dieser Schädel nun wieder Teil des Bogens.

Der zweite Schädel, der der Großmutter Erde, wird als der „Mitchell-Hedges-Schädel" bezeichnet. Anna Mitchell begleitete als Mädchen ihren Vater zu archäologischen Grabungen nach Südamerika. Als sie am Grabungsort spielte, nahm sie ein sehr grelles Licht wahr. Sie kratzte die Erde beiseite und fand so zuerst den Kiefer und dann den Schädel. Die Einheimischen erzählten ihr, dass der Schädel mit den Priestern und Cortez mitgekommen war. Die Priester hatten dann eine Zeremonie gemacht und ihn vergraben. Bis zum heutigen Tag befindet sich der Schädel in den Händen dieser Frau, die inzwischen eine Großmutter ist. Er enthält das gesamte Wissen der Erde. Laut den Ältesten wird der Schädel zum Bogen zurückkehren und ihn vollständig machen, wenn wir lernen, in Autonomie, Frieden und Freiheit zu leben.

Die religiöse Unterdrückung, die Aufsplitterung des Bogens und noch ein paar andere Faktoren wie z.B. die wachsende Stärke des Eidechsenvolks und ihr Eingreifen in religiöse und regierungsmäßige Angelegenheiten führten zu einem Untergang der Kräfte und ebneten den Weg für die **6. Anordnung**, die bis zum Zweiten Weltkrieg bestand (siehe Abb. 17).

Die Folgen des ersten und zweiten Weltkriegs verursachten die 6. Spaltung und damit eine neue, die **7. Anordnung** (siehe Abb. 18). Sie bestand bis 1958.

Abb. 18:
7. Anordnung der Acht Großen Kräfte

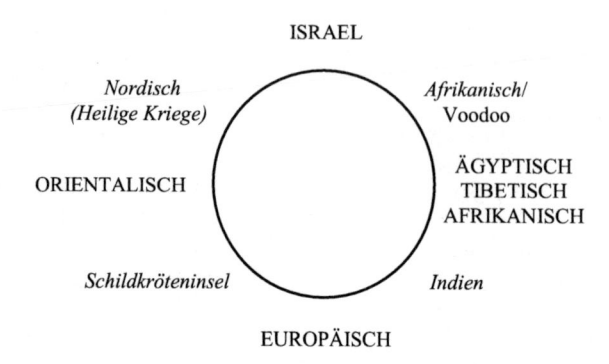

```
                         ISRAEL

        Nordisch                       Afrikanisch/
     (Heilige Kriege)                    Voodoo

                                       ÄGYPTISCH
     ORIENTALISCH                      TIBETISCH
                                       AFRIKANISCH

       Schildkröteninsel                 Indien

                        EUROPÄISCH
```

Die Ältesten erzählen, dass mehrere Ereignisse die Atmosphäre für die 7. Spaltung entstehen ließen. Das große Thema dabei ist die Weltherrschaft durch einige wenige reiche Familien, in den Verschwörungskreisen als Illuminaten bekannt. 1905 wurden die Protokolle der Ältesten von Zion veröffentlicht. Darin stellten die Illuminaten ihren Plan dar, die Weltherrschaft zu erringen. Über die Jahre hinweg verwendeten verschiedene Gruppen dieses Dokument immer wieder dazu, um sich politische Vorteile zu verschaffen und sogar dazu, Kriege anzuzetteln. 1921 wurden diese Protokolle als Schwindel entlarvt. Viele halten sie aber heute noch für echt. Zwischen 1954 und 1970 kam es zur Gründung einiger Organisationen, in deren Rahmen geheime Treffen unter reichen Geschäftsleuten und Politikern stattfinden. Mithilfe ihrer finanziellen Macht haben sie die Möglichkeit, Schattenregierungen einzusetzen, um die Richtung zu bestimmen, in die die Angelegenheiten der Welt gehen sollen.

Wir erleben nun die **8. Anordnung** der Acht Großen Kräfte. Laut den Ältesten bestand sie bis 1996. Sie sagen auch, dass die Prophezeiung des Roten Pferdes der achten Aufspaltung den Weg bereiten wird. In Abbildung 19 ist dieses Rad ausführlich dargestellt.

Jede dieser Acht Großen Kräfte ist eine Mysterienschule oder Geheimgesellschaft, die die Erinnerung, die Magie und das Wissen dieser Kraft bewahrt. Jede Kraft hat ihren speziellen Weg zum Licht. Jede besitzt 12 Bücher heiligen Wissens, von denen 5 geöffnet und den Menschen gegeben werden müssen.

Diese Bücher werden manchmal auch als Schilde bezeichnet. Sie sitzen auf einem Rad - je eines in den Haupt- und zwei in den Nebenrichtungen. Die Schilde der Hauptrichtungen sind die, die den Menschen weitergegeben werden sollten.

Zum Beispiel ist das Wissen aus dem ersten Band von **SÜSSE MEDIZIN** im Südschild enthalten. Wir haben uns darin mit mehr als 75% des Schildes beschäftigt. Es gibt 11 weitere Schilde, die je mindestens 72 Räder enthalten. Die Menge an Wissen in der Südwestkraft und in jeder der Acht Großen Kräfte, die ja Wissen in ähnlichem Umfang besitzen, ist riesengroß.

Die Kraft der Schildkröteninsel beschloss 1972, ihre Hauptrichtungsschilde den Menschen zu öffnen. Die Ältesten sagen, es sei wichtig gewesen, dass die Südwestkraft das als erste machte, weil sie ja den Traum für den Planeten bewahrt. 1987 fand in den Bergen über Oaxaca in Mexiko ein Treffen der Ältestenräte aller 8 Großen Kräfte statt. Sie beschlossen, dass alle Kräfte nun ihre Hauptrichtungsschilde und das Zentrumsschild öffnen müßten. Laut SwiftDeer haben bislang die folgenden Kräfte dieser Aufforderung auch nachkommen können:

In der angelsächsischen Kraft sind alle Schilde offen. Eine der Auswirkungen des energetischen Flusses war der 2. europäische Sonnentanz im Sommer 1994. Das macht die Süd- und die Südwestkaft zu magischen Verbündeten, wodurch eine Regenbogenbrückenprophezeiung erfüllt wurde. Alle Hauptrichtungsschilde der Kraft der Schildkröteninsel sind offen. In der Drachenkraft sind ebenfalls alle Schilde offen. In der Kraft des Kreuzes Christi sind nur die Mormonenschilde offen, die der Lutheraner, Calvinisten und Katholiken nicht. In der jüdisch-kabbalistischen Kraft sind die Schilde von Aaron, den. Kabbalisten und den Rosenkreuzern offen, das von Melchesidech nicht. In der afrikanischen Kraft sind die Dogon, Dagara und Toujoli offen, die Beduinen noch nicht. In der tibetisch/ägyptischen Kraft sind das tibetische Totenbuch und das ägyptische Lebensbuch offen, die anderen beiden nicht. In der Kraft der Hindu/Sufi sind noch alle Schilde geschlossen.

Solange wir Menschen uns durch Unwissenheit versklaven lassen, werden wir weiterhin nach Autoritäten außerhalb von uns suchen, die uns anschaffen, was zu tun ist. Durch das Wissen aber, das in den Schilden der Acht Großen Kräfte enthalten ist, können alle zu individuellen und freien Wesen werden. Man kann sich vorstellen, wie die Welt aussehen würde, wenn alle Acht Großen Kräfte ihre jeweils 5 Schilde zur Gänze offen hätten. Das Leben der Menschen würde von Wissen, anstatt von Unwissenheit bestimmt. Alle 30 Heiligen Gesetze würden geehrt werden. Die organisierten Religionen und Kirchen würden an Einfluss verlieren, weil die Menschen wüßten, dass sie nicht glauben, sondern wissen müssen, um erleuchtet zu werden. Dann könnte die Menschheit ihr an sich naturgegebenes Talent, das Bestimmersein im Einklang mit den Welten, wieder auf diesem Planeten leben. Statt einer „neuen Weltordnung", die den materiellen Reichtum in die Hände von 7% der Weltbevölkerung legt und den Rest in einer nicht freiwillig gewählten Rolle des Dienens und Zutragens hält, könnten wir in einer Welt leben, die sich selbst ordnet - in einen wahrhaftigen Kreis des Zusammenkommens von autonomen und freien Individuen, die von den Rädern und Schlüsseln des Wissens der Acht Großen Kräfte erleuchtet sind.

Abb. 19:
8. Anordnung der Acht Großen Kräfte

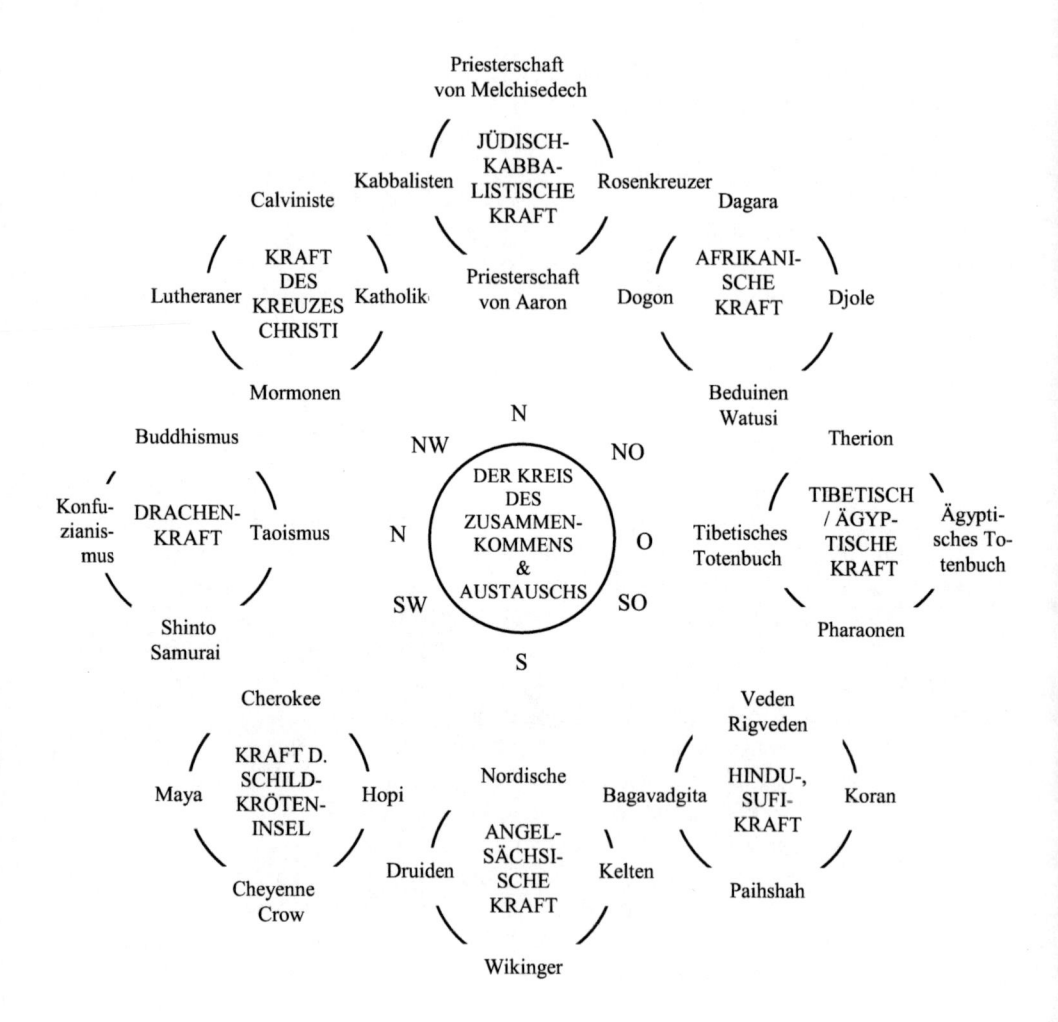

```
                        Priesterschaft
                        von Melchisedech
                         ⎛ JÜDISCH- ⎞
                        ⎜  KABBA-   ⎟
              Kabbalisten LISTISCHE  Rosenkreuzer
   Calviniste            ⎝  KRAFT   ⎠           Dagara
     ⎛  KRAFT  ⎞                              ⎛ AFRIKANI- ⎞
     ⎜   DES   ⎟    Priesterschaft             ⎜   SCHE    ⎟
Lutheraner KREUZES Katholik von Aaron   Dogon ⎜   KRAFT   ⎟  Djole
     ⎝ CHRISTI ⎠                              ⎝           ⎠
       Mormonen                                 Beduinen
                          N                     Watusi
   Buddhismus      NW           NO                Therion
     ⎛         ⎞   ┌─────────────┐             ⎛ TIBETISCH ⎞
Konfu- ⎜DRACHEN-⎟  │ DER KREIS   │             ⎜ / ÄGYP-   ⎟  Ägypti-
zianis-⎜ KRAFT  ⎟ Taoismus │ DES       │ Tibetisches │ TISCHE    │  sches To-
mus   ⎝         ⎠   N │ ZUSAMMEN- │ O  Totenbuch ⎜  KRAFT    ⎟  tenbuch
                      │ KOMMENS & │             ⎝           ⎠
                      │ AUSTAUSCHS│              Pharaonen
       Shinto     SW  └─────────────┘ SO
       Samurai            S
                                              Veden
       Cherokee                               Rigveden
     ⎛ KRAFT D.⎞                             ⎛ HINDU-,  ⎞
     ⎜ SCHILD- ⎟     Nordische               ⎜  SUFI-   ⎟
Maya ⎜ KRÖTEN- ⎟ Hopi              Bagavadgita⎜ KRAFT   ⎟ Koran
     ⎝  INSEL  ⎠     ⎛ ANGEL-  ⎞             ⎝          ⎠
       Cheyenne  Druiden SÄCHSI- Kelten        Paihshah
       Crow         ⎜  SCHE    ⎟
                    ⎝  KRAFT   ⎠
                      Wikinger
```

110

PRAKTISCHE ANWENDUNGSMÖGLICHKEITEN

ABSICHT: eine multisensorische Erfahrung zu schaffen, indem du mit den vier Richtungen arbeitest und so zu einem tieferen Verständnis und einer tieferen Integration der gegenwärtigen Anordnung der Acht Großen Kräfte gelangst.

DU BRAUCHST:
- Material zum Zeichnen, Malen und Basteln
- Alte Zeitschriften, Schere
- Musik, Speisen, Bücher/ Filme von den Acht Großen Kräften

ABLAUF:
Entscheide dich für eine der Acht Großen Kräfte, mit der du beginnen willst. Mithilfe der Musik im Süden, der Nahrung im Westen, den schriftlichen Unterlagen im Norden und der Kunst im Osten tauche so tief wie möglich in diese Kraft ein. Als Beispiel wähle ich hier nun also die Nordostkräfte, die afrikanische.
Im OSTEN finde ich den **Spirit** der afrikanischen Kraft mithilfe einer **Collage**. Aus Karton oder Papier mache ich z.B. einen Schild mit einem Durchmesser von etwa 35 cm. Darauf klebe ich Ausschnitte aus Zeitschriften und Zeitungen, Bilder, zeichne Symbole, schreibe Wörter, die als Farben, Formen und Energien miteinander verschmelzen und die Essenz der afrikanischen Kraft für mich ausdrücken.
Im WESTEN finde ich den **Körper** der afrikanischen Kraft mithilfe von authentischen **Speisen**, die ich entweder selbst koche oder besorge und natürlich zu mir nehme.
Im SÜDEN finde ich das **Herz** der afrikanischen Kraft mithilfe der **Musik**. Ich besorge mir mindestens 3 Musikstücke aus unterschiedlichen Traditionen und Ecken der afrikanischen Kraft und höre sie mir an. Vielleicht lerne ich sogar ein paar traditionelle afrikanische Tänze.
Im NORDEN finde ich den **Mind** der afrikanischen Kraft mithilfe von **Büchern oder Filmen**. Ich lese mindestens 3 Bücher über afrikanische Geschichte, Kultur oder spirituelle Praktiken, die von schwarzen Afrikanern geschrieben wurden oder sehe mir entsprechende Filme an.
Im ZENTRUM finde ich die Seelenverbindung zur afrikanischen Kraft über einen Menschen aus dieser Kultur. Ich suche mir einen Afrikaner/ eine Afrikanerin, mit dem/der ich sprechen oder gemeinsam etwas tun kann. Der Sinn und Zweck besteht darin, dass ich dadurch die Erinnerung meiner Seele an meine Verbindung zu dieser Kraft erwecke.
Verbinde dich so mit einer der Acht Großen Kräfte nach der anderen. Du wirst bemerken, dass du dadurch auch ein klareres Bild und/oder Gefühl bezüglich dessen bekommst, wie ein planetarer Kreis des Zusammenkommens aller Menschen aussehen könnte.
Diese Anwendungsmöglichkeit kann eine tolle Aktivität für eine Gruppe von Menschen sein, die sich dafür achtmal treffen.

ZEREMONIELLES

AHNENSPRECHZEREMONIE

ABSICHT: Sie besteht darin, dich mit den Ahnen zu verbinden, die dich lieben, mit ihnen zu sprechen und herauszufinden, aus welcher der Acht Großen Kräfte sie kommen. Vielleicht erkennst du dabei auch, mit welchen der Kräfte du in einem vergangenen Leben besonders verbunden warst.

DU BRAUCHST:
- Tabak und Kompaß

ABLAUF:
1. Suche dir einen für dich kraftvollen Platz in der Natur. Bestimme mithilfe des Kompasses die Himmelsrichtungen. Nimm Dir ein paar Augenblicke Zeit, um Dich zu zentrieren und mit der Erde zu verbinden.
2. Wende Dich gegen Süden und wecke die Ahnen dieser Richtung folgendermaßen auf: Stampfe 2x mit dem linken Fuß, klatsche 2x in die Hände, stampfe 2x mit dem rechten Fuß, klatsche 2x in die Hände, stampfe 2x mit dem linken Fuß, klatsche 2x. Zum Abschluss klatsche 6x.
3. Verbinde dich mit den Energien, die im Süden sitzen.
   Rufe in deinen eigenen Worten die Heiligen Ahnen des Südens, die dich lieben (dieser Zusatz ist sehr wichtig! Wir haben nämlich viele Ahnen da draußen, und manche von ihnen sind nicht allzu glücklich über uns. Mit denen willst du dich in dieser Zeremonie nicht auseinandersetzen). Erzähle ihnen deine Absicht und bitte sie, zu kommen und mit dir zu sprechen.
4. Mache dich an diesem Punkt zu einer gänzlich leeren Schale - ohne Erwartungen bezüglich der Form, in der die Ahnen kommen und mit dir kommunizieren werden. Horche mit deinem inneren Gewahrsein hin. Wenn ein Ahnenwesen kommt, dann frag es, von welcher der Acht Großen Kräfte es kommt. Bitte es um ein Teaching über deine Verbindung zu dieser Kraft.
5. Wenn du das Gefühl bzw. den Eindruck hast, dass der Süden „erledigt" ist, bedankst du dich bei den Ahnen und drehst dich im Uhrzeigersinn weiter nach Südwesten. Erwecke auch hier wieder die Ahnen, indem du genauso stampfst und klatschst wie im Süden, gib deine Absicht bekannt, etc... Mache das in jeder Richtung des (imaginären) Rades, bis du den Südosten abgeschlossen hast.
6. Zum Schluss bedankst du dich nochmals bei allen Ahnen und streust etwas Tabak als Geschenk für sie auf den Boden oder in den Wind.

Die Vier Heiligen Reifen

Inspiration

*Der Stahl aus der Erde
Und das Holz aus dem Wald
Werden vom Feuer geschmiedet
Und im Strom der Reinheit gewaschen
Um zu treuen Dienern
Der Winde deiner Absichten zu werden.
Verwende deine Waffen mit Vorsicht und Klugheit –
Und nur, wenn der große Plan es erfordert.*

(alte Ninja-Weisheit)

DIE HEILIGEN REIFEN

Traditionelle Reifentänzer und –tänzerinnen tanzen zu Trommeln und halten gleichzeitig mehrere Reifen an verschiedenen Stellen des Körpers am Laufen. Ihnen zuzuschauen ist ein erstaunliches Erlebnis. Obwohl die Reifen sich ganz eigenständig zu bewegen scheinen, hat der Tänzer eine ganz enge Verbindung mit jedem einzelnen. Die Tänzer sind mit Federn und Perlen geschmückt und vollführen hochkomplizierte Schritte zum Rhythmus der Trommel. Während ihr Herzschlag und die Trommel eins werden, konzentrieren sie sich nur auf sich. Ihre einzige Absicht ist die Erstklassigkeit ihres Tanzes; sie halten sie, während sie sich darauf vorbereiten, den ersten Reifen einzusetzen. Die Aufmerksamkeit schweift nie von ihm ab, und gleichzeitig bereiten sie sich auf die immer größere Herausforderung vor. Sie nehmen den 2. Reifen hinzu, müssen dabei aber des ersten und der Veränderung des Musters gewahr bleiben. Dann kommt der 3. Reifen hinzu; der Tänzer muss alle drei Reifen direkt in seinem Körperwissen über die Reifenbewegungen spüren. Wenn der 4. Reifen hinzugenommen wird, muss der Tänzer alle Reifen in einen einzigen harmonischen Fluss bringen, ohne eigentlich zu wissen, wo der eine Reifen endet und der andere beginnt. Auf diese Weise stellt er seine Erstklassigkeit als Reifentänzer zur Schau. Wenn sich an einem Reifen die Verbindungsstelle löst, könnte der Tänzer wahrscheinlich trotzdem mit dem Tanz fortfahren. Wenn aber mehrere Reifen aus der Form gehen, könnte der Tänzer sie nicht mehr kreisen lassen – und er könnte diese großartige Leistung nicht mehr vollbringen.

Der Reifentanz hat sehr viel mit den Vier Heiligen Reifen zu tun. Solange die Reifen intakt sind, können wir unseren Tanz in die evolutionäre Erstklassigkeit hinein weitertanzen.

Im letzten Abschnitt ging es um die Acht Großen Kräfte und ihre Entwicklung. Mit jeder Spaltung und jeder neuen Anordnung der Kräfte wurde Macht weitergeben und sichergestellt, dass das Wissen für die nächsten Generationen bewahrt werden würde, damit sie in ihrem evolutionären Wachstum Unterstützung fänden. Je nachdem, was im Kollektiv gerade vorging, gaben die Mysterienschulen und Geheimgesellschaften der Acht Großen Kräfte dann jeweils das Zeichen dafür, dass das Wissen wieder in den Untergrund gebracht werden müsse, bis die Bedingungen es zuließen, es wieder an die Oberfläche zu bringen.

Wenn wir von den Heiligen Reifen sprechen, dann meinen wir damit die heiligen Kreise evolutionärer Erstklassigkeit für ein Kollektiv. Wenn diese Reifen intakt sind, sorgen sie dafür, dass die Menschheit in ihrer Evolution fortschreitet und auf heilige Weise Mensch sein kann. Die Reifen halten die Leute zusammen und ermöglichen es ihnen, sowohl auf der individuellen wie auch auf der kollektiven Ebene friedlicher und harmonischer zu leben. Oder anders ausgedrückt: die Reifen ermöglichen es den Menschen, autonome und freie Individuen zu sein. Sie stellen den Schlüssel zu Frieden und Freiheit für alle Völker dar.

Die folgende Analogie soll die grundlegende Prämisse der Heiligen Reifen veranschaulichen. Stell dir vor, jedes Leben jedes Menschen, der je auf diesem

Planeten gelebt hat, wäre ein kleiner Fluß. Das wäre die individuelle Evolution. Füge dann all die kleinen Flüsse zu einem einzigen großen Strom zusammen; das wäre die kollektive Evolution. Nimm all die Lebenserfahrungen von all diesen Leben und all die kollektiven Erfahrungen dieser Leben. Setze sie auf 4 Reifen, die den wesentlichsten Bereichen entsprechen, in denen menschliches Wachstum vor sich geht. Das veranschaulicht die fortwährende und ständige Erneuerung des Lebens. Die Reifen sind ihrem Wesen nach insoweit physisch, als sie das repräsentieren, woraus das menschliche Leben in den Lebensflüssen aller Völker besteht. Sie decken den ganzen großen Bereich von deiner Beziehung zu dir bis zu der Beziehung des Universums zu sich selbst ab.

Die Heiligen Reifen repräsentieren die Realität der Art und Weise, wie die Menschen programmiert sind; und wie sie als Ergebnis dieser Programmierung ihren Reifentanz durchs Leben vollführen. Vielleicht kennst du den Ausdruck, dass du „durch einen Reifen springen musst, um zu bekommen, was du möchtest". Das Teaching über die Heiligen Reifen wird dich besser verstehen lassen, in welchen wesentlichen Bereichen du durch Reifen springen musst, um herauszufinden, wer du wirklich bist und in welcher Beziehung du zum Universum stehst. Wir werden uns auch mit der Frage beschäftigen, was mit den Reifen, den Reifentänzern und dem Tanz geschieht, wenn die Reifen kaputtgehen.

Durch den genetischen Code werden wir zu dem, was uns als Menschen einzigartig sein läßt, genauso, wie Pflanzen und Tiere ihre eigenen genetischen Codes haben, die bestimmen, was sie sind. Die DNS bestimmt unser Menschsein an sich; die RNS bestimmt gewisse Merkmale wie z.B. das Geschlecht, die Farbe der Augen und der Haare; die ETA (der evolutionäre Transformationsagent) sorgt für unsere fortwährende Evolution als Spezies.

Die Reifen enthalten all das, was die Menschheit in ihrer Evolution je war, ist und sein wird. Daher wird unsere genetische Kodierung von dem gestaltet und verändert, was mit den Reifen passiert. Unsere genetische Kodierung macht uns als Menschen einzigartig und gleichzeitig einzigartig menschlich. Wenn die Reifen kaputtgehen, geht auch das kaputt, was uns als Menschen einzigartig sein läßt. Dadurch ändert sich unsere genetische Kodierung. Die Reifen repräsentieren das Überleben der Zukunft der Menschheit. Die beste Art, für ein gutes Morgen zu sorgen, ist, das Heute gut zu leben.

1913 wurde das „Federal Reserve Act" unterzeichnet. Damit lag die Verantwortung dafür, Geld zu drucken und Münzen zu prägen, nicht mehr beim amerikanischen Finanzministerium, sondern bei privaten Unternehmen. *(Anm. d. Übers.: Der dtv-"Daten zur Geschichte der USA" beschreibt das folgendermaßen: 23. Dez. 1913: Wilson unterzeichnet nach sechsmonatiger Debatte im Kongress und nach heftiger Gegenwehr der Banken das Federal Reserve Act (Bundesbanksystem). Dies ist die erste Reorganisierung des amerikanischen Bankwesens seit I 863. Nach dem Gesetz wird das Land in acht bis zwölf Reserve Districts (regionale Bundesbanken) eingeteilt und ein Federal Reserve Board (zentraler Gouverneursrat) mit 7 (später 8) Mitgliedern aufgestellt, das ermächtigt ist, die Goldreserven, Währung, Diskontsatz und Kredite zu regeln. Die nationalen Banken werden aufgefordert, Mitglied des Systems zu werden.)* Das Volk hatte damit über ihre gewählten Repräsentanten nicht mehr die Kontrolle darüber, wieviel Geld kreiert wurde. 1914 begann der Erste Weltkrieg, in den mehrere bedeutende Staatsmächte verwickelt waren. Aus diesen und anderen Ereignissen konnten die Ältesten die Hauptströmung der Ereignisse ablesen. Mithilfe der Prophezeiungen konnten sie bisher alles, was geschah, voraussehen. Sie sahen auch folgendes: Wenn die Heiligen Reifen intakt und die Menschen in ihrem Rahmen blieben, würden wir als Menschheit eine gute Chance haben, den Osten jedes einzelnen Reifen zu verwirklichen und in die Prophezeiung des goldenen Pferdes einzutreten (siehe erstes Kapitel).

Die Menschen würden dann den Sonnentanz leben. Sie würden alle Wege und Pfade anerkennen und ehren. Sie würden in Kreisen zusammenkommen und sich spirituellen Heilungen widmen. Die Menschen würden einander etwas bedeuten, würden einander lehren, miteinander teilen und einander heilen. Sie würden die alten Traditionen behalten, die den Bedürfnissen der Leute entsprechen; wichtiger noch, würden sie neue hinzufügen, die die Zukunft für die nächsten 7 Generationen sichern würden. Sie würden akzeptieren, dass die Veränderung unvermeidlich ist, denn der Wandel ist das Heilige Gesetz der Entwicklung zur Erstklassigkeit. Anstatt gegen sie anzukämpfen, würden sie die Veränderungen umarmen, die nötig wären, um zusammenzubleiben und sich als menschliche Wesen, als Mitglieder der menschlichen Gemeinschaft weiterzuentwickeln.

Durch den Evolutionsprozess ist die menschliche Gemeinschaft gemischtrassig („Metis") geworden. Mehr und mehr werden wir zu Regenbogenmenschen. Aus der Sichtweise der Evolution soll es auch genau so sein. Als Metis ist es nur logisch, dass wir eins miteinander werden können. Im Moment sieht es allerdings gar nicht danach aus. Manchmal verachten wir etwas anscheinend um so mehr, je vertrauter es uns ist. Je besser wir jemanden zu kennen glauben, desto wahrscheinlicher spielen wir dann irgendwelche Schattenspielchen miteinander.

SwiftDeer gibt als weiteren Grund für den Konflikt zwischen Menschen die Tatsache an, dass Rasse und Kultur häufig verwechselt werden. Die Menschen glauben, ihre Kultur wäre quasi eine eigene Rasse. In allen vier großen Rassen gibt es Leute, die ihre Rasse oder Kultur der der anderen für überlegen halten. Sie wollen mit den anderen Rassen nichts zu tun haben. Diese Haltung beruht auf dem Glauben, dass jegliche Vermischung die eigene Rasse bedrohen oder sogar zerstören könnte. Und das stimmt auch: die reinen, spezifischen Charakteristika dieser Rasse gibt es dann natürlich nicht mehr. Die Vermischung der Rassen ist aber unvermeidlich und für das evolutionäre Wachstum der Menschheit sogar wünschenswert. Dadurch entstehen nämlich Vitalität und kreatives Wachstum aus dem Genpool. Die wichtigste Frage ist die, ob das Wissen dieser Rasse oder Kultur den zukünftigen Generationen zur Verfügung stehen wird oder nicht.

Diese grundlegende Disharmonie zwischen den Rassen ist zu einem großen Teil dafür verantwortlich, wenn die Reifen kaputtgehen. Jede Gruppe nämlich und jedes Einzelwesen, die darauf beharren, dass das Wissen nur innerhalb der jeweiligen Hautfarbe bzw. Rasse weitergegeben werden darf, zerstören mit dieser Einstellung genau das, was sie zu schützen vorgeben - die Heiligen Reifen nämlich. Im

Evolutionsprozess der Menschheit geht es nicht um Rasse, Farbe oder religiöse Glaubenssätze, sondern um Wissen, Erinnerung und Kommunikation.

DAS ZENTRALE ANTRIEBS- UND KATALYSATORRAD

Am Beginn unserer Beschäftigung mit den Heiligen Reifen steht das zentrale Antriebs- und Katalysatorrad der Heiligen Reifen (siehe Abb. 20).

Abb. 20:
Das zentrale Antriebs- und Katalysatorrad

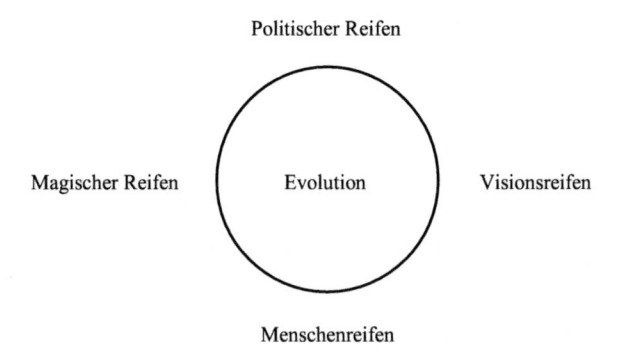

```
                     Politischer Reifen

    Magischer Reifen     Evolution      Visionsreifen

                      Menschenreifen
```

Der Menschenreifen sitzt im **Süden**. Hier geht es um alle Menschen, die Menschheit quasi. Egal, wie sich die Evolution auf die Menschen auswirkt, muss das Wissen eines Volkes oder einer Gruppe von Menschen intakt bleiben, selbst wenn sie kreuz und quer heiraten und sich vermischen. Das ist ganz wesentlich. Wenn die Reifen nicht intakt bleiben, wird das Wissen in alle Winde zerstreut, bis es letztlich wirkungslos wird oder völlig verlorengeht.

Im **Westen** sitzen die magischen Reifen. Sie haben mit allem zu tun, was die Magie betrifft, Zeremonien, Rituale, die Alchemie und den Einklang mit den Heiligen Gesetzen. Während der 6. Anordnung der Acht Großen Kräfte gab es eine Menge religiöser Unruhen und Versuche, die Magie zu kontrollieren. Dadurch wurde das Wissen der magischen Reifen in den Untergrund gebracht und dort in Mysterienschulen und magischen Zirkeln bewahrt. Um etwa 1925 begannen einige der magischen Reifen wieder an die Oberfläche zu treten. Es wurden jedoch enge kulturelle Grenzen um sie gezogen, und sie wurden mit kulturellen Bräuchen infundiert.

Im **Norden** sitzen die politischen Reifen. Sie dienen dazu, die Leute zu regieren und sie durch politische Veränderungen hindurch zu geleiten. Zur Zeit hat der politische Reifen eine deutlich wirtschaftliche Ausrichtung. Beispiele dafür finden sich überall da, wo wirtschaftliche Interessensgruppen die Regierungen beeinflussen, frei nach dem Motto „Was für die Ford-Werke gut ist, ist auch gut für Amerika".

Im **Osten** befindet sich der Visionsreifen. Er betrifft die Vision der Menschen, in Frieden und Freiheit zu leben. Das schließt auch die entsprechenden Zeremonien, Rituale und magischen Handlungen ein, die diesen Frieden und diese Freiheit sicherstellen. Die Vision eines Volkes läßt sich am leichtesten beeinträchtigen, indem man ihm das wegnimmt, was seinen Spirit nährt - also Zeremonien, Kunst, Musik und Literatur. Jeder Diktator, der ein Land ganz unter seine Kontrolle bringen möchte, wird zuerst versuchen, den Spirit der Leute zu brechen.

Die Evolution der Menschen, ihr Schicksal und sogar ihre Möglichkeit der Wiederauferstehung kann durch das beeinflusst werden, was im politischen Reifen geschieht. Politiker haben eigentlich die Aufgabe, die Menschen so zu vertreten, dass die Bedürfnisse der Menschen erfüllt werden. Wenn sie ihre Macht dafür einsetzen, die Leute zu kontrollieren, wirkt sich das sehr negativ auf die Evolution aus. Die aus tiefstem Herzenswunsch heraus entstehende Inspiration motiviert die Menschen, die Zeremonien und Rituale zu machen und magischen Handlungen zu setzen, die nötig sind, um ihre spirituelle Vision zu erfüllen.

Wenn die Evolution, die für die Menschheit notwendig ist, auch tatsächlich stattfinden soll, dann müssen die magischen Reifen zu den Menschen zurückkehren. Dabei gilt es jedoch ein Paradoxon zu lösen. Um die magischen Reifen zu den Menschen zurückzubringen, braucht es nämlich die Kraft, die durch richtige Alchemie und Zeremonie und den Einklang mit den Heiligen Gesetzen aufgebracht werden kann.

Die politischen Verantwortlichen müssen Gesetze erlassen, die den Bedürfnissen der Menschen gerecht werden, damit die wahre Vision von Autonomie und Freiheit wieder geträumt werden kann. Und so entsteht auch die Kraft, die nötig ist, um die magischen Reifen zurückzubringen.

In den Prophezeiungen (siehe erstes Kapitel) heißt es: „Wenn die sprechenden Blätter (interpretiert als die Verfassung) im Land des Adlers (den Vereinigten Staaten) an einem silbernen Faden hängen, werden wir die Frage stellen: Was ist Freiheit?" Wissen wir eigentlich überhaupt, was Freiheit wirklich bedeutet? Sind wir bereit, alles Nötige zu unternehmen, um die sprechenden Blätter wiederherzustellen? Oder ist unser Spirit bereits gebrochen? Sind wir schon zu lange in der Trockenheit der Wüste umhergewandert, ohne Zeremonien oder Magie, um unseren Durst zu löschen? Die Freiheit hatte immer schon einen hohen Preis und wird auch in Zukunft nicht billiger zu haben sein.

Heutzutage, wo die Menschen immer stärker von den Regierungen abhängig werden und die Regierung immer häufiger die Kontrolle über das Leben der Menschen ergreift, ist es fast so, als hätten die Menschen den Mut verloren. Vielleicht erscheint uns die Freiheit als etwas Selbstverständliches, oder ist sie uns überhaupt egal?

DIE VIER HEILIGEN REIFEN

Die Vier Heiligen Reifen betreffen 4 wesentliche Gebiete, auf denen die Menschheit ihr Spiel spielt. Sie unterstützen uns darin, die soziale, kulturelle oder kollektive Entwicklung einer Gruppe von Menschen zu verstehen (siehe Abb. 21).

Abb. 21:
Das Rad der Vier Heiligen Reifen

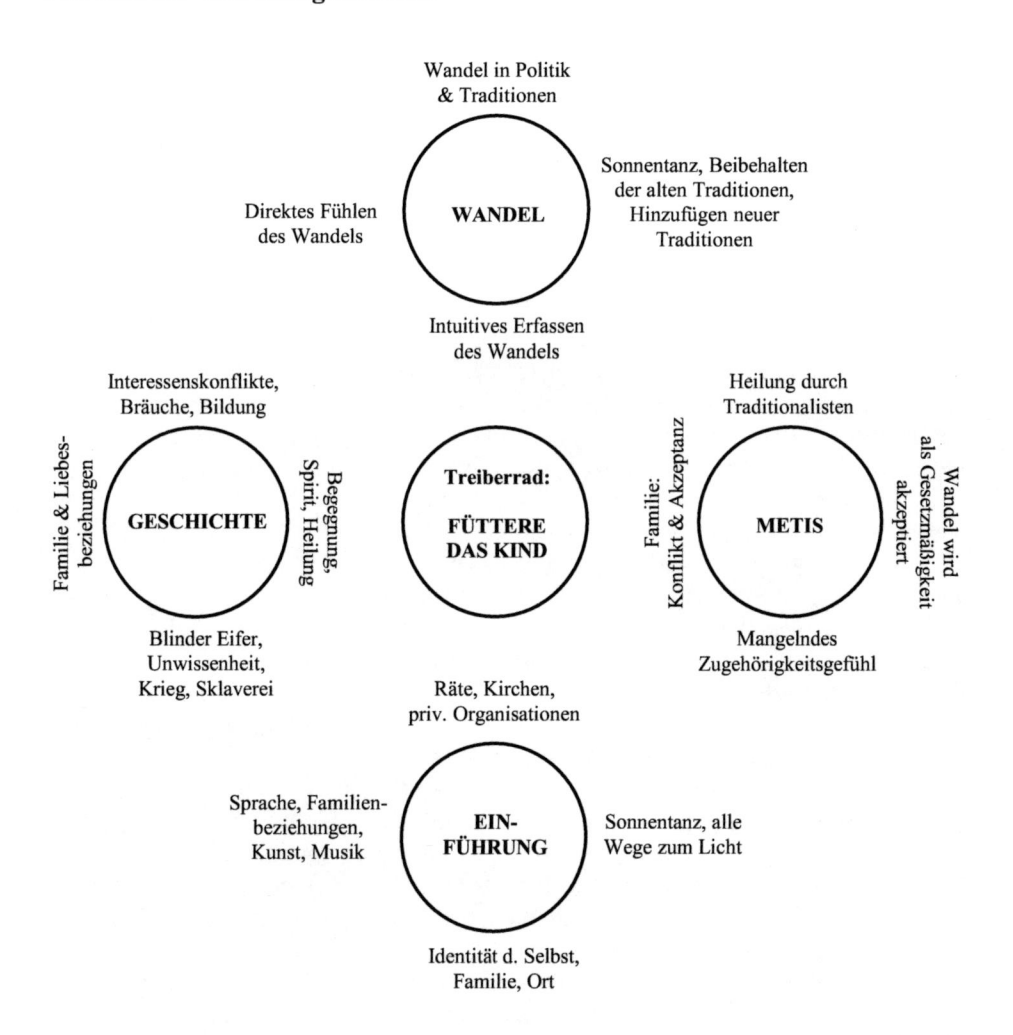

```
                        Wandel in Politik
                          & Traditionen

                            ( WANDEL )      Sonnentanz, Beibehalten
        Direktes Fühlen                      der alten Traditionen,
        des Wandels                          Hinzufügen neuer
                                             Traditionen

                        Intuitives Erfassen
                          des Wandels

  Interessenskonflikte,                       Heilung durch
  Bräuche, Bildung                            Traditionalisten

Familie &                Begegnung,          Familie:                Wandel wird
Liebes-    ( GESCHICHTE ) Spirit,  Treiberrad: Konflikt & ( METIS )  als Gesetz-
beziehungen              Heilung  FÜTTERE    Akzeptanz              mäßigkeit
                                  DAS KIND                          akzeptiert

  Blinder Eifer,                              Mangelndes
  Unwissenheit,                               Zugehörigkeitsgefühl
  Krieg, Sklaverei
                        Räte, Kirchen,
                        priv. Organisationen

  Sprache, Familien-
  beziehungen,          ( EIN-    )          Sonnentanz, alle
  Kunst, Musik          ( FÜHRUNG )          Wege zum Licht

                        Identität d. Selbst,
                        Familie, Ort
```

Zum Überblick läßt sich folgendes sagen: der Einführungsreifen im Südbereich ist unsere Beziehung zu uns selbst innerhalb von uns. Dieser Reifen formt und gestaltet unsere Identität. Der Geschichtsreifen im Westen ist unsere Beziehung zum

Leben und zu anderen. Dieser Bereich hat mit der Geschichte der Menschheit zu tun und im besonderen mit der Annahme oder Zurückweisung von Veränderung und Tod. Der Wandelreifen im Norden betrifft unsere Beziehung zum anderen Geschlecht oder zu entgegengesetzten Energie. Dieser Bereich enthält unsere Fähigkeit, flexibel genug zu sein, um die alten Konzepte loszulassen und die neuen zu umarmen. Der Metisreifen im Osten ist die Beziehung des Universums zu sich selbst. Dieser Bereich zeigt uns, dass das Wesen des Universums der Wandel ist. Mit unserer Bereitschaft, den Wandel zu umarmen, bringen wir die kleinen Mosaikstückchen unseres Lebens zusammen, um ein Fundament für die nächste Ebene der Evolution aufzubauen - ein integriertes menschliches Wesen, das weiß, dass es mehr als nur einer spezifischen Rasse oder Kultur angehört - der menschlichen Rasse nämlich.

Wir beginnen im Zentrum des Südreifens mit der Einführung. Du führst dich in deine Identität ein. Die Bezeichnung des Rades wird jeweils vom Begriff im Zentrum bestimmt.

DER SÜDREIFEN: EINFÜHRUNG

Der **Süden** ist der Ausgangspunkt und der Pfad zu unserer Identität. Jeder und jede einzelne von uns beginnt beim eigenen Selbst. Deine Identität entsteht durch deine inneren und äußeren Reaktionen auf deine Umgebung und die Menschen, mit denen du in Kontakt trittst. Um deine emotionale Identität zu entwickeln und auszuagieren, brauchst du einen Ort, an dem du damit beginnen kannst, eine Familie und einen Platz, an dem du zu Hause bist. Vielleicht hältst du hier einen Augenblick inne und fragst dich: „Inwiefern haben die Familie und das Land, in die ich hineingeboren wurde, die Entwicklung meiner Selbst/Identität beeinflusst?"

Nun willst du in die Welt hinaus, also gehst du am Rad im Uhrzeigersinn weiter. Der **west**liche Teil deiner Beziehung zu dir selbst ist/sind die Sprache(n), die du sprichst. Die Sprache gestaltet deine Identität im Physischen, weil sie deine Fähigkeit bestimmt, dich auf die Welt einzulassen. Das wiederum bestimmt die Kommunikationsebene zwischen dir und anderen. Ein weiterer Teil deiner Identität wird von den Beziehungen beeinflusst, die innerhalb der Familie geschlossen werden. Nancy Friday hat ein gutes Buch über diese Dynamik geschrieben, nämlich „My Mother, My Self". Auch die Kunst, Musik und Literatur, mit der du aufgewachsen bist, und die in deiner Familie und deiner Kultur eine Rolle spielten, prägen ganz wesentlich deine Beziehung zu dir. Jemand, der am liebsten klassische Musik hört, sieht und erfährt sich selbst ganz anders, als jemand, der am liebsten Rock'n'Roll hört. Der Einfluß, den dieser Bereich auf uns hat, ist sehr subtil und kann sich sogar im Schmuck ausdrücken, den du trägst.

Im **Norden** sitzen die Organisationen, denen du angehörst; sie sind ein weiterer Schlüssel zu deiner Identität und erweitern sie. Du beginnst irgendwann, verschiedenen Gruppen außerhalb der Familie beizutreten oder dich ihnen zugehörig zu fühlen. Das können Klubs, Vereine, Kirchen, religiöse oder soziale Organisationen und alle möglichen Bildungsinstitutionen sein - Schulen,

Universitäten und auch magische Gesellschaften. Dadurch erhältst du eine mentale Reflexion deiner Identität.

Im **Osten** stehst du in deiner Entwicklung an einem Ort, wo du all das, was du von den verschiedenen Spiegeln ums Rad über dich erfahren und erkannt hast, integrieren musst. All die Reflexionen fügen sich zu innerem Wachstum. Wir nennen das auch „lernen, den Sonnentanzweg zu tanzen". In dir ehrst du alle Wege und Pfade und schätzt ihren Wert. Daher sind auch die Reflexionen, die du erhältst, wertvoll. Du tolerierst und respektierst die Entscheidungen, die andere für sich treffen, weil du weißt, dass man auf mannigfaltige Art und Weise zurück in die Mitte gelangen kann, und jeder und jede seinen/ihren eigenen Weg zu Erkenntnis und Erleuchtung hat. Wesentlich ist nur, ob der Weg deiner Wahl deiner Identität zum Wachstum verhilft. Diese Erweiterung deines Gewahrseins führt dich dann zurück in den Süden zu einer erneuten Entdeckung deiner Identität durch Ort und Familie. Wenn du dein Wissen über dich selbst einmal integriert hast, begibst du dich ins Zentrum des Einführungsrades und dir selbst auf einer höheren Entwicklungsebene. Diese Rückkehr ins Zentrum beinhaltet gleichzeitig die Bewegung weiter zum nächsten Rad.

DER WESTREIFEN: GESCHICHTE

Der Westreifen hat mit deiner Fähigkeit zu tun, dich zu verändern und den Tod anzunehmen. Die historische („his story") Sichtweise ist stark durch die männliche Energie des Patriarchats beeinflusst. Diese Energie ist an sich weder dunkel noch hell, weder böswillig noch wohlwollend. Die Energie des Patriarchats ist wichtig, weil sie den Samen trägt, den Funken, der alle Veränderung und Bewegung zündet.

Die Bewegung rund ums Rad der Reifen basiert auf den Teachings über die Mondzyklen (siehe drittes Kapitel im ersten Band von **SÜSSE MEDIZIN**). In jedem Kreis der Lebenserfahrung gilt das Gleiche: Wenn du die Lektion, die du eigentlich lernen willst, nicht lernst, erhältst du sie eben beim nächsten Mal, wo du dich an diesem Platz am Rad befindest, ganz einfach wieder. Mit jedem Mal wird sie allerdings schwerer zu lernen, weil sich die Energie quasi verdichtet. An einem extremen Beispiel wird deutlich, was ich meine: Wenn Menschen im Nord- oder Ostmond senil statt weise werden, ist das ein Hinweis darauf, dass sie noch Lektionen aus dem Südmond zu lernen haben. Sie gehen dann zu diesen Lektionen zurück und werden kindlich bis kindisch.

Du musst dir dessen bewusst sein, dass der Südreifen ständig am Laufen ist und mit dir mitgeht. So wird zum Beispiel die Integrationsebene bezüglich des Südreifens bestimmen, ob du im Westreifen in die Unwissenheit oder das Wissen trittst. Im **Süden** des Westreifens verwenden wir Begeisterung, um Selbstidentität zu finden. Das ist die Art von nie enden wollender Begeisterung, die uns auf die lebenslange Entdeckungsreise zu uns selbst führt.

Wenn die Integration des Selbst nicht stattfindet, etablieren wir unseren Platz im Leben vorwiegend in Unwissenheit. Das nimmt am häufigsten die Form an, dass wir nicht erkennen, dass außerhalb unserer emotionalen Wahrnehmungen auch noch andere Möglichkeiten existieren könnten. Das erinnert mich an ein Gespräch mit meiner Schwester, die an einer Schule in der Innenstadt arbeitet. Sie erzählte ihren Schülern, dass es weniger als 70 km von der Stadt entfernt Farmen und offene Landschaft gab. Die Schüler glaubten ihr nicht. So seltsam es auch erscheinen mag, es gibt viele Leute, die ernsthaft glauben, dass es einfach gar nicht mehr gibt als die kleine, abgeschottete Welt, in der sie leben. Diese Art von Begrenzung und Unwissenheit führt zu Kriegen und Sklaverei. Es ist der Hauptgrund, warum es so wichtig ist, dass die Reifen intakt bleiben. Sie stellen nämlich sicher, dass die Menschen freien Zugang zu Wissen haben. SwiftDeer sagt: „Nur durch Unwissenheit geben Menschen ihre Freiheit auf."

Wir sollten vorsichtig sein, damit wir mit unserer manchmal blindwütigen Begeisterung niemandem schaden. Wir müssen uns auch unserer eigenen Unwissenheit bewusst sein, unserer Begeisterung und der Wirkung, die sie auf andere hat. Innenschau und Intuition lassen uns den Wert der wahren Freiheit erkennen, für die wir dann unter Umständen auch bereit sind, zu sterben. Das ist etwas ganz Anderes als die blindwütige Begeisterung, die unter der Unwissenheit steckt.

Im **Westen** sitzen Familien- und Liebesbeziehungen. SwiftDeer sagt, dass immer schon jede Nation und jedes Volk ihre bzw. seine eigenen Leute in die Sklaverei verkauft habe. Vielfach waren es Kriminelle, die da verkauft wurden, oder Menschen, die als minderwertig oder störende Elemente angesehen wurden. Man verkaufte diese Leute, um die Rasse rein zu halten, damit im Kollektiv die Erstklassigkeit erhalten blieb, oder einfach aus wirtschaftlichem Profitstreben. Die, die da ihre eigenen Leute in die Sklaverei verkauften, bewiesen damit, dass ihnen nicht klar war, was Familie eigentlich bedeutet. Als die Menschheit in ihrer Entwicklung mehr Gleichgewicht erlangte, entstand auch ein stärkeres Bedürfnis nach Familie und Liebesbeziehungen. Dadurch entstanden engere Beziehungen unter den Menschen. Ein Grund dafür, dass Menschen in den Krieg ziehen, ist der, ihre Familie und die Menschen, die sie lieben, zu schützen. Die wichtigste Frage dabei ist: „Werden sie von Unwissenheit getrieben oder von dem Wissen um die Heiligen Gesetze?"

Im Westen dieses Reifens müssen wir den Tod als etwas Unvermeidliches annehmen, um Reife zu erlangen. „Tod" bedeutet in diesem Kontext nicht unbedingt, dass du die physische Form verläßt. Wir nennen z.B. den Tod eines Musters auch einen „kleinen Tod". Wenn wir diese kleinen Tode nicht akzeptieren, die Veränderung mit sich bringen, bleiben wir in einem bestimmten Muster oder Entwicklungszyklus stecken und bleiben unreif. Der wichtigste Bereich, in dem wir diese Reife erlangen können, ist der unserer Familie und Liebesbeziehungen.

Als die unmittelbaren Familien- und Liebesbeziehungen enger wurden, begannen sich die Menschen in (Stammes-)Räten, Kirchen und anderen Vereinigungen und Gesellschaften zusammenzutun. Es kam zu Konflikten zwischen den verschiedenen Interessen, Bräuchen und Bildungsniveaus. Die Menschen gingen hinaus aus der homogenen Gruppierung der Familie und hinein in eine größere Vielfalt von Ausdrucksformen. Im **Norden** dieses Reifens geht es darum, diese Interessenskonflikte auszubalancieren und Veränderungen in unsere Bräuche, Philosophien und unsere Bildung einzuweben. Es braucht eine Menge Reife, um zuzulassen, dass das „Ich-Bewusstsein" vom „Wir-Bewusstsein" abgelöst werden kann.

Wie wir aus der Geschichte wissen, erschafft Krieg oft die Zukunft und verschärft bereits bestehende Interessenskonflikte. Denke einmal an eine Situation zurück, in der du einen mehr oder minder großen Krieg geführt hast, eine Scheidung vielleicht. Die Scheidungsregelung bestimmte eine Menge Dinge für die Zukunft. Die Kinder leben an einem neuen Ort, die Lebensbedingungen haben sich verändert, mehr oder weniger Geld steht zu Verfügung. All das kann potentiell Konflikte und Stress heraufbeschwören. Das Gleiche gilt für Kriege auf der Länderebene. So wurde z.B. nach dem Zweiten Weltkrieg Deutschland geteilt; die Berliner Mauer war die materielle Veranschaulichung dieser Teilung. Ein Land und ein Volk wurden nun von zwei sehr unterschiedlichen politischen Mächten regiert. Die Menschen, die auf beiden Seiten der Mauer lebten, erlebten eine Menge Stress und Konflikte. Die Auswirkungen eines Krieges sind stark spürbar. Um Konflikte zu verringern, müssen wir nach innen gehen, um sicherzustellen, dass wir dem Weg, den unser Herz eingeschlagen hat, nicht untreu werden, und dass wir uns auf einen Krieg nur einlassen, wenn ein Heiliges Gesetz verletzt wird. Eine Entscheidung zugunsten eines Krieges muss immer in vollem Bewusstsein getroffen werden und darf nie aus Unwissenheit heraus „passieren". Es gibt eine natürliche Entwicklung ums Rad herum in den Norden, wo wir dann dazu imstande sind, den Konflikt zwischen unseren Interessen zu nutzen, um Bräuche und Bildungskonzepte zu ändern.

Wenn das geschieht, kommt es zu größerer Harmonie in einer Gesellschaft, und die Menschen beginnen, ihre natürlichen Heilungsgaben und Talente zu nutzen. Sie wenden sich ihren spirituellen Wegen zu und begegnen einander in Kreisen der Heilung, dem **Osten** dieses Reifens. Wenn Menschen zusammenkommen, um eine Fülle von Heilung miteinander zu teilen, bringt das häufig Muster des Widerstands und der Entscheidungsunfähigkeit an die Oberfläche, die in der Folge das Zusammenkommen innerhalb des Selbst unmöglich machen. Da stellen wir dann Fragen wie: „Will ich das wirklich tun?" Wir erkennen, dass wir in unseren vergangenen Leben diesen kollektiven Kreis der Heilung oft mißbraucht haben. Vielleicht waren wir nicht in Einklang mit der natürlichen Reifungsmöglichkeit der Mondzyklen, und unsere Unwissenheit oder mangelnde Reife haben vielleicht sogar zu Kriegen geführt. Wenn wir Fragezeichen aussprechen, wirft uns das ins **Zentrum**, in unsere Fähigkeit, uns zu verändern und uns auf den Tod einzulassen. Wir sind vor die Wahl gestellt, diese Lebensentscheidung umzuschreiben und uns in diesem Leben für oder gegen die Makellosigkeit zu entscheiden. Wenn wir uns gegen sie entscheiden, verlassen wir den kollektiven Kreis der Heilung, unseren Weg, oder vielleicht sogar das Leben selbst.

DER NORDDREIFEN: WANDEL

Dieser Reifen konfrontiert uns mit den 4 Gesichtern des Wandels. Er bezieht sich auf die Fähigkeit, in unserer Sichtweise und Wahrnehmung flexibel zu sein und immer alle 360° des Kreises sehen zu können. Dieser Reifen hat mit dem

Gegengeschlecht zu tun, dem Gegenstandpunkt quasi; das andere Geschlecht als andere mögliche Sichtweise. Es geht um Oppositionsenergie. Daher ist es wichtig, sich auch den gegenüberliegenden Platz am Rad anzusehen. Damit Wandel und Veränderung wirksam und für die Menschen sinnvoll sein kann, müssen die alten und neuen Traditionen in Wissen integriert werden können, das funktioniert.

Im **Süden** dieses Rades erkennen wir den Wandel intuitiv durch unsere Emotionen, wenn wir mit ihnen geben. Intuition bedeutet die Kraft oder Fähigkeit, ohne bewusstes oder vernünftiges Denken zu einer Erkenntnis zu gelangen, bzw. ist eine spontane Einsicht. Wenn eine Veränderung ansteht, „weiß" man dann also nicht mithilfe der logischen Funktionen des Gehirns. Intuitives Wissen ist kein langwieriger, vernunftgesteuerter Prozeß. Wie wir der Veränderung gegenüberstehen, spiegelt die Art und Weise wider, wie wir uns selbst sehen. Und das wiederum spiegelt sich in unseren Emotionen wider. Je klarer wir mit der Energie in Bewegung (E-motion) geben, desto ausgeprägter ist unsere intuitive Fähigkeit, mit Wandel umzugehen. Wandel kann bedeuten, dass wir uns innerlich verändern, oder dass wir etwas außen verändern. Im **Westen** wird der Wandel direkt als körperliche Veränderung oder Körperwissen spürbar. Alles, was mit Wandel zu tun hat - unser Mitfließen oder unser Widerstand dagegen - spiegelt sich immer in unserer Gesundheit wider.

Im **Norden** sitzt der Wandel im Bereich der Politik und der Traditionen. Es ist interessant, dass sich Politik und Traditionen in der gleichen Richtung am Rad befinden. Die Traditionen (Bräuche, die weitergegeben wurden oder werden) eines Volkes sind die Politik dieser Gesellschaft und entstehen aus ihren Philosophien und Glaubenssystemen. Zu Beginn war die Politik dazu gedacht, die Bedürfnisse der Menschen widerzuspiegeln. An sich liegt es in der Verantwortung der Politiker, Gesetze zu machen, die den wahren Bedürfnissen der Menschen, entsprechen. Wenn Politik und Traditionen eng mit den Bedürfnissen der Menschen verknüpft sind, können die Leute Veränderungen besser und leichter integrieren. Wenn aber nicht, dann kommt es zu politischer Instabilität und Verwirrung, sobald sich irgendetwas in der Gesellschaft verändert. Wenn sich die Politik nach den Bedürfnissen der Menschen ausrichtet, kann der Wandel die Traditionen sogar bewahren oder verstärken. Veränderungen sind unvermeidlich. Klammern wir uns an der alten Struktur fest, die mit den wahren Bedürfnissen nichts oder wenig zu tun hat, oder verändern wir uns mit, wenn das Alles sich verändert, und integrieren Traditionen, die funktionieren?

Es gibt Leute in unserem politischen System, die behaupten, die Verfassung der Vereinigten Staaten sei überaltert und funktioniere für eine moderne Gesellschaft nicht. Es wurden Gesetze beantragt, die die Abschaffung der Verfassung zum Ziel haben. Zu behaupten, die „Bill of Rights" (amerikanische Freiheitsurkunde) sei überholt und funktioniere nicht mehr, ist eine Illusion und eine mißbräuchliche Verwendung der Bedeutung des Ostens des Nordreifens. Die Bill of Rights ist vielmehr eine Tradition, die die Freiheit der Menschen sicherstellt. Sie erfüllt das Bedürfnis des Volkes nach Freiheit. Solch ein Konzept kann nie veraltet oder überholt sein. Es kann allerdings von jenen, die Machtpositionen innehaben, verdreht werden.

Im **Osten** sitzt der Sonnentanz des Bewahrens der alten Traditionen und Hinzufügens von neuen. Der Sonnentanz ist eine jährliche Erneuerung des Lebens und die Gelegenheit, eine Vision zu erlangen. Viele, die sich selbst als Traditionalisten verstehen, glauben, dass durch die Veränderung einer Tradition die Existenz des jeweiligen Volkes geschwächt oder gar bedroht wird. Manche von ihnen halten an der Vergangenheit fest und wollen, dass alles wieder so ist wie vor ein paar hundert Jahren. Das ist allerdings schlicht unmöglich. Diese Art von Einstellung frustriert nur das Wachstum und die Reife eines Volkes. Um das Leben des Volkes wirklich ständig und immerwährend zu erneuern, müssen die alten Traditionen intakt bleiben können, während neue Traditionen hinzukommen, so dass in der Gesellschaft oder dem Volk ein Fließen nach vorne möglich wird. Auf diese Weise wird die Ahnenlinie geehrt und die wahre Tradition aufrechterhalten.

OSTREIFEN: METIS

Ich habe bereits erwähnt, dass eine Definition von „Metis" die des Vermischens von Wegen, Hautfarben oder Nationalitäten ist. Gehen wir damit nun eine Ebene tiefer: Metis bedeutet auch, alles Wissen miteinander zu vermischen, insbesondere das Wissen um das eigene Selbst.

Häufig haben Menschen, die gemischten Blutes sind, das Gefühl, nirgends dazuzugehören. Im **Süden** dieses Reifens sitzt der Konflikt des Nicht-Dazugehörens. Das ist der Platz des Ausgestoßenen, der sich als abgetrennt erlebt. Da haben wir das Gefühl, wir passen oder gehören nirgends mehr dazu. Ganz gleich, wie sehr wir versuchen, konform zu gehen, scheinen wir doch immer wieder außerhalb der kulturellen Norm zu stehen. Wir werden weder anerkannt noch akzeptiert, und das raubt uns unsere Illusionen. Das ist die energetische Konstellation, die jemanden dazu bewegt, seinen/ihren Weg des Herzens zu finden oder Schüler eines spirituellen Weges zu werden.

Wieviele von euch, die das jetzt lesen, wussten als Kinder schon, dass sie „anders" waren? Oder deine Eltern betonten immer mal wieder, dass du so gar nicht wie deine Geschwister wärst? Das ist die Art von Gefühl, mit der wir es hier zu tun haben. Wichtig ist, dass du dir der Art deines Andersseins bewusst wirst, die in dir etwas zum Klingen bringt. Ich erinnere mich, dass meine Mutter erzählte, dass sie mich ab etwa 5 Jahren nicht mehr kontrollieren konnte, dass ich anders war als meine Geschwister, dass ich mich nicht leicht an- und einpaßte, dazugehören wollte oder konform ging. Darin liegt eine Menge Kraft für mich, denn durch mein Anderssein war ich schwer zu manipulieren oder kontrollieren. In diesem Alter hatte ich die Möglichkeit, meine innere Integrität und Unabhängigkeit zu entwickeln. Das schlief dann allerdings wieder ein und erwachte erst Jahre später, als ich begann, mein natürliches Selbst zu erwecken. Was war der Kraftaspekt deines Andersseins?

Wenn du SwiftDeer Biographie („Sternenkrieger", auch im Vier Welten Verlag erschienen) liest, gibt es da ein Kapitel über seinen ersten Schultag. Sein Erlebnis ist ein perfektes Beispiel für den Süden des Ostreifens, dieses Nicht-Dazugehören. SwiftDeer ist ein Metis, teils Cherokee, teils irischer Abstammung, wobei sein Aussehen wesentlich stärker von letzterem zeugt. Da er bei seiner Cherokeegroßmutter aufwuchs, gehörte sein Herz eindeutig seiner indianischen Seite. Am ersten Schultag betrat er nun also das Klassenzimmer, und die Lehrerin verteilte die Plätze. Alle indianischen Kinder sollten in den letzten Reihen sitzen. Also ging SwiftDeer nach hinten und setzte sich zu seinen Freunden. Die Lehrerin wurde sehr wütend und befahl ihm, sich nach vorne zu den anderen Menschen (d.h., den weißen Kindern) zu setzen. SwiftDeer verstand einfach überhaupt nicht, wovon die Lehrerin da sprach, und von diesem Punkt an beginnt eine Geschichte dramatischer Mißverständnisse. Alles in allem war SwiftDeers erster Schultag kein tolles Erlebnis für ihn. Die Geschichte ist ein gutes Beispiel für die Verwirrung und tiefe Verletzung, die aus dem Gefühl, nicht dazuzugehören, resultieren können.

Diese Erfahrung blieb über viele Jahre sehr lebendig für SwiftDeer, bis er dann die Vision für sein Leben erhielt und beide Hälften in einen ganzen Menschen integrieren konnte. Er ist nicht nur jemand, der dazugehört, sondern die Tatsache, dass er als Metis geboren wurde, spielt auch eine bedeutende Rolle in seinem Schicksal.

Im **Westen** befinden sich Famlienkonflikt und Familienakzeptanz. Wenn sich jemand nicht in die Familie einpaßt, nicht dazugehört oder mit ihr konform geht, führt das häufig zu familieninternen Konflikten. Wenn wir zu verstehen beginnen, inwiefern wir anders sind, fangen wir an, nach einer weniger eng definierten Familie zu suchen. Es gibt im großen und ganzen drei Möglichkeiten, mit diesem Konflikt umzugehen: du machst alles, um von der Familie akzeptiert zu werden, oder du versuchst, die Familie zu verändern, oder du gehst weiter zu einer spirituellen Familie.

Traditionalisten (in diesem Kontext alte schamanische Heiler genauso wie ihre moderne Version - Ärzte, Therapeuten, Sozialarbeiter, etc.) versuchen seit jeher, die Schmerzen zu heilen, die durch diese Familienkonflikte und das Gefühl des Nichtdazugehörens entstehen.

Im **Osten** sitzt die Fähigkeit, Veränderung als etwas Gesetzmäßiges anzunehmen. Das ist ein wesentlicher Punkt. Du wirst ganz und völlig akzeptiert, weil du erkennst, dass du ein Menschenwesen auf Großmutter Erde bist. Es geht nicht um die Frage von rot, gelb, schwarz oder weiß. Es geht nicht darum, ob du Lakota, Ire, Japanerin oder Zulu bist. Wenn du dich nicht veränderst und mit dir als größerem, und erstklassigerem Menschen verschmilzt und dich mehr und mehr in deine individuelle höchste Möglichkeit hineinentwickelst, kannst du alles andere vergessen. An diesen Punkt hast du akzeptiert, dass das Gesetz die Veränderung ist.

Die wahre Akzeptanz findest du in dir drinnen. Du hast deine eigene Identität bereits. Du bist auf einer höheren Ebene deiner Evolutionsspirale auf der Reise der Entwicklung deiner Seele.

Ein paar Anmerkungen zur Arbeit mit dem Rad der Heiligen Reifen:
Wenn du diese Reifen verstehen und mit ihnen arbeiten möchtest, um zu sehen, was auf der individuellen Ebene geschieht, musst du den Südreifen zum Süden der anderen Reifen in Beziehung setzen, dann den Westreifen zum Westen der anderen drei Reifen, usw.. Wenn du dich mit dem Kollektiv beschäftigen möchtest und mit dem, was über die Zeit hinweg so geschieht, musst du dir die Reifen im Uhrzeigersinn rund ums Rad ansehen. Bei all dem musst du daran denken, dass du

den Südreifen immer über jeden anderen Reifen darüberlegst, mit dem du dich gerade beschäftigst, und entschleierst damit deine Suche nach Identität, der Ausgangspunkt.

PRAKTISCHE ANWENDUNGSMÖGLICHKEITEN

ABSICHT: Zu Einsichten und größerem Gewahrsein bezüglich deiner Entwicklung zur Reife zu kommen, indem du einen Bezug zwischen den Vier Heiligen Reifen und deinen eigenen Erfahrungen und Erlebnissen herstellst.

DU BRAUCHST: Schreibzeug

ABLAUF:
Schritt 1: Beantworte die folgenden Fragen und verwende das Teaching dieses Abschnitts als Richtschnur.

Süden: Unsere Beziehung zu uns selbst
1. Inwiefern haben die Familie, in die ich hineingeboren wurde, und der Ort, an dem ich aufwuchs, meine Identität geschaffen?
2. Inwiefern haben die Musik, Kunst, Sprache und Literatur, unter deren Einfluss ich stand, meine Identität geschaffen?
Inwiefern haben meine Familie oder Kultur dazu beigetragen, meine Identität zu gestalten?
3. Inwiefern haben die Organisationen und Vereinigungen, in denen ich Mitglied war, meine Identität erweitert?
4. Wo war ich allen Wegen und allen Pfaden gegenüber tolerant und wo nicht? Wie hat das meine Identität gestaltet?
5. Drücke auf kreative Art und Weise aus, was du über den Ausgangspunkt deiner Identität erfahren hast, und wie deine Beziehung zu dir selbst aussieht.

Westen: Unsere Beziehung zu anderen
1. Blicke in deine Vergangenheit zurück und schau, was dich Krieg, Unwissenheit, blinder Eifer und Sklaverei gelehrt haben. Setze diese Begriffe in Bezug zu deiner eigenen Lebenserfahrung. Du hast z.B. vielleicht nie in einem großen Krieg müssen, aber denke an all die Streits oder inneren Kriege, die du ausgefochten hast. Wie oft hast du dich zum Sklaven eines Jobs oder einer Beziehung gemacht? Was weißt du jetzt aus dir heraus über die Verbindung zwischen blindem Eifer, Unwissenheit und Krieg?
2. Inwiefern hast du in deiner Familie und deinen Liebesbeziehungen einen Ort gefunden, an dem du reifen und mit deinen dunklen Mustern hinsichtlich blindem Eifer, Unwissenheit, Sklaverei und Krieg arbeiten konntest?
3. Welche Interessenskonflikte gab es für dich zwischen deinen Familienbräuchen und deiner intellektuellen Ausbildung?
Inwiefern haben deine Familie und deine Liebesbeziehungen diese Konflikte beeinflusst?
4. Inwiefern hat dich all das Spirit und Heilung näher sein lassen, oder im Gegenteil, dazu geführt, dass du dich von Spirit und Heilung entfernt hast? Welcher Konflikt entsteht in dir, wenn du Spirit und Heilung zusammenbringst?

5. Stelle auf kreative Art und Weise deine Geschichte und deine gegenwärtige Fähigkeit dar, Wandel und Tod zu begegnen. Inwiefern hat das deine Beziehung zu anderen vertieft oder intensiviert?

Norden: Unsere Beziehung zum anderen Geschlecht/Oppositionsenergie
1. Wie geht es dir mit Veränderung und Wandel?
2. Beschreibe drei Situationen, in denen du wusstest, dass sich jetzt innen oder außen etwas verändert hatte, und du die Wirkung direkt im Körper spürtest.
3. Lasse die Situationen deines Lebens Revue passieren, in denen du wusstest, dass etwas dabei war, sich zu verändern, und du dich trotzdem an die alte Struktur geklammert hast. Wie hast du Widerstand geleistet? Was hast du darüber gelernt, deine eigenen Bedürfnisse zu erfüllen?
4. Wenn sich etwas veränderte, konntest du dann behalten, was funktionierte und loslassen, was nicht funktionierte? Wie hat deine Fähigkeit, nicht in Widerstand zu gehen, dir dabei geholfen, im Fluss deines Lebens zu bleiben?
5. Stelle auf kreative Art deine Fähigkeit dar, das Alte und das Neue so zu integrieren, dass dadurch Wissen entsteht, das für dich funktioniert. Inwiefern unterstützt dich diese Integration darin, die gegensätzliche Seite oder Sichtweise einzunehmen?

Osten: Die Beziehung des Universums zu sich selbst
1. Inwiefern warst und bist du „anders" als Menschen, die du kennst? Verfolge die Spur zurück in die Kindheit. Wie siehst du dieses Anderssein heute?
2. Zu welchem Konflikt führt dieser Unterschied in deiner Familie? Zu welcher Art von Akzeptanz? Hat dieses Anderssein dazu geführt, dass du deinem Herzen und/oder deiner spirituellen Familie nähergekommen bist?
3. Aus diesem Konflikt oder dieser Akzeptanz heraus - inwiefern hast du auf deine Art versucht, den Schmerz zu heilen, der sowohl in deinem Kreis als auch außerhalb davon ist?
4. Was kannst du verändern, um zu einem größeren Gewahrsein und einer stärkeren Identität des Selbst zu finden?
5. Stelle auf kreative Art die Integration deines Wissens dar, insbesondere deines Wissens über dich.

Schritt 2:
Möglichkeit A: Geh mit dieser Information auf die in diesem Abschnitt beschriebene Zeremonie des Blühenden Baumes.
Möglichkeit B: Nimm die 4 Kunstwerke, die du unter Punkt 5 jeweils geschaffen hast, und lasse für jedes ein Symbol entstehen, in dem seine Aussage enthalten ist.
Lege diese 4 Symbole nun übereinander, lasse sie miteinander verschmelzen und daraus eine Sigille entstehen, die dieses gesamte Teaching über die Heiligen Reifen repräsentiert.
Lege, setze oder stelle die Sigille auf einen Altar. Sie hält nun die Teachings für dich, damit du weiter damit arbeiten kannst.

ZEREMONIELLES

TÄGLICHE/WÖCHENTLICHE ZEREMONIE DES BLÜHENDEN BAUMES

ABSICHT: Mit dem, was du über die Heiligen Reifen gelernt und erfahren hast, auf Zeremonie zu gehen und zu integrieren, was du in der praktischen Anwendungsmöglichkeit über dich erfahren hast.

DU BRAUCHST:
- Etwas losen Tabak und Schreibzeug

ABLAUF: Behalte während dieser Zeremonie die Teachings über die Heiligen Reifen im Hinterkopf und stelle deine Fragen auf dieser Basis.

1. Gehe zu einem für dich kraftvollen Ort in der Natur, an dem es Bäume gibt. Sende deine Energie aus, bis du einen Baum findest, der dich anzieht. Frage den Baum, ob er dir erlaubt, eine Zeremonie mit ihm zu machen. (Wenn es sich in deinem Nabel so anfühlt, als würde da etwas nach oben gehoben, bedeutet das üblicherweise „ja"; wenn es sich so anfühlt, als würde da etwas nach unten sinken, heißt das normalerweise „nein" - lasse dich zu einem anderen Baum ziehen.). Gehe dreimal im Uhrzeigersinn um den Baum herum und setze dich dann hin, mit dem Rücken zum Baum, mit dem Gesicht nach Süden.
2. Die Frage, die du im Süden stellst, ist „Wer bin ich?". Lass zu, dass du zu einer leeren Schale wirst, und nimm mit all deinen Sinnen wahr. Nimm dir Zeit und lass die Antworten einfach auftauchen, ganz gleich, von wo. Beurteile sie nicht. Und dich auch nicht. Höre einfach hin, nimm sie entgegen, und schreib sie auf, wie sie kommen, ohne etwas zu zensieren.
3. Wenn du das Gefühl oder den Eindruck hast, dass der Süden komplett ist, geh im Uhrzeigersinn (UZ) weiter in den Westen und stelle die Frage „Wo komme ich her?". Lass die Antworten kommen.
4. Geh im UZ weiter in den Norden und frage „Warum bin ich hier?"
5. Im Osten lautet die Frage „Wohin gehe ich von hier aus?"
6. Wenn du die Antwort(en) auf die Ostfrage erhalten hast, bleibe im Osten sitzen und frage dich folgendes: „inwiefern übernehme ich in meinen 5 Aspekten nicht die Verantwortung? Inwiefern übernehme ich sie?
7. Gib alles weg, was unnötig geworden ist.
8. Bedanke dich beim Baum und lass ihm etwas Tabak als Geschenk da. Geh davon und schau nicht zurück. Es ist vollendet.

Dunkle und helle Reflexionen der Vier Heiligen Reifen

Inspiration

EINE BOTSCHAFT

*Sei stark
... genug, um zäh zu sein, um gegen Mittelmäßigkeit,
Unehrlichkeit und Ungerechtigkeit zu kämpfen.
... genug, um weit über die Grenzen der Toleranz
und des Widerstands hinaus geduldig zu sein.
... genug, um neugierig zu sein, Wahrheiten zu finden
und die Weisheit der anderen zu erkennen.
... genug, um für die Blumen und Felder,
die Vergessenen und Verlorenen aufnahmebereit zu sein.
... genug, um ein Herz für andere zu haben,
damit ihr Zustand sich bessere.*

Basilla E. Neilan

DUNKLE UND HELLE REFLEXIONEN DER VIER HEILIGEN REIFEN

Geh doch mal an einem strahlenden, sonnigen Tag hinaus und suche dir einen Gegenstand, der einen Schatten wirft, einen Stuhl zum Beispiel. Schaue zuerst auf den Boden und all das Licht, das die Sonne abstrahlt. Das ist das Licht innerhalb des Lichts. Du siehst nur Licht. Stelle dann den Gegenstand in die Sonne, so dass hinter ihm ein Schatten entsteht. Somit hast du nun das Dunkel in all dem Licht. Schau jetzt dorthin, wo Schatten und Licht einander begegnen. Du bemerkst wahrscheinlich, dass der Schatten wirkt, als hätte er Substanz. Das Licht hingegen scheint gar keine Substanz zu haben. Deshalb fokussierst du dich vielleicht sogar stärker auf den Schatten als auf das Licht. Durch die „Substanzhaftigkeit" schenken wir ihm mehr Glauben. Das Dunkel ist die Illusion, die dir das Vehikel zur Verfügung stellt, um das Licht im Dunkel sehen zu können.

Ich werde in der Folge helle und dunkle Reflexionen in Bezug auf die Reifen darstellen. Während du die dunklen Reflexionen liest, achte auch auf das Licht im Dunkel; wenn du die hellen liest, auch auf das Licht innerhalb des Lichts. Beides zusammen ermöglicht dir eine ausgewogene Sichtweise der Vier Heiligen Reifen in unserer heutigen Welt.

Ich verwende vorwiegend Beispiele aus den Vereinigten Staaten und schlage vor, dass du sowohl für das Licht als auch das Dunkel Entsprechungen in deinem eigenen Land bzw. engeren Umfeld findest.

DER KREIS DER DUNKLEN REFLEXIONEN: AUF DER SUCHE NACH DEM LICHT IM DUNKEL

In diesem Abschnitt stelle ich Reflexionen dar, die so tiefschwarz wie Obsidian sind, damit das Licht noch deutlicher hervortritt. Es liegt nicht in meiner Absicht, mich im Negativen zu suhlen, sondern ich möchte dir einen Blick auf die möglichen Symptome und Gründe für die kaputtgegangenen Reifen ermöglichen. Die Beispiele, die ich gebe, sind natürlich nicht allumfassend, sondern sollen dich dazu anregen, eigene zu finden. Im dunkelsten Kern jedes Schattens sind immer Hoffnung und Leuchten versteckt. Suche also im Dunkel nach dem Licht dessen, was nötig ist, um die Heiligen Reifen zu flicken.

Man braucht sich nur die verschiedenen Aspekte unserer Gesellschaft anzusehen, um unzählige Beispiele dafür zu finden, wo die Reifen kaputt sind - alles Mögliche von der Kriminalität bis zu den Obdachlosen sind Symptome der kaputten Reifen. Die Ältesten sagen, daß, wenn alle vier Reifen kaputtgehen, die Gesellschaft und Menschheit, wie wir sie kennen, aufhören wird zu existieren.

In den Zwanzigerjahren dieses Jahrhunderts, der Zeit der Weltwirtschaftskrise, waren fast alle Reifen kaputt. Die Illuminaten zielten auf die vollständige Zerstörung der globalen Wirtschaft ab, um zu Macht und Kontrolle zu kommen. (Interessante Information über die Illuminaten liefert das Buch von Nicola M. Nicolov „The Great

Conspiracy" - „Die weltweite Verschwörung"). In diesem wirtschaftlichen Zusammenbruch übernahmen sie die Kontrolle über die amerikanische Währung und zogen in die Industrie ein. Sie begannen, das Wachstum der Wirtschaft und der Menschen zu kontrollieren. Zur gleichen Zeit brach der Erste Weltkrieg aus. Einige, die sich ausführlich mit der Verschwörungstheorie auseinandergesetzt haben, sind der Meinung, dass einer der Gründe für den Ersten Weltkrieg die Absicht war, die erwerbstätige Bevölkerung zu kontrollieren, indem man die jüngeren männlichen Arbeitskräfte auf das Schlachtfeld schickte. War das nur Zufall, oder hatten die reichen Bankiers hier wirklich ihre Hand im Spiel, um sich Vorteile zu verschaffen?

In unserer heutigen Welt gibt es viele Beispiele für den Einfluß, den das Geld besitzt. Es würde mir schwerfallen, etwas zu finden, was man nicht mit Geld kaufen kann. Sogar die Integrität eines Menschen ist käuflich. Man braucht gar keine so blühende Phantasie, um sich vorstellen zu können, dass sehr wohlhabende Familien oder Vereinigungen die finanzielle Basis für einen Krieg zur Verfügung stellen und sie ihm dann nach ihrem Gutdünken wieder entziehen könnten, und dass das die Weltereignisse massiv beeinflusst.

Die Realität, mit der wir heutzutage konfrontiert sind, ist die, dass der größte Teil des Reichtums in der Welt von ein paar wenigen Familien kontrolliert wird, die sich in Organisationen wie der Bilderberg Group oder der Trilateral Commission zusammengetan haben. Laut Michael Howard („The Occult Conspiracy") und Nicola Nicolov werden diese Gruppen von reichen internationalen Bankiers finanziert. Sie ziehen die Fäden hinter den politischen Kulissen und fördern z.B. das einheitliche Europa mit dem Ziel einer Weltregierung. Ein bekannter Name in der Trilateral Commission ist David Rockefeller. Ihre Ziele beschränken sich nicht auf die Vereinigten Staaten, da diese Gruppen international zusammengesetzt sind.

Amerikanische Erwerbstätige bezahlen ihre Steuern nicht an die Regierung oder eines ihrer Ministerien, sondern eigentlich an ein Privatunternehmen („Federal Reserve System"), das keinen Rechenschaftsbericht über den Verbleib der Gelder ablegen muss. Der inzwischen verstorbene Louis T. McFadden, ehemals Vorsitzender des Banking and Currency Committees im US Kongress geht so weit, zu behaupten; dass das Federal Reserve System die Innen- und Außenpolitik Amerikas kontrolliert, dass es sogar bestimmt, wer an die Regierung kommt und wann wer abdanken muss. Empfehlenswerte Literatur, falls dich dieses Thema genauer interessiert: „The Most Secret Science" von Archibald E. Roberts, einem ehemaligen Militärangehörigen.

Jeden Tag erlassen unsere Regierungen Gesetze, die alle Bereiche unseres Lebens berühren, einschließlich unserer Schlafzimmer. Möglicherweise darf ich eines nicht allzu fernen Tages nicht einmal mehr schreiben, was ich heute schreibe. Es ist Zeit, aufzuwachen und sich anzusehen, was mit unseren Freiheiten geschieht.

Sehen wir uns die kaputten Reifen an, um die Frage zu beantworten: „Warum haben die Menschen das geschehen lassen? Und warum lassen sie es weiterhin geschehen?" Die Freiheit ist etwas Wertvolles, ein Privileg. Die Menschen interessieren sich nicht mehr dafür, in ihre höchste Möglichkeit hineinzuwachsen. Wir sind zu Menschen geworden, die wollen, dass ihre Regierung sich um sie kümmert. Manche lesen das und sagen vielleicht: „Ja, das stimmt. Schau dir nur das ganze soziale System an. Die Regierung will, dass die Leute von ihr abhängig sind. Aber mit mir nicht; ich arbeite schließlich für mein Geld!"

Ich fordere dich heraus, tiefer in dein eigenes Leben zu schauen und die subtileren Wege zu entdecken, wie auch du willst, dass dir die Regierung vieles abnimmt. Wenn du z.B. Problemen mit einem Nachbarn hast, rufst du dann die Polizei oder irgendeine Behörde an, oder redest du selbst mit ihm oder ihr?

Schaust du zu, wie Gesetze erlassen werden, die mit den Bedürfnissen der Menschen nichts zu tun haben? Weißt du überhaupt, welche Gesetzesanträge jeweils gerade diskutiert werden? Nimmst du die Information der Medien für bare Münze, oder forschst du auch selbst nach der Wahrheit? Häufig ist es für uns einfach leichter, die Realität zu ignorieren, als uns mit unserem Gefühl der Hilflosigkeit zu konfrontieren.

Während wir uns nun den dunklen Aspekten unseres Umgangs mit den Reifen widmen, solltest du das Kriterium dafür, ob ein Reifen heil oder kaputt ist, im Auge behalten - nämlich die Frage, ob die Heiligen Gesetze („Alles ist aus der Frau geboren" und „Es darf nichts geschehen, das die Kinder verletzt") geehrt werden oder nicht.

DER SÜDREIFEN

Im **Süden** des Südreifens spüren viele Menschen Schmerz, weil sie keine Identität haben. Es gibt immer mehr Obdachlose, immer mehr Selbstmorde vor allem unter Kindern und Jugendlichen und immer mehr Leute, die das Gefühl haben, nirgendwo hinzugehören. Erdbeben, wie z.B. das von Los Angeles im Frühjahr 1994 machen noch mehr Menschen heimatlos. Unter dem Stress drohen die Familien zu zerfallen. Die alten Menschen werden einfach auf ein Abstellgleis gestellt, werden nicht geehrt und haben nach vielen Jahren, in denen sie nützlich sein konnten, keinen Platz und keine Identität mehr.

Im **Westen** lassen sich aus der Musik der 80er und 90er Jahre, dem Punkrock, Heavy Metal und Rap klar Gewalt und Zerstörung heraushören. in Interviews sagen diese Musiker meist, sie würden nur die Realität besingen; dass sie damit aber die Realität auch mit erschaffen, ist ihnen nicht klar. „Was du siehst (und singst), ist auch das, was du dann kriegst."

Es ist schon viele Jahre her, dass solche Kunstwerke wie eine Mona Lisa, ein David oder eine Sixtinische Kapelle das letzte Mal erschaffen wurden. Unter den Kunstwerken neueren Datums gibt es nur selten welche, die sowohl Schönheit als auch Kraft in sich tragen, so dass sie die Betrachter wirklich dazu inspirieren können, in ihrem eigenen Leben Schönheit und Kraft zu suchen. Ein modernes „Kunstwerk", das mir in Erinnerung geblieben ist, ist die Darstellung eines Wasserfalls mit etlichen Rollen Klopapier. Ob das wirklich jemanden inspirieren kann? Wir haben in diesem Bereich etwas sehr Wertvolles verloren. Viel von dem, was wir heutzutage als Kunst bezeichnen, ist eine Widerspiegelung der kaputten Reifen.

Die Sprache wird von den Medien manipuliert. Die Leute geraten immer stärker unter den Druck, sich „politisch korrekt" ausdrücken zu müssen, angeblich, um niemanden zu verletzen. Es geht hier um eine Lebenseinstellung, in der eigene Gedanken und Vorschläge nicht mehr gefragt sind, sondern (fast) nur mehr die Konformität mit einer bestimmten Gruppe, vor allem, wenn man „es zu etwas bringen will". Wer sich gegen diesen Trend auflehnt, rebelliert und offen sagt, was er denkt, muss häufig berufliche Nachteile in Kauf nehmen.

Im **Norden**: Aus dem Teaching wissen wir, dass es an sich Aufgabe der Regierung ist, dem Volk zu dienen und Gesetze zu machen, die seinen Bedürfnissen entsprechen. Die Leute, die in „Räten", Kirchen und privaten Organisationen sind, erleben die andere Seite dieser Realität. Wir müssen uns an die Regeln und Gesetze der Regierung halten, die Vorschriften beachten, den Papierkram rechtzeitig erledigen, oder es gibt Strafen. Die Regierung ist eigentlich die Autorität, und wir scheinen viel eher ein Volk zu sein, das der Regierung dient, als umgekehrt.

Im Osten des Südreifens sitzen der Sonnentanz und die Bereitschaft, alle Wege zu ehren. In den Vereinigten Staaten herrscht immer noch Religionsfreiheit. Auf den ersten Blick könnte man also annehmen, dass dieser Reifen noch intakt ist. Wenn man genauer hinsieht, bemerkt man aber, dass das nur für die großen organisierten Religionen gilt. Kleinere Gruppen, die ihren eigenen spirituellen Sinn finden und sich von den großen Kirchen abspalten, werden häufig als „Kult" bezeichnet. Ihr Weg wird nicht geehrt, sondern sogar in Abrede gestellt. Spirituelle Wege scheinen also nur geehrt zu werden, wenn sie der Norm der Gesellschaft entsprechen. Solange die Menschen gemäß den Heiligen Gesetzen handeln und die Verantwortung für ihre Handlungen übernehmen, müssen sie verehren dürfen, wen und was auch immer sie wollen. Ihnen dieses Recht zu nehmen, bedeutet, ihnen ihren Spirit zu nehmen. So laufen wir dann Gefahr, zu Schafen zu werden, die dem angeblich einzig wahren Weg folgen.

Realistisch gesehen ist der ganze Südreifen kaputt. Viele Menschen haben in dem mißlungenen Versuch, eine Identität zu finden, die Kontrolle über ihr Leben an den Staat abgegeben. Da sie ihre Identität nicht innen finden können, haben sie zumindest eine, die von der Regierung definiert wird.

DER WESTREIFEN

Im **Süden** dieses Reifens kann man sich fragen: „Wieviel wirkliche Begeisterung und sexuelle Freiheit gibt es eigentlich heutzutage auf der Welt?" Die Angst vor AIDS hat beides auf ein Minimum schrumpfen lassen. Die Botschaft ist so etwas wie „Wenn du deine Leidenschaft lebst, stirbst du" oder „Der einzig sichere Sex ist gar keiner". Das ist eine sehr persönliche Angelegenheit, aber ich empfehle dir wirklich, nicht alles zu glauben, was die Medien über AIDS sagen. Erkundige dich selbst, damit du die Wahrheit erfährst.

Eine andere Form der Begeisterung ist die für das Leben an sich. Das Leben vieler Menschen ist ein langweiliger Trott; es besteht aus arbeiten, schlafen, essen und fernsehen. Ich bezeichne sie als die wandelnden Toten - sie haben anscheinend gar keine Lust mehr, zu leben.

Der Süden dieses Reifens ist stark beschädigt. Trotz der Gelder, die ins Schulsystem fließen, haben wir immer noch High Schools voller Schüler *(an sich etwa 11- bis 18-jährige, Anm. d. Übers.)*, die kaum besser lesen können als in der 3. Klasse Grundschule. Wir sind zwar eines der reichsten Länder der Welt, aber trotzdem gibt es viele Menschen in diesem Land, die funktionelle Analphabeten sind. Irgendetwas stimmt hier nicht. Es gibt jede Menge Unwissenheit, nicht nur, was Bücherwissen betrifft, sondern auch über das Leben, den Tod, Sex, Macht, Liebe und Realität.

Was Kriege betrifft, wissen wir alle, dass wir über die relativ kleinen schon gar nichts mehr hören, weil zu viele große die Nachrichten beherrschen.

Viele von uns würden wahrscheinlich sagen: „Ich lebe nicht in Sklaverei; ich kann kommen und gehen, wann und wohin ich will." Bis zu einem gewissen Grad stimmt das ja auch. Laut einem Artikel in der Los Angeles Times arbeitet der durchschnittliche Amerikaner mehr als die Hälfte seiner Zeit nur, um die Steuern bezahlen zu können. In anderes Ländern, in Kanada z.B., gehen bis zu 60% und mehr des Gehalts an den Staat. Wir sind zwar offiziell keine Sklaven, werden aber gezwungen, mit einem großen Teil unseres persönlichen Einkommens den Staat zu unterstützen.

Im **Westen** dieses Reifens sitzt die Familie. Bevor dieser Reifen kaputtging, war die Familie eine stabile und verläßliche Einheit. Wenn eines der Familienmitglieder die Grenzen dessen überschritt, was als vernünftiges Verhalten galt, kümmerte sich üblicherweise die Familie um das Problem. Durch den immer stärkeren Streß, dem die Familie ausgesetzt ist, ist es heutzutage aber schwierig für sie, diese Integrität aufrechtzuerhalten. Und so mischt sich nun der Staat in Familienangelegenheiten, wie z.B. die Kindererziehung ein.

In dem Film „House of Cards" versucht ein junges Mädchen herauszufinden, was genau mit ihrem Vater geschah, der in einem Unfall ums Leben kam. Sie hatte eine sehr einzigartige Weise, zu Wissen zu kommen, einschließlich einer sehr ausgeprägten Fähigkeit, zu träumen. Die Mutter in dem Film hatte das Gefühl, sie kannte ihr Kind und versuchte sie auf äußerst kreative Art und Weise zu erreichen. Die staatlichen Behörden verpaßten dem Mädchen aber das Etikett einer Autistin und wollten sie aus der Familie nehmen. Weil die Mutter, der Bruder und das Mädchen selbst aber so sehr darauf bestanden, die Familie intakt zu halten, kam es doch noch zu einem glücklichen Ende.

Natürlich gibt es Kinder, die in ihrer Familie mißhandelt werden und deshalb vor ihr geschützt werden müssen. Der springende Punkt ist, dass die Familie häufig nicht stark genug ist, um dem Druck des Alltagslebens standzuhalten.

Der hohe Prozentsatz an Beziehungen und Ehen, die wieder auseinandergehen, zeugt davon, wie kaputt dieser Reifen ist. Weil die Menschen im Südreifen keine Identität erlangt haben, akzeptieren und lieben sie sich auch nicht selbst. Daher ist auch ihre Fähigkeit, einen anderen Menschen wirklich zu lieben, kaum entwickelt. Manche können jemanden nur lieben, wenn er/sie bestimmte Bedingungen erfüllt. Andere sagen in dem Augenblick, in dem sie sich verlieben, ihrer Individualität und Autonomie ade. Und in dem Versuch, die Freiheit zurückzugewinnen, wird dann häufig die Beziehung geopfert. Der springende Punkt hier ist die Tatsache, dass viele Menschen versuchen, Liebesbeziehungen zu haben, ohne sich selbst zuerst mal zu lieben.

Im **Norden** des Westreifens sitzt der Interessenskonflikt. Ich würde ihn folgendermaßen definieren: Ein Interessenskonflikt ist gegeben, wenn zwei oder mehr gegensätzliche Elemente zur gleichen Zeit den gleichen Raum beanspruchen. Solche Interessenskonflikte, vor allem kultureller und nationaler Art, tauchen auf der ganzen Welt immer häufiger auf. Die Neonazis in Europa und Amerika, die Katholiken und Protestanten in Nordirland, die Palästinenser und Israelis im Nahen Osten.

„Bräuche" im Norden bezieht sich auf den kulturellen Kontext dessen, was es den Menschen ermöglicht, sich umeinander zu kümmern und miteinander zu teilen. Die Menschen scheinen sich immer stärker zu isolieren und zu separieren, wir können schon von Glück reden, wenn wir wissen, wie unsere Nachbarn heißen.

Viele Leute halten einen Sonnentanz für eine Form heidnischer Sonnenverehrung, fühlen sich dadurch in ihren religiösen Gefühlen verletzt und wollen, dass dieser Brauch verboten wird. Sie wollen, dass jeder möglichst das Gleiche verehrt, damit keine unbekannten Faktoren ins Spiel kommen. Wo ist da dann noch Platz für Unterschiede und den Ausdruck der eigenen Individualität?

Der **Osten** des Westreifens ist noch intakt, weil es überall auf der Welt viele kleine Gruppen von Menschen gibt, die wissen, dass es wichtig ist, miteinander zu arbeiten und in Spirit und zur Heilung zusammenzukommen. Ein großer Teil der Arbeit und Zielsetzung des Deer Tribe ist genau das.

DER NORDREIFEN

Da Veränderung unvermeidlich ist, befinden wir uns in gewissem Sinne immer in diesem Reifen. Er hat auch damit zu tun, wie wir mit Oppositionsenergie und dem anderen Geschlecht umgehen. Es ist wichtig, sich anzusehen, ob man intuitiv erfaßt, welche Veränderung angesagt ist. Oder ob man statt dessen versucht, den Wandel zu steuern und zu bestimmen. Die Beziehung, die die Menschen einzeln und als Kollektiv zur Veränderung haben, bestimmt die Integrität dieses Reifens.

Der Osten des Ostreifens besagt, dass Veränderung eine Gesetzmäßigkeit ist. Was im Norden von Bedeutung ist, ist die Frage, wie wir unsere Politik und unsere Traditionen ändern. Der Wandel in diesen Bereichen, ein Mehr oder Weniger an Freiheit, wird von den Menschen direkt im Körper gespürt.

Im **Osten** des Nordreifens sitzt der Sonnentanz, der sogenannte Tanz der kleinen und großen Erleuchtung, der Tanz der Selbsterkenntnis. Es ist wichtig, die alten Traditionen beizubehalten, die funktionieren, weil sie ein Gerüst für die Menschen darstellen. Wenn neue Traditionen, die dem Wandel Rechnung tragen, da aber keinen Einlass finden, leiden die Menschen unter dieser Situation. Wir sollten uns dessen bewusst sein, dass alles, was heute Tradition ist, einst als Neuerung von jemand eingeführt wurde, der die Richtung sah, in die der Wandel ging.

Wenn jemand darauf besteht, dass Wissen rassen- oder kulturspezifisch gehalten werden muss, besteht er damit eigentlich darauf, unwissend zu bleiben und auf eine niedrigere Entwicklungsstufe zurückzugehen. Durch genau diese Einstellung geht der Osten des Nordreifens kaputt. Auch der gesamte Nordreifen ist fast völlig zerbrochen.

DER OSTREIFEN

Im **Süden** des Ostreifens sitzt das Gefühl, nirgends hinzugehören. Dieses Gefühl haben viele Menschen auf der ganzen Welt.

Im **Westen** sitzen die Familienkonflikte, die für uns inzwischen zum ganz normalen Bild von Familie gehören.

Das Phänomen der Kriminalität steht in enger Verbindung mit den Konflikten innerhalb der Familie, denn kriminelles Verhalten hat seinen Ursprung meist genau da. Es braucht 8 bis 10 Stunden pro Tag, jede Menge Zeit also und Energie, und das 18 Jahre lang, um ein Kind gut großzuziehen. Das ist wahrscheinlich sogar das Minimum, um sicherzustellen, dass das Kind zu einem selbständigen Menschen mit einer eigenen Identität heranwächst, der sich akzeptiert und auf sich verlassen kann. Nicht zuletzt aufgrund der Berufstätigkeit beider Eltern, die die Familie ernähren soll, kommt es zu Konflikten in der Familienstruktur. Kinder brauchen Aufmerksamkeit, doch die Eltern sind häufig einfach zu wenig für das Kind da, was manche dann eben dazu bringt, auf andere Art auf sich aufmerksam zu machen und die Frustration loszuwerden.

In diesen Reifen geht es um die Reife des einzelnen innerhalb der Reife der Menschheit. Wir haben die Freiheit, uns fortzupflanzen und Familien zu gründen. Es ist ein großes Privileg, der Kanal zu sein, durch den Leben entstehen kann. Damit geht jedoch auch eine große Verantwortung einher. Kinder gut großzuziehen erfordert ein hohes Niveau an Reife.

Im **Norden** sitzen die Traditionalisten und versuchen, den Schmerz zu heilen. Das sind Menschen, die in ihrem höheren Selbst und der Menschheit zu Diensten sind. Sie kümmern sich um andere, heilen und lehren sie oder teilen mit ihnen. In der Form von Ärzten und Therapeuten gibt es heutzutage viele Traditionalisten, die nicht primär den Menschen dienen, sondern einfach viel Geld verdienen wollen. Diese Art von Energie ist nur begrenzt dazu in der Lage, Heilung zu bringen. Die Traditionalisten, die diesen Reifen intakt halten, haben all das erkannt, worüber wir bisher gesprochen haben, und wissen, dass die Menschheit Schmerzen erleidet. Die „Kinder" haben Schmerzen und schreien um Hilfe. Die Traditionalisten wissen, dass die meisten Reifen kaputt sind und die Dinge zerfallen. Sie tun alles in ihren Möglichkeiten Stehende, um den Schmerz zu heilen.

Wir dürfen nicht länger zögern, denn es geht mittlerweile um alles oder nichts. Die meisten der Reifen sind kaputt; die Zukunft und die individuelle, autonome Freiheit der Menschen auf Großmutter Erde werden zerstört. Die Menschen schmerzen und leiden. Laßt uns alles tun, was wir können, um Heilung zu bringen.

Das Wissen, das in diesen Rädern und Schlüsseln steckt, bringt Heilung. Wir werden weiterhin dieses Wissen mit allen teilen, die ihre Ohren und Herzen dafür öffnen. Und es gibt noch jede Menge anderes Wissen auf diesem Planeten, das ebenfalls solch eine heilende Wirkung hat.

SwiftDeer sagt, dieser Reifen bzw. Platz sei noch relativ intakt. Vor allem in Katastrophen kann man das sehen, wo die betroffenen Menschen einander helfen, ganz egal, welcher Hautfarbe, Nationalität oder Alterskategorie jemand angehört. SwiftDeer sagte einmal: „Manchmal glaube ich, dass Großmutter Erde das absichtlich macht. Es ist ganz egal, ob du rot, weiß, schwarz oder gelb bist. Wenn solch eine Katastrophe eintritt, streckst du einfach deine Hand aus. Es ist dir egal, welche Farbe die andere Hand hat, die die deine ergreift. Das Leben ist eine Universität. Wenn du die leichte Lektion nicht lernst, wird sie eben schwerer. Eine Naturkatastrophe ist offenbar eine der Lektionen, die Großmutter Erde für uns bereithält."

Der **Osten** des Ostreifens ist der Platz des individuellen, autonomen Kriegers, der weiß, dass wir die Veränderung als etwas Unvermeidliches akzeptieren müssen und dass der Wandel eine Gesetzmäßigkeit ist. Viele der dunklen Reflexionen strömen hier zusammen. Die Beispiele dafür, wie und wo Menschen ihre Kraft weggeben, weisen darauf hin, wie dieser Teil des Reifen kaputtgeht. Wenn wir wirklich in unserem Körper akzeptieren, dass der Wandel eine Gesetzmäßigkeit ist, können wir sehen, in welche Richtung er geht, und was er damit zu erreichen versucht. An diesem Punkt werden wir selbst zu einem Teil der Großartigkeit, der in diesem Prozess der Wandlung liegt. Und so kommen wir unserer höchsten Möglichkeit näher. Dazu müssen wir allerdings reif, integer und selbständig sein können.

Wenn die Reifen kaputt sind, bedeutet das, dass wir weder als einzelne Menschen noch als Menschheit zur Reife gelangen. Statt dessen entwickeln wir uns zurück und haben keine Kraft, nach vorne zu gehen. Der heikelste Platz an jedem Reifen ist der Osten. Die einzige Möglichkeit, die Reifen wieder ganz zu machen, besteht darin, den Osten jedes Reifens hereinzubringen, zu träumen und zu verwirklichen. Denn das alte Teaching besagt, dass die Reifen kaputtgehen, weil der Spirit zerbricht, unterdrückt oder getötet wird.

DER KREIS DER HELLEN REFLEXIONEN: DIE SUCHE NACH DEM LICHT IM LICHT

Wir gehen jetzt nochmals die Reifen durch und sehen uns an, wie die helle und höhere Ebene der Evolution aussehen würde, wenn die Reifen intakt wären. Damit ist es uns möglich, das Licht in den hellen Aspekten der Heiligen Reifen zu entdecken.

Wenn du im **Südreifen** den Wandel als Gesetzmäßigkeit akzeptierst und dich mehr und mehr selbst akzeptierst, fühlst du dich an jedem Ort zu Hause, und Familie entsteht immer dort, wo du gerade bist. Du hast die Möglichkeit, viele Sprachen zu lernen, und die Familienbeziehungen werden stärker zu stammesähnlichen Beziehungen. Du genießt Kunst und Musik. Deine „Ratsversammlung" wird zum Gesetzesrat des Regenbogens der Kräfte, wo alle Wege zum Licht akzeptiert werden. Du erkennst die Begrenztheit von Kirchen und schließt dich Organisationen und Vereinigungen an, die Wissen haben. Als Ergebnis all dessen, sonnentanzt du alle Wege und Pfade zum Licht.

Im **Westreifen** weißt du, wie wichtig Wissen für deine Freiheit und für die Vermeidung von Krieg und Sklaverei ist. Es gibt dir die nötigen Werkzeuge und Waffen an die Hand, um besser mit den Konflikten umgehen zu können, die möglicherweise auftauchen. Du weißt, dass „anders" einfach „anders" bedeutet, und nicht „größer" oder „geringer". Durch eine Intensivierung deiner Familien- und Liebesbeziehungen fällt es dir leichter, mit anderen in Kreisen der Heilung und des Spirit zusammenzukommen.

Im **Nordreifen** weißt du, dass deine Haltung und Einstellung gegenüber dem Wandel das einzige ist, was wirklich zählt. Sag doch einmal laut vor dich hin: „Meine Haltung und Einstellung dem Wandel gegenüber ist das Einzige, was wirklich zählt." Heißt das nicht auch: „Durch meine Haltung dem Wandel gegenüber habe ich einen direkten Einfluss und eine direkte Wirkung auf die Welt?"

Wenn du Wandel wirklich samt und sonders akzeptierst, bist du dazu bereit, alles in der Politik und den Traditionen zu verändern, was nicht wirklich den Bedürfnissen aller Menschen entspricht. Diese Veränderung ist direkt spürbar. Sie zeigt sich in verändertem Verhalten und veränderter Substanz. So erlangst du genügend Wissen, um sonnenzutanzen, so dass die alten Traditionen beibehalten werden, die den Bedürfnissen der Menschen entsprechen, aber gleichzeitig auch neue miteinfließen.

Im **Ostreifen** weißt du einfach, dass du einen Platz hast. Du akzeptierst dich immer stärker selbst, und durch das Gesetz vom Einen zum Vielen und von den Vielen zurück zum Einen erlangst du so auch Akzeptanz von der Familie. Du erlebst keinen Konflikt in der Familie, was dich erkennen läßt, dass die Welt deine Familie ist. Auf diese Art und Weise können Traditionalisten den Schmerz durch Sonnentanzen heilen. Und so werden die Heiligen Reifen intakt gehalten.

Es ist von zentraler Bedeutung, dass insgesamt 144.000 Regenbogenkrieger auf der ganzen Welt erwachen. Dabei handelt es sich um spirituelle Krieger, die sich vor dem Tod nicht fürchten, sondern ihn zu einem Verbündeten gemacht haben. Sie schätzen ihre Freiheit und sind unter Umständen auch bereit, dafür zu sterben. Wenn es ganze Nationen dieser spirituellen Krieger gibt, wird das die Heiligen Reifen ganz machen und der Evolution der Menschheit den Weg ebnen.

DAS KINDERRAD

Das Rad, das im Zentrum der Vier Heiligen Reifen sitzt, ist das Kinderrad (siehe Abb. 22). Es bildet die Basis und das Fundament dafür, dass wir Menschen auf diesem Planeten zur Reife gelangen und unsere eigene Heilig-keit finden können. Es wirkt auf alle vier Reifen und lehrt uns, die zwei Heiligen Gesetze, dass „alles aus der Frau geboren ist", und dass „nichts getan werden darf, das die Kinder verletzt", zu ehren.

Jede Antwort, die wir einem Kind geben, sollte es darin unterstützen, sich selbst zu helfen. Es ist wichtig, dass nicht wir „es" für sie machen. Das Rad stellt eine wunderbare Anleitung für den Umgang mit tatsächlichen physischen Kindern, dem eigenen inneren Kind oder einem ganzen Volk dar.

Im **Süden** müssen wir bereit sein, dem Kind zu helfen, wenn es seinen ersten Fehler macht. Hilf ihnen auf die Beine, wenn sie hinfallen. Wir müssen den Kindern Nahrung, Kleidung und ein Dach über dem Kopf zur Verfügung stellen. In dieser

Phase ihrer Entwicklung können sie das einfach noch nicht selbst. Du musst dir aber dessen bewusst sein, dass all diese Handlungen dazu führen, dass das Kind von dir abhängig wird.

Abb. 22:
Das Kinderrad

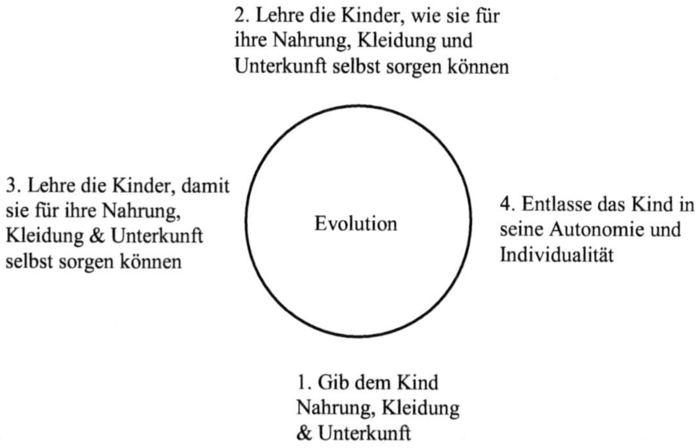

2. Lehre die Kinder, wie sie für ihre Nahrung, Kleidung und Unterkunft selbst sorgen können

3. Lehre die Kinder, damit sie für ihre Nahrung, Kleidung & Unterkunft selbst sorgen können

Evolution

4. Entlasse das Kind in seine Autonomie und Individualität

1. Gib dem Kind Nahrung, Kleidung & Unterkunft

Im **Norden**: Wenn das Kind einen Fehler wiederholt, hilf ihm auf die Beine und mach ihm Vorschläge (keine Befehle, keine moralischen Vorschriften) zu Alternativen, wie es das Ganze besser oder anders machen könnte. Schlage mindestens 3 Alternativen vor, damit es eine wirkliche Wahlmöglichkeit hat. Auf diese Weise lehrst du das Kind, sich seine Nahrung, Kleidung und Unterkunft selbst zu besorgen. Sei dir aber dessen bewusst, dass sie in gewisser Weise in dieser Phase immer noch von dir und deinen Vorschlägen abhängig sind.

Im **Westen**: Wenn das Kind den gleichen Fehler nun schon zum mindestens dritten Mal macht, hilf ihm, auf die Beine und frag es, was es davon eigentlich hat. Lehre es, Verantwortung zu übernehmen. Bestrafe es nicht, aber zeige ihm, wie es etwas wieder gut machen kann. Es ist von zentraler Bedeutung, dass Kinder lernen, dass es sinnvoll ist, den gleichen Fehler nicht mehrmals zu wiederholen. Dann können sie sich immer noch entscheiden, es doch zu tun, aber kennen den Preis. Wenn sie bereit sind, ihn zu bezahlen, ist das in Ordnung. Manche von uns lernen eben gerne unter Schmerzen. Es ist wichtig, das Kind nicht um diese Möglichkeit zu bringen. Häufig haben Mütter hier die Tendenz, das Kind zu „retten", während Väter eher dazu neigen, es zu „verfolgen". Beides macht das Kind zu einem Opfer. Gib den Kindern Werkzeuge und „Waffen" (Wissen), und lehre sie, sie zu verwenden, so dass sie sich selbst heilen können. So können Abhängigkeit und Sklaverei vermieden werden.

Im **Osten** musst du das Kind in seine Autonomie und Individualität entlassen. Es muss erwachsen werden dürfen und können. Unterstütze es darin, seine Freiheit zu erlangen und lehre es den Frieden.

Im **Zentrum** wird das Kind zu deinem Lehrer, und ihr beide lernt von der Natur, denn sie ist die größte aller Lehrerinnen.

Einer der Unterschiede zwischen den meisten Menschen von heute und einem unabhängigen Individuum besteht darin, dass letzterer sagt: „Das ist mein Problem. Was kannst du mir sagen oder mich lehren, das mir hilft, damit umzugehen?" Wohingegen Erstere einfach nur „gerettet" werden wollen.

PRAKTISCHE ANWENDUNGSMÖGLICHKEITEN

ABSICHT:
Sie besteht darin, einen Gebetsstab für die Heilung der Heiligen Reifen in und außerhalb von dir zu machen und auf zeremonielle Weise die Verbindung zu Spirit wiederherzustellen.

DU BRAUCHST:
- Einen Stab mit oder ohne Rinde, der (als Vorschlag) etwa 24cm lang ist und einen Durchmesser von etwas mehr als 1 cm hat
- Rotes, schwarzes, weißes und gelbes Garn
- Eine kleine Feder

ABLAUF:
1. Bevor du mit dem Gebetsstab an sich beginnst, schreibst du pro Hauptrichtung 2 Gebete auf. Eines davon ist für deinen eigenen Kreis (also eines, das dich persönlich betrifft), und das andere für den größeren kollektiven Kreis. Die Gebete sollten deinen Wunsch ausdrücken, dass die kaputten Reifen wieder heil und ganz werden.
2. Reinige dich, den Stab und deine Materialien mit Räucherwerk.
3. Beginne etwa 2cm von der Spitze des Stabes entfernt damit, ihn mit rotem Faden zu umwickeln. Mache mit dem roten Faden 3 „Windungen" und sprich bei jeder Windung die beiden Gebete, die du für den Süden geschrieben hast. Damit lädst du den Stab mit deiner Absicht auf.
Mach das Gleiche für die anderen Farben: Zwei Windungen mit dem schwarzen, vier mit dem weißen und 1 Windung mit dem gelben Faden.
Die Anzahl der Gebete, die nun in die Alchemie des Garns eingeflossen ist, beträgt genau 20 (der Große Geist).
4. Binde mit dem roten Garn die Feder oben am Stock fest. Dadurch können die Geflügelten deine Gebete in den Wind tragen.
5. Siehe „Zeremonielles"

ZEREMONIELLES

ABSICHT: Dich mit den Ahnen des Landes zu verbinden, wo du deinen Gebetsstab pflanzt, ein Versprechen zu machen, dass du das Deine dazu beitragen wirst, um die Reifen wieder ganz zu machen, und den Gebetsstab in die Erde zu stecken, damit sich deine Gebete verwirklichen können.

DU BRAUCHST:
- Den Gebetsstab und losen Tabak

ABLAUF:
1. Geh mit dem Gebetsstab an einen für dich kraftvollen Ort in der Natur.
2. Mache eine Ahnensprechzeremonie, wie sie auf Seite 112 beschrieben ist. Nimm den Gebetsstab in die einzelnen Richtungen mit, während du mit den Ahnen sprichst. Erzähle ihnen von deiner Absicht und den Gebeten, die der Gebetsstab trägt.
3. Wenn du mit den Ahnen im Südosten gesprochen hast, setzt du dich ins Zentrum des Kreises mit dem Gesicht nach Osten. Frage dich: „Was ist eine ganz konkrete Sache, die ich tun kann, um mitzuhelfen, dass die Reifen wieder ganz werden?"
4. Wenn du die Antwort erhalten hast, stehe auf und halte den Gebetsstab dem Universum entgegen. Sprich die Ahnen an und gib dein Versprechen. Gib dann alle Verhaftungen an den und die Gebete weg und stecke den Stab zu deinen Füßen fest in den Boden. Nimm dir vor, das Versprechen, das du gerade dem Universum gegenüber gemacht hast, auch wirklich zu ehren.
5. Verlasse den Platz. Die Zeremonie ist zu Ende.

Ein Hinweis zu Versprechen:
Wenn du ein Versprechen abgibst, ist es sehr wichtig, dass du ehrlich bist. Es ist besser, dem Universum zu sagen, dass du im Moment kein Versprechen machen kannst, als eines zu machen, das du dann nicht hältst. Versprich nichts, was außerhalb des dir Möglichen liegt. Wenn du ein Versprechen einmal ins Universum entlassen hast, vergißt das Universum es nicht, selbst wenn du dich nicht mehr daran erinnern kannst!

Der spirituelle Krieger und die Reise

Inspiration

EINES KRIEGERS WEG DES HERZENS

*All jenen, die der Erleuchtung zustreben,
sei geraten, die sichere Wahrheit in ihrem Herzen zu halten,
dass das Universum groß genug ist,
um ganz bequem alle Paradoxa und alle Mosaiksteine
in sich zu beherbergen,
die wir noch gar nicht berührt haben!*

(Unbekannt)

DER SPIRITUELLE KRIEGER UND DIE REISE

Der zweite Band von **SÜSSE MEDIZIN** hat die Entwicklung der spirituellen Kriegerschaft zum Schwerpunkt. Die darin enthaltenen Räder und Schlüssel werden dir die nötigen „Waffen" und Werkzeuge an die Hand geben, damit du dein eigener Lehrer/deine eigene Lehrerin sein und auch andere darin unterstützen kannst, sich selbst zu heilen. Die Herausforderung, der wir gegenüberstehen, besteht darin, den spirituellen Krieger bzw. die spirituelle Kriegerin in uns zu verwirklichen. Wenn wir sie annehmen, können wir auf diesem Planeten eine Realität schaffen, die die Heiligen Reifen wieder ganzmacht.

Die spirituelle Kriegerschaft zu entwickeln ist eine lebenslange Arbeit und wird manchmal auch als das „„Große Werk" bezeichnet. Du musst darin alle 5 Aspekt des Selbst entwickeln, dein Schicksal annehmen und deinen Weg des Herzens mit Integrität gehen, während du deine inneren und äußeren Feinde besiegst.

In der heutigen Zeit auf Großmutter Erde brauchen wir nicht so sehr die Krieger, die auf der Bergspitze sitzen und sich zur Erleuchtung meditieren. Statt dessen brauchen wir menschliche Wesen, die die Autorität für das übernehmen, was sie sich wünschen; die die Verantwortung für ihre Handlungen übernehmen; die die Klarheit haben, sich selbst, dem Leben und anderen Kraft zu geben; die bereit sind, Rechenschaft über die Erfüllung ihres Schicksals abzulegen; und die letztlich mit ihrer Katalysatorenergie, ihrer Seelenkraft, ihre Sexualität dazu verwenden, aus dem Opfersyndrom draußen zu bleiben, indem sie Teil der Lösung sind.

Warum ist es nötig, dass wir aufwachen, unseren Weg des Herzens finden und das Licht bzw. die Erleuchtung suchen? Im Zentrum des Rads des Lebens ist das Licht. Wenn wir geboren werden, sind wir Spirit, der in Substanz kommt - wir nehmen physische Form an. Warum? Um physische Form zu erleben, Substanz zu erforschen und dann mithilfe der physischen Meisterschaft zu lernen, formlos zu werden. In mancherlei Hinsicht wirkt das wie ein kosmischer Witz. Wir inkarnieren uns in physische, substantielle Form, um ein genügend hohes Orende zu erlangen, um formlos zu werden und jede beliebige Form annehmen zu können. Im Grunde genommen suchen wir nach einem Weg, die Notwendigkeit der Reinkarnation zu transzendieren. Du musst schon zugeben, dass die Reinkarnation mittels der Gebärmutter nicht unbedingt die mini-maxige Art ist, sich in physische Form zu begeben. Als Folge dieser Bewegung von Spirit in Substanz erfahren wir eine besondere Art von Tod, die als Geburt bezeichnet wird. An diesem Punkt werden wir zur Dichte der Substanz, treten in den Kreis des Vergessens ein und beginnen, wie eine Person, wie geformte Materie zu denken, zu glauben und zu handeln. Wir vergessen dabei, dass wir eigentlich ein Raum sind, in dem ein Körper „residiert". Wir kommen aus Spirit, sind jetzt und werden weiterhin Spirit sein.

Am Punkt unseres Geburtstodes beginnen wir uns vom Licht wegzubewegen. Das Licht repräsentiert Gott, den Großen Geist, das Große Licht. Wir gelangen hinaus an den Rand des Rads des Lebens, und es scheint, als wäre unser Licht ausgegangen. Das läßt uns in Panik geraten. In dieser chaotischen Panik aber weckt irgendetwas in uns uns plötzlich auf und wir erfahren das Licht wieder.

Also beginnen wir herumzulaufen auf der Suche nach dem Licht. Wir wissen, dass wir dorthin zurück müssen. Da das „geheime Wissen" denjenigen von uns gegeben wird, die dafür bereit sind, können immer mehr von uns bewusst entscheiden, welcher Weg der ihre ist. Das ist dann unser Weg des Herzens. Es ist für alle Menschen wichtig, ihren Weg zurück zum Licht zu finden und bereit zu sein, das, was sie lernen, offen mit anderen zu teilen, - nicht als DIE Wahrheit, aber als IHRE Wahrheit. Es ist ganz egal, welchen Weg, welche Richtung der Einzelne wählt. Wir müssen nur die Bereitschaft haben, den ersten Schritt zu machen.

Es heißt, dass jeder und jede von uns ein einzelner Energiefunke des großen Lichts ist. Wir sind eine Zelle im Kindersubstanzschild des Großen Geistes.

Wie du aus diesem Kapitel bereits weißt, gibt es Acht Große Kräfte, von denen aus du deinen Sonnentanz zum Licht zurück machen kannst. Wenn auch die meisten der großen Weltreligionen das Gegenteil behaupten - wir sind nicht alle hier, um die gleichen Erkenntnisse zu haben oder die gleichen Lektionen zu lernen. Wir sind nicht alle mit den gleichen Fragen in dieses Leben gekommen und die gleichen Antworten werden nicht unsere individuellen Visionssuchen befriedigen können. Eine meiner Freundinnen auf diesem Weg erhielt einen Brief von ihrer Mutter. Darin stand: „Meine liebe Tochter, du suchst Antworten auf Fragen, die ich nicht mal stelle." Das war der aufrichtige Versuch einer Mutter, die tiefen Gefühle ihrer Tochter zu verstehen, ihre Suche nach Wissen um der Schönheit und Freude der Reise willen, ihre Entwicklung als spirituelle Kriegerin.

Die Reise der spirituellen Kriegerschaft führt uns zum Nagualselbst. Ein Nagual ist ein Mensch des Wissens und der Weisheit. Die Reise führt auf dem Weg des Kriegers vom Bekannten ins Unbekannte. Solch ein Weg des Herzens umfaßt Disziplin, Durchhaltevermögen und eine Verpflichtung sich selbst gegenüber. Und dennoch ist diese Reise vergnüglich, freudevoll und voller Schönheit.

Ein spiritueller Krieger hat erkannt, dass der einzige Sinn oder Zweck, den das Leben hat, die einzige Bedeutung, die „Absicht" ist, mit der er bzw. sie auf die Reise geht. Daher nimmt er das Leben niemals ernst und hat jede Menge Humor in seinem Reisegepäck. Er sucht absichtlich die Veränderung, die Bewegung und den Tod als Verbündete zu gewinnen, weil sie ihm helfen, die verschiedenen Tyrannen, denen er unterwegs begegnet, anzupirschen. Als Tyrannen bezeichnen wir jeden Menschen, Ort oder jede Situation, die „deine Knöpfe drückt", dich ausrasten läßt, bzw. dir das Gefühl gibt, dass du hilflos ausgeliefert bist. Der Krieger akzeptiert die Tyrannen als seine größten Lehrer.

Wir beginnen, uns in Harmonie und im Gleichgewicht zu bewegen und lernen, uns zu verändern, wenn das Alles sich innerhalb unserer tonalen Realität verändert. Wir beginnen den Kampf mit den Tyrannen. Indem wir uns auf diese Auseinandersetzung einlassen, beginnen wir zu lernen, eine Absicht zu halten, zu pirschen und zu träumen, um mehr Gewahrsein zu erlangen, den Tyrannen konfrontieren und Punkte gegen ihn gewinnen zu können. D.h., du besiegst ihn bei seinem eigenen Spiel. Der Tyrann lernt seine Lektion auch, und ihr beide geht lachend weg.

Dieses Teaching in der tonalen Welt läßt den Krieger genügend Gewahrsein erlangen, um sich dem einzigen wirklichen Kampf im Leben zu stellen - dem Kampf des inneren Selbst. Wenn wir diesen Kampf einmal gewinnen können, können wir sehen, ob wir imstande sind, ins Unbekannte zu gehen und mit der Erinnerung daran ins Bekannte zurückzukehren. Hier finden wir unser Hokkshideh, unser höheres Selbst. So werden wir zum makellosen spirituellen Krieger.

In seinem Buch „Das Feuer von innen" drückt Carlos Castaneda es sehr gut aus: „Die neuen Seher (Naguals) von heute sind die einzig wahren Krieger. Das einzige, wonach sie suchen, ist die letztendliche Befreiung, die durch das totale Gewahrsein und die Makellosigkeit entsteht. Ihre Belohnung ist die totale Freiheit."

DER WEG DES HERZENS

Was ist das eigentlich - ein „Weg des Herzens"? Im Grunde genommen hat er zwei Aspekte. Zum einen ist er die innere Haltung und Einstellung sich selbst, dem Leben und anderen gegenüber. Auf seinem Weg des Herzens zu sein, bedeutet, Wissen um des Vergnügens und der Freude willen zu suchen und in allen 5 Aspekten zu wachsen und sich weiter zu entwickeln, indem man seine Grenzen ständig erweitert.

Zum anderen ist ein Weg des Herzens ein spiritueller Weg wie z.B. der Sweet Medicine Sun Dance Weg als Prozess mit 15 Gateways („Pforten") und 22 Graden, an dessen Ende die Erleuchtung steht. Der Prozess besteht darin, Wissen zu erlangen und persönliche Zeremonien, Gatewayzeremonien und sogenannte Kriegeraufgaben zu machen, die den Schüler darin unterstützen, sich auf seiner spirituellen Suche selbst zu erkennen. Da der Krieger in seinem Alltag häufig mit neuen, seltsamen und gelegentlich sogar unerwarteten Situationen konfrontiert ist, muss er in seinem Verhalten flexibel sein, um jeweils in Einklang bleiben zu können. Da gilt es dann auch, bequeme Gewohnheiten loszulassen. Die Kriegeraufgaben zwingen den Lehrling, sich andere und neue Zugangsweisen zum Leben anzusehen und stellen ihm Werkzeuge und „Waffen" zur Verfügung, mit denen er erfolgreich wachsen kann.

Es gibt viele und verschiedenste Wege der Schönheit, die wir im Laufe der Entwicklung unserer Seele zu persönlicher Erfüllung und Erleuchtung einschlagen können. Der erste und üblicherweise schwierigste Schritt auf dem Weg ist der, überhaupt erst mal herauszufinden, welcher für einen selbst der stimmigste und passendste Weg ist. Er stellt ja die Art und Weise, das Ziel zu erreichen, dar und nicht das Ziel selbst. Dessen sollte man sich immer bewusst bleiben.

Jeder Weg des Herzens, und insbesondere ein Kriegerweg, hat die Absicht, uns aus dem Kreis unserer Begrenzungen und Einschränkungen hinaustreten zu lassen, die wir uns von Geburt an auf erlegt haben oder ließen. Offensichtlich hat unsere bisherige Lebensweise nicht so gut funktioniert, sonst würden wir ja nicht dieses Bedürfnis nach Veränderung verspüren. Wenn wir uns auf einen Weg des Herzens begeben, öffnen wir uns dafür, unser Buch des Lebens umzuschreiben, damit mehr von der Spiritpersönlichkeit unseres wahren Wesens darin zum Ausdruck kommen kann. Wenn wir im Spiegel unser eigenes Spiegelbild sehen wollen, müssen wir darauf vorbereitet sein, dass der Spiegel zerbricht. Das heißt in anderen Worten, dass wir bereit sein müssen, in unseren Schatten zu schauen und die bisher nicht erkannte Schönheit dessen zu leben, was wir in dieses Leben mitgebracht haben. Dadurch verwandelt sich unser Spiegelbild in unser Heiliges Bildnis.

Wenn man beginnt, einen Weg des Herzens zu gehen, ist man meist total aufgeregt, lernt mit Begeisterung und entdeckt viel Einzigartiges darüber, wer man eigentlich ist. Dann geschieht etwas Interessantes. Etwa im 3. Gateway ist die äußerste Haut der Zwiebel abgeschält, und der Mensch beginnt, in die tieferen Schichten des Selbst vorzudringen. Ihm (ihr natürlich auch) wird klar, dass etwas sterben muss, wenn er Verhalten und Substanz wirklich verändern will. Sterben müssen all die negativen Muster und Bilder, die ihn im Zyklus des Schmerzes festhalten und ihn an Freude und Vergnügen hindern. Also beginnt dieser Mensch mit dem „Wege-Hüpfen", wie ich es nenne. Er begibt sich auf einen anderen spirituellen Weg, bis es dort zu tief wird, dann auf den nächsten, usw.. Es gibt einen alten Country & Western Song, an den mich das erinnert: „Everybody wants to be Hank Williams, but nobody wants to die" (frei übersetzt etwa „Jeder möchte gern jemand anderes sein, aber keiner will dafür sterben").

Wenn du in deinem Leben wirklich etwas verändern und deine Seele wachsen lassen möchtest, musst du dich deinem Weg des Herzens mit deinem Herz, Mind, Körper, Spirit und deiner Seele verpflichten, Disziplin haben und durchhalten.

DIE BEZIEHUNG ZWISCHEN LEHRER UND SCHÜLER

Wenn jemand eine Zeitlang auf einem Weg gelernt hat und in sich bemerkt, dass dieser Weg „in seinem/ihrem Herzen tanzt", dass er genügend Tiefe hat, um den Menschen herauszufordern, in sein Hokkshideh zu gehen, entscheidet er sich für die Lehrlingschaft. Das ist eine Verpflichtung, nicht nur dem Weg gegenüber, sondern vor allem dem persönlichen Wachstum und seiner eigenen Entwicklung gegenüber. Auf dem Sweet Medicine Sun Dance Weg werden dem Lehrer, der den Lehrling leiten soll, üblicherweise eine Medizindecke und Tabak übergeben, um die gemeinsame Reise zu symbolisieren. Andere Wege verwenden andere Symbole. Die Beziehung, die sich zwischen einem Lehrling und seinem Lehrer entwickelt, ist eine besondere. Sie setzt die alchemische Reise des Lehrlings durchs Leben in Gang.

Jemanden zu lehren, sich durch das Netz, den Irrgarten und die Matrix der Illusionen des Shideh bzw. niederen Selbsts hindurchzuarbeiten, ist keine leichte Aufgabe. Damit sie erfüllt werden kann, muss es zu einer besonderen Art der Interaktion zwischen der Persönlichkeit des Lehrers und der des Lehrlings kommen. Damit sich der Lehrling wirklich und wahrhaftig selbst sehen kann, seinen Kreis und insbesondere seine unproduktiven Muster, muss er sich seiner Illusionen entledigen, und seine alte Persönlichkeit des Shideh muss verfeinert werden. Er muss immer geschickter die Masken aufsetzen können, die er braucht, um im Spiel des Lebens erfolgreich zu sein. Der Lehrer macht einen sogenannten „Maskentanz". Das bedeutet im Grunde, dass er zum Tyrannen und Trickster des Lehrlings wird, bis letzterer im Prozess der Gateways zu seinem eigenen wahren Meister wird, seinem inneren höheren Selbst bzw. Hokkshideh.

Je genauer man das Spiel des Lebens untersucht, desto klarer wird es, dass wir das Leben eigentlich nicht allzu ernst nehmen können. Wenn man es zu ernst nimmt, hat man vergessen, dass es nur die Bedeutung hat, die ein Krieger ihm gibt. Wenn ein Krieger über sich und das Leben lachen kann, beginnt er, seinen „magischen Charakter" zu entwickeln, und das macht das Spiel interessanter. Er beginnt, sich mit einer Aura des Rätselhaften zu umgeben, enthüllt kaum etwas über sich und bestätigt nur selten Information über sich. So wird er zum Unbekannten.

Der Rat der Ältesten an Lehrlinge in den unteren Gateways ist ganz simpel: „Sei rätselhaft! Dadurch bekommt das Spiel mehr Würze, der Spirit mehr Spaß; der Körper einen wirksamen Schutz, ganz zu schweigen von der Freude fürs Herz und der Freiheit für den Mind!"

DAS SCHICKSALSRAD

Was bringt jemanden dazu, Lehrling zu werden bzw. mit Disziplin und Hingabe seinen/ihren Weg des Herzens zu gehen? - Die Tatsache, dass er seine heilige Vision immer deutlicher erkennt und mehr und mehr dazu imstande ist, Botschaften aus der Ahnengeistwelt unverfälscht zu integrieren. Aber bitte Vorsicht: Botschaften aus der Spiritwelt können nur Gültigkeit haben, wenn sie in Einklang mit den 30 Heiligen Gesetzen sind!

Abb. 23:
Das Schicksalsrad

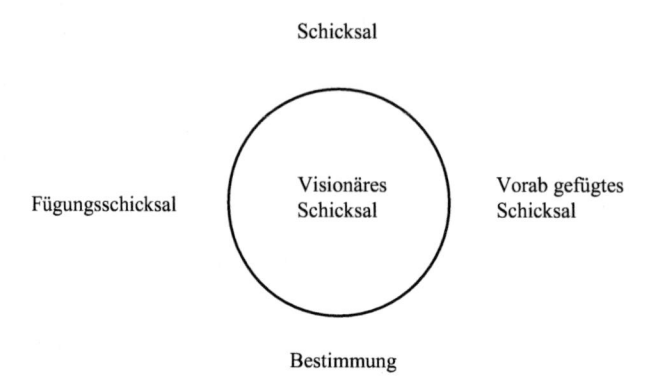

```
                        Schicksal


                      ┌─────────┐
                      │Visionäres│   Vorab gefügtes
   Fügungsschicksal   │Schicksal │      Schicksal
                      └─────────┘


                      Bestimmung
```

„**Bestimmung**" ist die Art und Weise, wie das Universum uns dazu bringt, die Autorität für unser Schicksal zu übernehmen. Sie sitzt im Süden, hat daher also immer die emotionale Energie von Schicksal. Bestimmung hat damit zu tun, wie du das interpretierst, was der innere Dialog deines Gehirns darüber sagt, wie du mit den

Dingen in deiner Welt umgehst. Bestimmung hat mit dem zu tun, was dich wirklich glücklich macht. Du kannst deine Bestimmung verwirklichen, indem du emotional fließt und emotionales Gleichgewicht und Kontrolle hast. Die heilige Vision drückt sich darin aus, dass man die Heiligen Gesetze und einen hohen „Qualitätsstandard" über alles stellt, was man selbst als Person oder Persönlichkeit ist. Dein höheres Selbst wird nie die Heiligen Gesetze verletzen. Es hält dein heiliges Feuer intakt, so dass du dein heiliges Schicksal erfüllen kannst.

„Schicksal" im Norden ist eine deutlichere Aufforderung des Universums. Es hat mit mentaler Energie zu tun. Die Herausforderung an diesem Platz besteht darin, das zu leben, wovon wir reden, Führungsaufgaben zu übernehmen und sich selbst, dem Leben und anderen Kraft zu geben. 80% unseres Lebens haben wir bereits vorherbestimmt. Somit bleiben noch 20% unserem freien Willen überlassen. Wenn wir unser Schicksal annehmen, bedeutet das, dass wir alles annehmen, was uns das Universum an Möglichkeiten zur Veränderung und für verstärktes Körperwissen als Herausforderung anbietet.

„Fügungsschicksal" bedeutet, dass du in die Erinnerung daran, wer du wirklich bist, eintrittst, und all die verschiedenen Mosaiksteine deines Lebens sich zu einem Ganzen fügen. Das geschieht mithilfe der Rekapitulation - indem du alle Ereignisse deines Lebens vom Jetzt bis zum Anfang rückwärts rekapitulierst. Es sitzt im Westen. Im Körper encodiertes Wissen ist wie die Alchemie der Natürlichkeit. Du weißt einfach, ohne zu wissen, wie du zu diesem Wissen kommst. In anderen Worten - du nimmst mit deinem physischen Körper die Gabe an, die du hast, ohne sie zu analysieren. Es geht hier um die Spiritpersönlichkeit deines wahren Wesens, um dein natürliches Selbst.

„Vorab gefügtes Schicksal" ist die unvermeidbare Verwandlung von Karma. in Dharma. Diese Ebene von Schicksal überträgt die Lektionen all deiner vergangenen Leben auf alle physischen Körper der gleichen Spiritpersönlichkeit. Du begreifst deine heilige Vision, was dein menschliches Herz mit einem unbeugsamen Lebenswillen erfüllt. Das ist der Ort, wo sich der innere Strom der Lebendigkeit als absolute körperliche Gesundheit ausdrückt.

Im Zentrum des Rades sitzt das **„visionäre Schicksal"**. Hier erhaschst du Blicke darauf, wer du in der Spiritpersönlichkeit deines wahren Wesens wirklich bist. Du bist vertraut mit der wahren Vision von dir und hast deine Identität als „Person" abgelegt. Diese visionären Erfahrungen enthüllen dir das Geheimnis deines heiligen Bildnisses. Der Schlüssel an diesem Platz liegt darin, deinem Körper immer mehr sexuelles Vergnügen, Zeremonien und visionäre Erlebnisse zu gönnen.

Wenn du deinen Weg des Herzens mit Disziplin gehst, beginnst du zu wachsen und dich zu verwandeln. Du widmest dich der Entwicklung deiner wahren individuellen und autonomen Freiheit und fließt mit dem Strom der Lebendigkeit mit. Dadurch begibst du dich auf das Rad des Schicksals und beginnst die vielen Schichten dessen zu erforschen, wofür du wirklich hierher gekommen bist. Hyemeyohsts Storm sagte immer, Schicksal bedeute, 10 Schritte der Individualität zu machen, dann 10 Schritte der Autonomie und dann 10 Schritte der Freiheit. Die Erfüllung und Vollendung der heiligen Vision ist die Arbeit an jedem dieser Schritte.

DAS RAD DER
FÜNF WAHRNEHMUNGSARTEN DER REALITÄT

Schauen wir uns eine „Waffe" an, die auf der Reise des spirituellen Kriegers eines der wichtigsten Räder darstellt, die es gibt. Wenn du dieses Wissen wirklich in Körperwissen verwandeln kannst, kannst du unmittelbar damit beginnen, dich von Schimpf Schuld, Schande und negativen Gefühlen zu befreien.

Dieses Rad hat mit unserem grundlegenden Wunsch nach Aufmerksamkeit zu tun. Es ist ein „Heilmittel" für alle, die ihr Leben danach ausrichten, was andere Leute über sie denken könnten. Als Krieger und Kriegerin, die ihren individuellen und autonomen Tanz des freien Denkens tanzen, ist es unvermeidlich, dass du auf Menschen triffst, die das, was du das tust, nicht gut finden, insbesondere Familienmitglieder und Freunde. Wenn du dieses Rad wirklich tief in dich einsinken läßt und lebst, hilft es dir, frei das zu tun, was für dich stimmig ist - ganz egal, was irgendjemand davon halten oder darüber denken mag.

Als Erstes ist es wichtig, sich des Unterschieds zwischen Wahrnehmung und Realität bewusst zu sein. Nimm mal an, du hast mit jemandem Streit. Danach wirst du deine Wahrnehmung davon haben, was geschehen ist, und der andere wird seine Wahrnehmung davon haben. Daneben gibt es aber auch noch die Realität dessen, was geschehen ist. Sie umfaßt alle Aspekte dessen, was in dieser Interaktion ablief. Die Wahrnehmung, die du und der andere haben, ist emotional gefärbt - und das verzerrt die Realität. Wenn du auf der Grundlage deiner Emotionen etwas erlebst, hat es häufig nur wenig mit dem gemeinsam, was tatsächlich geschieht. Im Rahmen deiner Konditionierung als Person bist du aber natürlich völlig überzeugt davon, dass das, was du da wahrnimmst die Realität ist.

Abb. 24:
Das Rad der fünf Reaktionen

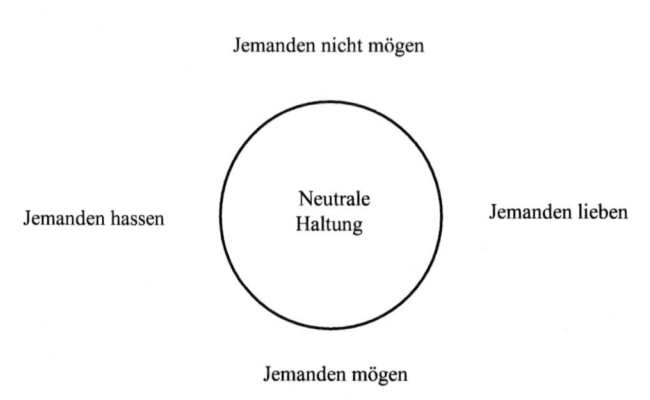

Jemanden nicht mögen

Jemanden hassen — Neutrale Haltung — Jemanden lieben

Jemanden mögen

Wenn jemand einen Kommentar zu dem abgibt, was du tust oder sagst, beruht der immer auf der subjektiven Wahrnehmung dieses anderen Menschen von deiner

Aussage oder Handlung. Realistisch gesehen hat das möglicherweise aber überhaupt nichts mit dir zu tun, sondern ist eben nur seine oder ihre subjektive Wahrnehmung von dir und deiner Handlung.

Zum Beispiel: Du willst dir freinehmen, um mit einem potentiellen Geliebten bzw. einer potentiellen Geliebten wegzufahren, den/die du gerade erst kennengelernt hast. Nehmen wir an, dass das überhaupt nicht deiner „üblichen Art" entspricht. Wenn du anderen Menschen von deinem Vorhaben erzählst, wirst du fünf verschiedene Reaktionen darauf bekommen. Diese Reaktionen haben nicht das Geringste mit dir, aber jede Menge mit der subjektiven, emotionalen Wahrnehmung der anderen zu tun.

Sehen wir uns nun also die fünf möglichen Reaktionen an (Abb. 24).

Süden: Die eine Reaktion, die du möglicherweise bekommst, ist eine Wasserreaktion. Das ist die Energie, dass dich jemand mag, die Energie von Freundschaft, Kameradschaft, Verbündete-Sein. Im konkreten Beispiel könnte diese Reaktion z. B. lauten: „Na ja, du arbeitest ja wirklich schwer, und der Jüngste bist du auch nicht mehr, also nutze diese Gelegenheit doch, solange sie sich dir bietet!" Hier bekommst du also Freundschaft und Verständnis.

Norden: Die zweite mögliche Reaktion ist eine Windreaktion. Das ist die Energie von jemandem, der dich nicht mag, die Energie eines Antagonisten. Diese Reaktion versucht, dich hinsichtlich deiner Entscheidung „runterzumachen". Sie könnte z. B. folgende sein; „Das ist doch verantwortungslos, wenn du dir für so etwas frei nimmst. Wenn du auch nur einen Funken Anstand und Moral im Leib hättest, würdest du nicht mit jemandem in Urlaub fahren, den du gerade getroffen hast."

Westen: Die nächste Reaktion, die du erhalten könntest, ist eine Erdreaktion. Das ist die Energie von Haß, Angriff oder Verfolgung. Zum Beispiel: „Sie sind gefeuert, wenn sie wenn Sie wegfahren." oder „Du bist nicht mehr mein Sohn/meine Tochter. Komm mir ja nie mehr unter die Augen!"

Die **Ost**reaktion ist die Feuerreaktion. Sie hat mit Liebe zu tun, mit einer Mischung aus Ehrlichkeit, Integrität, Achtung und Rapport, die gelegentlich bis zu einer regelrechten Verehrung geht. Sie könnte in etwa so lauten: „Egal, was du tust - ich liebe dich." „Wichtig ist, dass du glücklich bist." „Ich würde mitfahren, wenn ich könnte." „Das ist ein ziemlich großes Risiko; ich bewundere dich dafür, dass du es eingehst."

The fünfte mögliche Reaktion ist eine **Zentrum**sreaktion. Sie ist von neutraler Energie getragen; dem anderen Menschen ist es egal, ob du wegfährst oder nicht. Manchmal ist das die Energie von Interesselosigkeit. Sie kann aber auch ein Akt der Kraft sein, in dem Sinne, dass der oder die andere „nicht-tut", sich nicht sorgt bzw. im Kreis der Akzeptanz der Freiheit steht. Für die Zentrumsreaktion entscheidet sich der Krieger/die Kriegerin, um Be- und Verurteilungen zu vermeiden. So etwas wie z. B.: „Ah ja?!" „Wir sehen uns dann..." oder vielleicht gar kein Kommentar.

Die meisten Menschen möchten, dass die anderen sie lieben oder mögen. Sie wollen nicht abgelehnt und schon gar nicht gehaßt werden. Interessanterweise wollen die meisten von uns aber auch nicht, dass andere ihnen gegenüber eine neutrale Haltung einnehmen. Sogar nicht gemocht oder gehaßt zu werden erscheint den meisten als wünschenswertere Reaktion als Neutralität. Sehen wir uns jetzt die Wahrscheinlichkeiten an: Wenn du es vorziehst, geliebt oder gemocht zu werden stehen deine Chancen 2 zu 3. Viel Geld würde man im Rahmen einer Wette darauf nicht setzen. Und trotzdem erwarten wir möglichst nur diese Reaktionen von anderen und sind am Boden zerstört, wenn wir mit einer der anderen konfrontiert werden. Die Reaktion an sich ist nicht das Problem, sondern unsere innere Haltung dieser Reaktion gegenüber.

Jesus war ein makelloser Krieger. Alle seine 10 übersinnlichen Talente waren zur höchsten Perfektion entwickelt. Er war ein großartiger Heiler und Krieger, und trotzdem, erhielt auch er diese fünf Reaktionen. Manche mochten ihn, wollten ihn zum Verbündeten und Freund. Andere mochten ihn nicht, fanden sein Verhalten verrückt und machten sich über ihn lustig. Es gab welche, die ihn liebten und verehrten, sein Leben zu einer Religion machten. Und schließlich war er auch mit Menschen konfrontiert, die ihn so sehr haßten, dass sie ihn kreuzigten. Ist es angesichts der Makellosigkeit seines Tanzes nicht völlig unrealistisch, anzunehmen, dass du nur geliebt und gemocht werden solltest für das, was du in deinem Leben tust?!

Es ist wichtig, sich dessen bewusst zu sein, dass du, ganz egal, wer du bist, immer eine dieser 5 Reaktion erhalten wirst - ganz egal auch, wie makellos dein Verhalten in Wirklichkeit ist. Als ich dieses Teaching hörte, sagte ich mir: „Ja dann kann ich mir doch genauso gut die Freiheit erlauben, genau das zu tun, was ich möchte, solange ich dazu bereit bin, die Verantwortung für meine Handlungen zu übernehmen."

Es ist eine sehr bedeutende Entscheidung, sich auf seinen Weg des Herzens zu begeben. Die Reise führt über viele Hügel und durch etliche Täler und hat auch jede Menge Schlaglöcher. Wenn du dann so wächst und dich veränderst und Teil der Lösung auf Großmutter Erde wirst, sind die Belohnungen unglaublich groß. Zum Abschluss dieses Kapitels möchte ich einen der großen Naguals zum Thema der Entwicklung zum Krieger zitieren:

„Diese Art von Mensch geht zentriert durchs Leben, ist immer im Jetzt und freut sich still und tief über jeden und jede, dem bzw. der er begegnet. Dieser Mensch bleibt, läßt sich nicht beeinträchtigen von den Regeln, Gesetzen oder Glaubenssystemen, die das Erdbewusstsein einschränken. Er bzw. sie ist den emotionalen Reaktionen gegenüber nicht anfällig, die das Wasserbewusstsein trüben. Dieser Mensch wird nicht von dem Ehrgeiz oder den Ängste angetrieben, die das Feuerbewusstsein beherrschen, noch läßt er sich vom Konzept von Gut/Böse, richtig/falsch, moralisch/unmoralisch oder ethisch/unethisch in die Irre führen, die aus dem Intellekt auftauchen, der innerhalb des Windbewusstseins funktioniert. Seine bzw. ihre Persönlichkeit wird so klar, dass da gar keine Persönlichkeit mehr zu sein scheint. Diese stillen Schattenkrieger sind so eng in Kontakt mit ihrem wahren Wesen, dass man ihre Handlungen nicht mehr vorhersehen kann; und so kann man sie auch nicht mehr kontrollieren. An ihnen kann man die wahre Freiheit des Kriegers beobachten: sie sind nie und nirgends, auf keine wie auch immer geartete Weise irgendjemandem oder irgendetwas hilflos ausgeliefert. Mit ihren sechs Schwertern der Klarheit geben sie in Schönheit: mit dem Selbstgewahrsein, der

Selbstakzeptanz, der Selbstwertschätzung, dem Selbstvergnügen, der Selbstliebe und der Selbstver-wirklichung. Sie brauchen niemandes Anerkennung, Wertschätzung oder Akzeptanz, denn sie erhalten all das vom Großen Geist und von ihrem höheren Selbst, denn sie haben ihren Weg des Herzens gefunden!"

PRAKTISCHE ANWENDUNGSMÖGLICHKEITEN

ABSICHT:
Der Zweck der im Folgenden beschriebenen sogenannten Kriegeraufgabe ist es, das Rad der 5 Reaktionen in Körperwissen zu encodieren. Bei einer Kriegeraufgabe ist es immer wichtig, sie aus der objektiven Haltung des Kriegers heraus zu machen. Dadurch gelangst du zu einer anderen Sichtweise von dir selbst.

ABLAUF:
Mache mindestens 3 Monate lang folgendes:

1. Praktiziere Neutralität.
   Wenn dir jemand etwas erzählt oder du etwas tun willst, beurteile nichts und sehe so deutlich und klar wie möglich das Gesamtbild. Bleibe im Kreis der Freiheit stehen.
2. Sorge dafür, dass du bekommst, was du brauchst, und übernimm die Verantwortung für deine Handlungen.
3. Sei, wer du bist, weil du weißt, wer du bist.
   Unterlasse alle Versuche, von außen Aufmerksamkeit zu bekommen oder akzeptiert werden zu wollen.
3. Benutze die hellen Pfeile:
   Selbstgewahrsein, Selbstakzeptanz, Selbstwertschätzung, Selbstvergnügen, Selbstliebe, Selbstverwirklichung und Makellosigkeit (siehe zweites Kapitel im ersten Band von **SÜSSE MEDIZIN**).

ZEREMONIELLES

ABSICHT: Sie liegt darin, auf einer Visionswanderung mit den 4 Welten zu sprechen und herauszufinden, was für dich am Beginn deiner Reise als spiritueller Krieger bzw. spirituelle Kriegerin besonders wichtig ist. Darüber hinaus wirst du deinen „Zweifels-Vertreibung-Schrei" finden, wie ihn die Aborigines nennen. Er kommt von ganz tief in dir drinnen und vertreibt sofort jeglichen Zweifel aus deinem Kreis. Die Zeremonie besteht aus zwei Abschnitten.

DU BRAUCHST:
- Maismehl (Corn Paho)
- Gebetszigarette
- losen Tabak

ABLAUF:
1. Abschnitt - die Visionswanderung

1. Suche dir einen Platz in der Natur, wo du ungehindert umherwandern kannst.
2. Beginne zu gehen, bis du zu einem Baum oder einem anderen Vertreten der Pflanzenwelt kommst, der dich anzieht. Frag ihn, ob er bereit ist, mit dir zu sprechen. Setze dich hin und stelle folgende Frage: „Womit muss ich mich hinsichtlich meines emotionalen Aspekts beschäftigen, was muss ich lösen, um zu einem spirituellen Krieger werden zu können?" Du kennst natürlich auch noch andere Fragen stellen, die den Süden betreffen. Wenn das Gespräch zu Ende ist, läßt du dem Baum etwas Maismehl da und gehst weiter.
3. Lass dich nun zu einem Stein oder einem anderen Vertreter der Mineralwelt ziehen. Frag ihn, ob er bereit ist, mit dir zu reden, setze dich hin und frage: „Womit muss ich mich hinsichtlich meines physischen Aspekts beschäftigen, was muss ich lösen, um zu einem spirituellen Krieger werden zu können?" Stelle auch noch andere Fragen, die den Westen betreffen. Lass deinen mineralischen Gesprächspartner etwas Maismehl da und geh weiter.
4. Suche ein Tier und frage es, ob es bereit ist, mit dir zu sprechen. „Womit muss ich mich hinsichtlich meines mentalen Aspekts beschäftigen, was muss ich lösen, um zu einem spirituellen Krieger werden zu können?" Alle Fragen, die mit dem Norden zu tun haben, haben hier Platz. Auch dem Tier läßt du dann etwas Maismehl da und gehst weiter.
5. Suche das Gespräch mit zwei Menschen (nicht unbedingt gleichzeitig). Wenn du ein Mann bist, suche dir eine weise Großmutter und ein kleines Mädchen. Wenn du eine Frau bist, sprich mit einem weisen alten Mann und einem kleinen Jungen. Die Frage lautet: „Was bedeutet es, ein Krieger/eine Kriegerin zu sein?" Gib ihnen nach dem Gespräch etwas Maismehl oder ein anderes Geschenk und geh weiter.
6. Geh nun an einen Ort, an dem du völlig alleine bist. Nimm etwas Maismehl oder zünde eine Gebetszigarette an. Halte sie hoch und ehre damit alles, was

oben ist. Berühre damit die Erde und ehre alles, was unten ist. Biete sie jeder der Richtungen an, wobei du im Süden beginnst. Rufe die Ahnen an, die dich immer schon lieben und stelle folgende Frage: „Womit muss ich mich hinsichtlich meiner Sexualität beschäftigen, was muss ich lösen, um ein spiritueller Krieger zu werden?" Wenn du die Antwort erhalten hast, das Gespräch zu Ende ist, überlasse das Maismehl bzw. den Tabak der Zigarette dem Wind.

2. *Abschnitt - Der Zweifels-Vertreibungs-Schrei*

1. Beginne nun wieder zu wandern und bitte an einem Punkt, der sich stimmig anfühlt, die Ahnen, dich deinen Zweifels-Vertreibungs-Schrei hören zu lassen.
2. Wenn du ihn hörst, lasse ihn einige Male erschallen und in dir schwingen. Probiere ihn aus und schau, wie er sich anfühlt.
3. Wende dich gegen Süden und gib ihn dem Süden bekannt, damit deine Emotionen ihn von nun an erkennen.
4. Gib ihn dem Westen bekannt und encodiere ihn in deinen physischen Körper.
5. Gib ihn dem Norden bekannt und nimm, die Kraft, die du dir selbst gibst, in Empfang.
6. Gib ihn dem Osten bekannt und erkläre deine Entschlossenheit, jeglichen Zweifel aus deinen Kreis zu verbannen.
7. Lass den Ahnen etwas Tabak da, und geh weg. Die Zeremonie ist zu Ende.

Das Kriegerdasein hat seine Aufs und Abs. Diesen Zweifels-Vertreibungs-Schrei kannst du immer benutzen, wenn sich der Zweifel in deinen Kreis schleicht. Wenn du alleine bist, kennst du ihn natürlich laut ausrufen. Er ist allerdings ebenso wirksam, wenn du ihn innerlich erschallen läßt.

3

DIE TYRANNEN DES LEBENS
EIN SPIEGELTANZ

Inspiration

Wir wissen, dass nichts den Geist eines Kriegers so zu stählen vermag, wie die Herausforderung, sich mit unmöglichen Leuten in Machtpositionen herumzuschlagen. Nur in solchen Situationen findet der Krieger die Nüchternheit und Gelassenheit, die es braucht, um die Gegenwart des Unbekannten zu ertragen.

Don Juan in „Das Feuer von innen" von Carlos Castaneda

EINFÜHRUNG

Seit Menschengedenken hat es Unterdrücker und Opfer, Verfolger und Verfolgte gegeben. Wenn du zwei oder mehr Menschen in einen Raum setzt, sie mit Macht und Selbstwichtigkeit experimentieren läßt, angeführt von einer Portion Unreife, dann wirst du viele Beispiele beobachten können, wie sich Menschen gegenseitig drangsalieren und tyrannisieren.

Man braucht gar nicht so sehr in seiner Erinnerung zu graben, um zu erfahren, welchen Schaden ein ungebremster Tyrann anrichtet kann. Du brauchst nur dein eigenes Leben anzuschauen und wirst die Zeichen erkennen, die dir zeigen, dass du von einer Person tyrannisiert wirst oder wurdest, nur zu dem Zweck, dass du genau das tust, was sie will. Ihre herzzerreißenden Geschichten bringen dich aus deinem emotionalen Gleichgewicht und aus deiner Kontrolle, du hast in ihrer Gegenwart das Gefühl, Opfer zu sein und verlierst sehr viel Energie und bekommst durch diese Einschüchterungen ein Gefühl der Unterlegenheit.

Eine verblüffende Tatsache ist, dass diese Tyrannen keine Fremden sind, sondern vielmehr Menschen, die wir lieben: unsere Kinder und Ehepartner, für deren Verhalten wir innerlich viele Entschuldigungen finden. Im Grunde genommen geht es hier um dein eigenes Selbstwertgefühl. Verdienst du es wirklich, in Harmonie und Frieden zu leben? Verdienst du die Freiheit, die Energie in deinem Leben auf deine Art, nach deinen eigenen Prioritäten zu gestalten? Musst du Sklave der Launen und Wünsche anderer sein oder verdienst du die grenzenlose Energie, um dein Leben zu leben? Nur du kannst diese Fragen beantworten. Wenn es einen Tyrannen in deinem Leben gibt, ganz gleich welchen, dann kannst du diesen dazu benutzen, mehr über dich selbst zu erfahren und deinen eigenen Charakter zu entwickeln.

Das schlimmste bei der Begegnung mit einem Tyrannen ist, dass wenn wir ihn nicht aufhalten und ihm keinen klarer Spiegel vorhalten, wie er uns tyrannisiert, er weitermachen und dabei noch besser werden wird. Das bedeutet, dass er dich noch mehr einschüchtern wird und du wahrscheinlich noch mehr Energie verlieren wirst. Du kannst heute dieses tyrannisierende Verhalten beenden, jetzt in diesem Augenblick, wenn du weißt, mit welchem Tyrannentyp du es zu tun hast und dann die entsprechende Strategie einsetzt, um ihn zu stoppen. Du kannst aber auch noch mehr tun: du kannst diesen Tyrannen „aus den Angeln heben". Das bedeutet, du hältst ihm den Spiegel vor, damit er sein tyrannisierendes Verhalten erkennen kann und so hilfst du ihm, das Potential zu erkennen, um wirkliches Glück in sein Leben zu bringen. Genau das hat er ja ursprünglich versucht, allerdings mit der falschen Strategie.

Es braucht Mut, den wohldurchdachten Plan eines Tyrannen zu durchkreuzen. Du musst in deinen eigenen Schatten sehen, um zu entdecken, wo du zum ersten Mal diesem Tyrannen die Tür geöffnet hast. Du musst auf deinen inneren Krieger zählen, der Pirscher ist und bestimmt, dein Leben mit Selbstkontrolle, Disziplin, Voraussicht, Timing und Wille in die Hand zu nehmen. Wenn du lernst, den äußeren Tyrannen aus den Angeln zu heben, wirst du sehr wertvolle Informationen und

Einsichten darüber erhalten, wie du mit dem größten Tyrannen von allen umgehen musst - mit dir selbst!

In diesem Kapitel wirst du die verschiedenen Gesichter der Tyrannen kennenlernen. Zum einen wirst du die Tyrannen Raum, Zeit und Umwelt kennenlernen. Zum anderen wirst du etwas über die „zweibeinigen Tyrannen" und ihren Fokus erfahren, wenn sie dich tyrannisieren. Du wirst klar erkennen, wo du die Tür geöffnet und den Tyrannen hereingelassen hast. Das Beste aber ist, dass du in diesem Kapitel lernst, wie du jeden einzelnen Tyrannen davon abhalten kannst, dir die Lebenskraft zu stehlen. Du lernst, wie du ihn aus den Angeln heben kannst, um dir und dem Tyrannen die wahre Lehre zugänglich zu machen.

In diesem Kapitel findest du praktische Anwendungsmöglichkeiten, die dir zeigen, wie du mit diesem Wissen arbeiten kannst. Mit den Zeremonien kannst du das Wissen in deinen Körper integrieren.

Viel Spaß beim Pirschen!

Vorbereitung:
Begegnung mit den Tyrannen

Inspiration

*Meine Erfahrung ist, dass Leute,
die keine Laster habe,
auch sehr wenig Tugenden besitzen.*

Abraham Lincoln

„Mami, warum kann ich dieses Spielzeug nicht haben?" „Mami, ich weiß, dass ich schon einmal gefragt habe, aber darf ich Samstag Abend weggehen? Darf ich?" Diese und andere stichelnden Fragen bekommen Eltern auf der ganzen Welt zu hören. Es sind einfach Fragen von jungen Menschen, um das zu bekommen, was sie wollen. Es spielt dabei überhaupt keine Rolle, ob sie diese Frage zum fünfzehnten Mal innerhalb von zwei Stunden stellen. Es ist die vorsätzliche Strategie und Taktik eines Tyrannen, dich zu zermürben, bis er das bekommt, was er will.

Du hörst am anderen Ende der Telefonleitung die Stimme deiner Mutter und aus ist es mit der Ruhe an diesem wunderschönen Tag, an dem du ausspannen wolltest. Mit trauriger, fast deprimierter Stimme behauptet sie, Bedürfnisse zu haben, die du ihr erfüllen musst. Bevor du es merkst, fühlst du dich zerrissen und bekommst Schuldgefühle, was du nun tun sollst. Es ist die vorsätzliche Strategie und Taktik eines Tyrannen und seine volle Absicht, mit deinem Sinn für richtig und falsch zu spielen, um das zu bekommen, was er will.

Oder du hast gerade ein Projekt abgeschlossen und fühlst dich richtig gut, und dann quält dich dein Chef in Bezug auf deine Arbeit. Er setzt dich mental herab und kritisiert die Qualität des Projekts. Es könnte die vorsätzliche Strategie und Taktik eines Tyrannen sein, nur mit der Absicht, dich herabzusetzen, um sich selbst durchzusetzen bzw. zu erhöhen, damit er sich dir überlegen fühlen kann.

Diese Situationen beschreiben nur drei von neun Tyrannen, die dir das Leben schwer machen können. Entweder wir sind schon selbst in solchen Situationen gewesen oder kennen jemanden, der das erlebt hat. Oft gehen wir aus dieser Situation heraus und fühlen uns am Gängelband dieser Tyrannen, besonders wenn wir eine Beziehung mit ihnen haben. Wir fühlen uns hilflos haben wenig Hoffnung, etwas dagegen tun zu können.

Wichtig ist, dass wir uns daran erinnern, dass wir bei allem im Leben eine Wahl haben und wir selbst wählen, ob wir am Gängelband dieser Tyrannen sind und Energie verlieren oder ob wir sie anpirschen und aus den Angeln heben, um Energie, Autonomie, Individualität und die fünf Huaquas zu gewinnen: Gesundheit, Hoffnung, Glück, Harmonie und Humor.

Die meisten Menschen denken bei dem Wort Tyrann an ein feststehendes Bild von einem Diktator wie beispielsweise Idi Amin, der ein Land kontrolliert. Das sind Tyrannen, die Menschen unterdrücken und irgendwie gegen ihren Willen festhalten. Es ist wichtig, diesen Blickwinkel zu erweitern, denn Tyrannen können auch viel versteckter und subtiler auftreten, oft verkleidet als Menschen, die wir lieben: Ehepartner, Geliebte, Kameraden, Kinder, Eltern, Freunde und Nachbarn. Allerdings, genauso wie ein unterdrückender Tyrann dir dein Leben und deine Lebensenergie rauben kann, so kann auch ein viel unscheinbarerer Tyrann dich Energie kosten und sogar deine Gesundheit beeinträchtigen.

Schauen wir einmal im Webster Lexikon nach, was dort über Tyrannen steht. Die erste Definition ist: „Jemand, der unterdrückend oder grausam regiert; ein Despot". Die zweite Definition ist: „Jemand, der absolute Macht ausübt, ohne legal dazu berechtigt zu sein". Beide Definitionen stimmen in unserem Sinne. Später wirst du erfahren, dass es einen Tyrannen gibt, der auf die erste Definition zutrifft und „Brutaler, bösartiger und gewalttätiger Tyrann" genannt wird.

Alle anderen Tyrannen gehören zur zweiten Kategorie. Wenn du die zweite Definition auseinandernimmst, behauptet sie tatsächlich, dass ein Tyrann jemand wäre, der frei und uneingeschränkt seine Macht (potentielles Vermögen) ausübt, ohne dazu berechtigt zu sein. Mit anderen Worten: da stiftet jemand bei dir allergrößte Unruhe, und deines Wissens nach hast du ihn überhaupt nicht dazu eingeladen. Beachte, dass ich „deines Wissens nach" gesagt habe. Das ist wichtig, denn wir haben den Tyrannen oftmals nicht nur in unser Leben eingeladen, sondern ihm dann auch noch ein Abendessen serviert.

Dann wirst du auch erfahren, dass es neun Typen unter den zweibeinigen Tyrannen gibt, die alle darauf warten, deine Energie anzuzapfen. Sie alle warten, dass du ihnen die Tür öffnest, damit sie hereinkommen können. Ein Tyrann kann dich nur stören und ablenken, wenn du es ihm erlaubst. Wenn du einem Tyrannen eine Tür öffnest, dann fühlst du dich schlecht. Du wirst von ihm negativ beeinflusst und verlierst dabei deinen Raum und deine Energie. Hier liegt der Schlüssel: Lass den Tyrannen nicht herein!

Wer dem Tyrannen die Tür öffnet - das bist du selbst! Das bedeutet also, dass die beste Art, mit äußeren Tyrannen fertig zu werden die ist, zuerst mit dem inneren Tyrannen umzugehen. Wenn du bei dem inneren Tyrannen erfolgreich gewesen bist, wird der äußere Tyrann dich nicht berühren können. Das nennen wir „am Drücker sein". Wenn du am Drücker bist, hast du dem äußeren Tyrannen die Tür verschlossen.

Wenn wir die verschiedenen Tyrannen studieren, werden wir merken, dass ein Tyrann für uns ein Schlüssel sein kann; er zeigt uns, wie wir andere tyrannisieren. Ja! So hart es auch klingen mag, auch wir sind für andere Leute Tyrannen. Es ist ganz wichtig, bei den Tyrannen immer daran zu denken, dass sie sich (wir uns) dessen sehr oft überhaupt nicht bewusst sind, ein Tyrann zu sein.

Den inneren und äußeren Tyrannen anzupirschen ist keine komplizierte Sache, aber trotzdem einfacher gesagt als getan. Wir haben zwar die gute Absicht, in unserer Welt am Drücker zu sein, aber oft ist etwas in uns, das uns immer wieder ein Bein stellt. Was ist das, was dich letztendlich dazu bringt, deine wertvolle Zeit, deine Energie und deine Ressourcen zu opfern, um die Launen anderer zu befriedigen? Warum wirken sich Menschen oder Situationen, die dich tyrannisieren, so negativ auf dich aus? Was hält dich davon ab, diese Tyrannen zu besiegen und deine Energie wirklich stark zu halten?

Es gibt ein paar wichtige Gründe, warum Tyrannen die Oberhand über uns bekommen können. Zum einen sind die äußeren Tyrannen durch Überlebensinstinkte hoch motiviert und sehr gut in dem, was sie tun.

Zum anderen verbietet dir der innere Tyrann die korrekte Handlung, um die Tür für die Strategien und Taktiken der äußeren Tyrannen zu schließen. Die traurige Wahrheit ist, dass wenn beide, der innere und der äußere Tyrann, ungehindert fortfahren, weder du noch der Tyrann sich bewusst werden, welches Muster abläuft.

Jetzt schauen wir uns genauer an, warum beide, der innere und der äußere Tyrann Macht über dich haben, und was die Ursache dafür sind, dass du die Beute von Tyrannen werden kannst.

FORMGEBUNG, SKULPTURIERUNG UND PANZERUNG

Abb. 25

FORMGEBUNG
hineinpassen

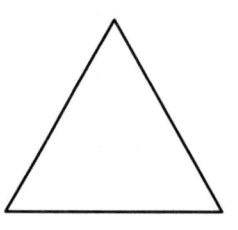

SKULPTURIERUNG　　　　　　　　　PANZERUNG
dazugehören　　　　　　　　　　　konformgehen

FORMGEBUNG

Formgebung nennen wir unsere Grundnatur, mit der wir auf die Welt kommen. Um wirklich zu verstehen, wie wir die Entscheidungen treffen, die wir treffen und warum wir auf das Leben reagieren, wie wir reagieren, ist es wichtig, dass wir ein Grundverständnis von einigen Prinzipien bekommen, mit denen wir es zu tun haben. Ich werde dir nun eine Geschichte erzählen, wie sich diese Formgebung entwickelt. Du musst in deinem eigenen Kreis bestimmen, ob diese Wahrheit etwas in dir anspricht oder nicht. Ich bitte dich nur darum, offen zu bleiben.

Wir springen jetzt in die Zeit hinein, in der wir zwischen den einzelnen Leben in der geistigen Welt waren. Wir unterhalten uns gerade mit unserem höchsten Potential und den Chuluamahdah-hey (18), den Hütern des Buches des Lebens. Ein Buch des Lebens enthält die Aufzeichnungen von allem, was uns in einem Leben geschehen wird oder geschehen ist. Die Akashachronik sind alle Bücher des Lebens, die unsere Seele jemals erlebt hat. Teil dieser Unterhaltung ist, über die Lektionen zu sprechen, die wir bereits gelernt und die wir noch nicht gelernt haben. Die Chuluamahdah-hey (18) kennen diese Lektionen sehr genau und können uns dabei helfen, einige wichtige Entscheidungen für unsere nächste Wiedergeburt zu treffen. Wir wählen beispielsweise unser Geschlecht aus, wer unsere Eltern sein werden, in welche soziale und wirtschaftliche Schicht wir hineingeboren werden und in welchem Land unsere Geburt stattfinden wird – um nur ein paar Dinge zu nennen.

Das Wunderbare an diesen Entscheidungen ist, dass wenn wir aus der geistigen Welt in die physische Substanzform kommen, wir bereits die grundlegendsten Dinge haben, die wir brauchen und die uns die größte Chance geben, in dieser nächsten Lebenserfahrung die Erleuchtung zu erlangen. In all diesen Entscheidungen liegt die größte Hoffnung, dass wenn - und dieses wenn ist wesentlich - wir diese Möglichkeiten im Licht gehen, sie tatsächlich das Potential in sich tragen, dass wir in diesem Leben erleuchtet werden können.

Wenn all diese Entscheidungen einmal getroffen sind, wird unsere Spiritpersönlichkeit aus der Großen Runde in den Schoß reisen, den wir die kleine Runde nennen und in einem Körper landen, der in genau der Mutter entsteht, die wir gewählt haben. Das passiert, wenn die Frau ungefähr 4 ½ Monate schwanger ist. Die nächsten 4 ½ Monate im Mutterleib oder bis wir eben geboren werden, sitzen wir dann in unserem Selbstkonzept (Südosten) und schauen uns das Buch des Lebens an (Nordwesten). Wir denken über die Entscheidungen nach, die wir getroffen haben.

Wenn wir dann die physische Form eines Körpers angenommen haben und uns selbst aus dem Schoß herausgeboren haben, erleben wir, wie undurchdringlich und langsam die Gedanken sind und beginnen, unsere großen Entscheidungen zu vergessen, die wir in der geistigen Welt getroffen haben. Wir nennen das den „Großen Kreis des Vergessens". Ganz seltene Ausnahmen sind Kinder, die mit „Erinnerung" geboren werden und noch mehr von der Spiritwelt im Gedächtnis behalten haben.

Unser restliches Leben verbringen wir mit dem Versuch, einen gewissen Grad an Bewusstsein zu erlangen, um uns wieder zu erinnern, welche Entscheidungen wir getroffen haben, als wir noch „in Spirit" waren. Das nennen wir „Deinen Traum wachtanzen". Wir geben unser Bestes, um in der tonalen dritten Dimension das zu wecken, was wir in der fünften Dimension in Spirit bereits geträumt haben.

Die Dinge können nach unserer Geburt, wenn wir in der physischen Form, der „Lebensrunde" sind, ein bißchen anders ausschauen als in der Großen Runde und unsere Entscheidungen ebenfalls. Die Entscheidungen, die wir („da oben") getroffen haben, werden zu unserer grundlegenden Formgebung, in die wir hineingeboren werden. Jeder Mensch hat so eine grundlegende Formgebung. Das ist der Schmelztiegel, der Kern, aus dem sich unsere Persönlichkeit im Laufe unserer Lebenserfahrung entwickelt, besonders durch jene Erfahrungen, in denen unsere Anpassungsfähigkeit zum Überleben gefordert ist. Das schließt auch unser Bedürfnis mit ein, hineinzupassen und von außen Zustimmung zu erhalten. Diese Grundformgebung entsteht durch die Wahrnehmung, die andere um uns herum von uns haben. Unsere Persönlichkeit und unsere Persona verschmelzen durch den direkten Einfluß, den unsere Weltbildpräger auf uns haben und unsere eigene innere Reaktion auf das, was um uns herum geschieht.

Der einzige Grund, warum wir in die physische Form kommen ist, um das Physische zu erleben und um es zu meistern, damit wir formlos werden. Jeder von uns brachte Lernlektionen mit, als er in die Form kam. Wir nennen sie die karmischen Lektionen, Muster und Erfahrungen. Weil wir jedoch das größere Bild vergessen haben, das wir im Spirit erschaffen haben, fangen wir an, unser Leben so zu leben, als ob das, was wir hier erleben unsere ganze Wirklichkeit wäre und alles, was wir sind. Wir vergessen, dass wir unser Drehbuch und alle Mitspieler in unserem Buch des Lebens erschaffen haben, damit wir ihnen begegnen können, um unsere Lektionen zu lernen. Der Grund dafür, dass wir durch den bereits erwähnten Kreis des Vergessens gehen ist der, dass wenn wir Menschen in unserem Leben treffen, mit denen wir karmische Lektionen haben, wir die Gelegenheit haben, uns wirklich einzulassen, um die Lektion zu lernen. Wenn wir mit voller Erinnerung in die physische Form zurück gekommen wären, würden wir Beziehungen aus früheren Leben erkennen, und das könnte uns sehr verwirren, welche Lektion wir jetzt lernen müssen. Unser Prozess des Aufwachens entwickelt in uns die Fähigkeit, Muster zu sehen und sie zu verändern. Es ist wichtig, dass wir uns daran erinnern, dass die Formgebung ein Teil unseres Potentials ist, und dass wir mit ihr als Reaktion auf die Entscheidungen, die wir getroffen haben, eine „Kiste" der Begrenzungen schaffen.

Wenn wir vergessen, dass die Formgebung in Wirklichkeit ein Teil unseres Potentials ist, sozusagen unser Werkzeugkasten, und sie statt dessen nur als Kiste der Begrenzungen wahrnehmen, dann werden wir diese überladen mit Regeln und Gesetzen, mit richtig und falsch, mit „das tut man" und „das tut man nicht", mit Zweifeln, Unsicherheiten und Ängsten. Wir fühlen uns dann in der Falle und werden die Wände dieser Kiste nicht herausdrücken. Schuld, Schimpf und Schande lassen uns in der Kiste hocken bleiben und das beeinträchtigt am stärksten unserer erstes und zweites Chakra. Schuldgefühle blockieren unser erstes Chakra (unsere Sexualität) und Schimpf und Schande unser zweites Chakra (unseren Weg). Das Ergebnis davon ist dann, dass wir nicht mehr bereit sind, den Schmerz loszulassen und uns auf die Seite des Vergnügens zu stellen. Wir halten unseren Schmerz für bequemer, sicherer und stärker als die Angst vor dem Unbekannten. Um dieses Gefühl der Sicherheit zu behalten, bleiben wir in unseren Schmerzmustern. Wir kennen den Schmerz, wir wissen, wie lange er dauert und wann ungefähr er wieder aufhören wird, verstehst du? Das Unbekannte ist einfach - unbekannt. Da gibt es keine Sicherheit.

Wir sind in diesem Leben hier, um unsere Formgebung zu entdecken. Wir sind hier, um das Potential aufzuwecken, das in dieser Formgebung steckt, für die wir uns in Spirit entschieden haben. Wenn wir dieses Potential ans Licht bringen, wird es uns zur Erleuchtung führen.

Wenn du gerade erst frisch aus dem Mutterleib geboren worden bist, erinnerst du dich zwar an nicht viel, aber du bist dir Spirit noch bewusst, du bist noch sehr stark mit Spirit verbunden. Du spürst in dir drin das Totemtier, in dem du geboren bist. Einige von euch sind Hirsche, Biber, Schlangen oder vielleicht bist du eine Schneegans. In welchem Totemtier auch immer du geboren bist, du spürst seine Schönheit, seine Kraft und Majestät in jeder Zelle deines Körpers.

Dann geschieht etwas Unglaubliches. Deine Eltern schauen zu dir hinunter und sagen: „Oh, was für ein wunderschöner Truthahn, oder Ente, oder Pferd". An diesem Punkt bist du offensichtlich verblüfft, weil du mit jeder Faser deines Seins weißt, wer und was du wirklich bist. Du protestierst, indem du die ganze Majestät deiner selbst zu zeigen beginnst, aber sie können dich weder hören noch das verstehen, was du weißt. Dazu kommt, dass du nicht verstehen kannst, warum sie nicht verstehen. Das ist kein bewusster Vorgang. Es ist ein instinktives Wissen des Seins.

SKULPTURIERUNG

Was als Nächstes geschieht ist ein Prozeß, der Skulpturierung oder Bildhauerei genannt wird. Es gibt zwei Arten von Bildhauern auf der Welt. Der erste findet einen Stein und sagt: „Aus diesem Stein werde ich einen Delphin meißeln". Der zweite ist ein wahrer Künstler. Er sieht den Spirit im Stein und nimmt dann nur das weg, was nicht dazu gehört.

Wenn du dir dein Leben anschaust, wirst du feststellen, dass die Menschen in deinem Leben und natürlich auch deine eigene innere Reaktion auf das Leben mehr dem ersten Bildhauer entsprechen als dem zweiten. Da nimmt der Bildhauer den Stein (unsere Formgebung) und sagt: „Ich möchte daraus einen Truthahn, eine Ente oder ein Pferd machen" und beginnt mit der Arbeit. Die Tragödie dabei ist, dass wir anfangen zu glauben, dass wir das wirklich sind. Tun die Menschen in unserem Leben das bewusst und absichtlich? Manchmal ja und manchmal wiederholen sie lediglich das, was ihnen beigebracht wurde. Sie tun das, wovon sie glauben, dass es das Beste ist, um ihre Kinder großzuziehen, damit sie in dieser Welt erfolgreich sind und akzeptiert werden. Es spielt keine Rolle, denn der Prozess des Skulpturierens passiert so oder so.

Bei diesem Prozess des Skulpturierens bringen die Menschen um dich herum deine Grundformgebung in eine bestimmte Anordnung. Anstatt die volle Majestät und Magie eines Hirschen zu entwickeln, paßt du dich der Form einer Ente oder eines Pferdes an, die sie erschaffen. Diese Anordnung wird dich, so hofft man zumindest, zu einem akzeptablen Mitglied er Gesellschaft machen, in der du lebst. In unserem Szenario nimmt dann der Bildhauer diese Formgebung und sagt: „Das wird eine Ente, weil alle anderen auch Enten sind."

Zuerst protestierst und schreist du, weil du in Wirklichkeit ein Hirsch oder eine Schlange bist, aber es ist zwecklos. Sie werden dich umformen - dein Verhalten, deine Gedankenprozesse und buchstäblich deine gesamte Körperstruktur, bis du die Magie deines Totemtiers wirklich nicht mehr bei dir hast. Tief in dir drin allerdings bleibt etwas Unveränderliches. Vielleicht wirst du es versteckt an einem besonderen Ort in deinem Unterbewusstsein oder deinem Unbewussten hüten. Es ist das Wissen darum, wer du wirklich bist, das Wissen um dein natürliches Selbst.

Auf diese Weise setzt sich der Prozess des Skulpturierens fort. Wenn du Glück hast, triffst du einen Lehrer oder Lehren, die dir helfen, dich wieder in dein natürliches Selbst umzuformen. Wenn nicht, dann lebst du eine „unnatürliche und fremdartige" Existenz, die niemals die Schönheit und Majestät deiner wahren Natur zeigt und zum Leuchten bringt.

Wir sind hier in der physischen Form, um uns daran zu erinnern, wer wir wirklich sind, um unser natürliches Selbst wiederzuentdecken. Wir sind hier, um uns bewusst umzugestalten in einen Hirschen, der die Magie trägt oder in eine Schlange, die die Realität erweckt, oder was auch immer dein Totemtier ist. Teil davon, unseren Traum wachzutanzen ist, dass wir unser eigener Bildhauer werden, um unser wahres natürliches Selbst zu entwickeln. Das ist die Schönheit und das Geschenk, das aus diesem Prozess der Bildhauerei entstehen kann.

PANZERUNG

Bei unserem Versuch zu überleben und den Prozess der Skulpturierung anzunehmen, leben wir in der Reaktion anstatt in reiner Aktion zu sein. Aus dieser Reaktion heraus tun wir das, was Panzerung genannt wird. Diese Panzerung beginnt genau in dem Augenblick, in dem du deinen ersten Atemzug außerhalb des Mutterleibes machst, in einigen unserer Aspekte, wie beispielsweise in unserer Sexualität, kann es auch schon im siebenten Monat im Mutterleib anfangen. Der Körper besteht hauptsächlich aus Wasser, Metallen und Mineralien. Durch den Panzerungsprozess verdichten sich Metalle und Mineralien und bilden an bestimmten Stellen des Körpers Platten. Ihrer Natur nach sind die Platten gerillt und hindern an dieser Stelle die Energie der Lebenskraft daran, durch den Körper zu fließen. Gleichzeitig kann sehr wenig Vergnügen durchfließen oder erlebt werden. Das Ergebnis davon ist, dass sich unser Stoffwechsel und der Orgonfluss verlangsamen, und unsere Energie der Lebenskraft hat es schwer, sich durch unseren Körper zu bewegen. Das kann sich negativ auf alle unsere fünf Aspekte, auf unser Sein und unsere Gesundheit auswirken.

Wir benutzen die Panzerung, um uns zu betäuben oder um uns gegen den Schmerz zu schützen, den wir gegenüber unseren Weltbildprägern empfinden, weil wir nicht uns selbst sind. Es ist unser Versuch, mit unseren Weltbildprägern „konformzugehen" und so zu sein, wie wir „wahrnehmen", dass wir in Ordnung sind. Es ist der Schmerz, der aus unserem Konflikt zwischen unserer wahren Natur, die unentdeckt tief in uns schlummert und dem skulpturierten „Pseudoselbst" herrührt.

Die Reaktion darauf ist, dass wir uns genau in dem Maße dem Vergnügen verschließen, wie wir uns gegen den Schmerz unempfindlich machen. SwiftDeer hat für diesen Effekt der Unempfindlichkeit der Panzerung eine Lieblingsanalogie. Er sagt, dass wenn du eine neue Füllung brauchst, dann gehst du zum Zahnarzt, der dir eine Spritze mit Novocain gibt. Und in der Tat wird dieses Novocain dich betäuben, damit dir das Bohren nicht mehr weh tut. Aber hast du schon einmal versucht, jemanden zu küssen, nachdem du eine Spritze mit Novocain in den Mund bekommen hast? Du wirst nicht viel spüren. Das Vergnügen wird gering sein. Die Panzerung in deinem Körper funktioniert genau wie das Novocain in deinem Mund.

Das Ergebnis davon ist, dass die Panzerung dich verlangsamt und Unwohlsein, Krankheit, Altern und Tod verursacht. Mit die stärksten Panzerungen sitzen in unseren Emotionen. Unsere Emotionen sind nachgemachte und erlernte Reaktionen auf die Weltbildpräger. Du panzerst dich selbst bis du dir deinen emotionellen Energiefluss gar nicht mehr vorstellen kannst.

Dein Genitaler Sinn des Selbst wird von deiner Formgebung, Skulpturierung und Panzerung extrem beeinflusst. Der Genitale Sinn des Selbst ist unsere sexuelle Identität, unsere Kreativität und Einzigartigkeit, unsere Individualität und Autonomie. Dieser Teil von uns kann bereits im siebten Monat im Mutterleib gepanzert werden. Die Panzerung geschieht durch die Haltung, die die Mutter der Sexualität gegenüber hat und setzt sich dann nach der Geburt fort.

Vielleicht weißt du ja, dass deine Sexualität deine Katalysatorenergie ist und sich auf jeden deiner Aspekte auswirkt. Du könntest sagen: sie ist das Backpulver und lässt deinen Kuchen aufgehen. Es ist also besonders wichtig, dass du das Potential deiner Sexualität herausfindest und entdeckst, wie du es benutzen kannst, um alle anderen Aspekte von dir zu beeinflussen.

Deine Genitalien sind mit deiner Lebendigkeit verbunden, mit deinem unmittelbaren Empfinden, lebendig zu sein. Ultraschallbilder haben gezeigt, dass Babies schon im Mutterleib ihre Genitalien berühren, und manche sagen, dass das die Bewegung in den Geburtskanal einleitet.

Das nächste Stückchen Panzerung geschieht dann nach der Geburt, wenn das Baby ganz natürlich seine Genitalien berührt und dafür einen Klaps auf die Hände bekommt. Wenn das Kind dann älter ist, sind die Reaktionen der Eltern noch negativer. Jedes Mal, wenn ein Kind zurechtgewiesen oder bestraft wird, weil es seine Genitalien berührt hat, zieht es sich zusammen und panzert seinen Genitalen Sinn des Selbst. Die meisten Menschen sind in diesem Bereich am stärksten gepanzert.

Die Menschen versuchen oft ihre Schmerzmuster zu verändern. Auf alle möglichen Arten versuchen sie, ihr Verhalten zu verändern, aber es ist zwecklos; das Muster kommt einfach wieder. Der Grund dafür ist, das der physische Körper immer noch die ganze Panzerung hat und diese Muster in die Substanz eingeprägt sind. Deshalb kannst du zwar dein Verhalten immer wieder ändern, aber wenn der Körper gepanzert ist, werden die Muster aller Wahrscheinlichkeit nach bleiben. Wenn jemand beispielsweise alkoholabhängig ist, zu den Anonymen Alkoholikern geht und mit dem Trinken aufhört, dann schaut das wie Heilung aus. Aber diese Person kann nie wieder einen Schluck Alkohol trinken, weil die Muster, die den Alkoholismus verursacht haben, immer noch im gepanzerten physischen Körper verankert sind. Die beste Art Alkoholismus oder irgendeine andere Sucht wirklich zu heilen ist, den physischen Körper zu entpanzern und an die Ursache heranzugehen.

Der Schlüssel zu mehr Vergnügen ist also die Entpanzerung. Wie oben schon gesagt, ist Panzerung ein Verlust der Vorstellung, das Entpanzern und Reskulpturieren ist eine Erweiterung der Vorstellung. Wenn du im Schmerz gefangen bist, bleibe nicht dort. Du hast eine Wahl im Leben, nutze sie. Schmerz ist ein großer Lehrer, aber nur wenn du Kurzzeitschmerz wählst, damit du Langzeitvergnügen dafür bekommst. Meißele alles weg, was nicht zu dir gehört und reskulpturiere dich selbst. Erlaube dir, schneller zu schwingen. Suche und hole dir das Wissen, das die Veränderung mit sich bringt. Je größer der Grad an Wissen, desto mehr Vergnügen wird in deinem Kreis sein. In dem Augenblick, in dem du Schmerzen hast, nimm die Verantwortung dafür an und mache Schritte, um daraus herauszuwachsen.

Deine Wahrnehmung formt deine Wirklichkeit und in dieser Wirklichkeit bist du entweder Jäger oder Beute. Ein Jäger pirscht das Wissen an und findet einen Weg. Eine Beute ist ein Opfer.

Entpanzerung ist einfach aber nicht leicht, weil du verzweifelt zurück in deine Mustern willst. Dann werfen dich die Muster zurück in deine Kiste aus Schuld,

Schimpf und Schande, also wieder in den Schmerz. Dann setzt sich der Kreislauf fort. Wenn du einmal in deinem Muster bist, dann akzeptierst du die Behaglichkeit als deine Sicherheitsdecke.

Eine der Konsequenzen davon, in Reaktion auf deine Weltbildpräger zu sein ist, dass du deinen Fokus außerhalb von dir selbst hast und ignorierst, was in dir geschieht. Das wirkt sich auf deine Fähigkeit aus, wirkliches Wissen um dich selbst zu erlangen und ohne dieses Wissen um dich selbst, wirst du es sehr schwer haben, aus deiner Panzerung herauszubrechen. Wenn du entpanzert bist und frei von vielen deiner Panzerungen, wirst du viel mehr Vergnügen in deinem Körper empfinden. Das Ergebnis davon ist, dass du nicht mehr so einfach von anderen Menschen kontrolliert werden kannst. Du passt nicht hinein oder gehst unbewusst konform. Das Ziel der Panzerung war eben das Gegenteil.

Wenn du einem Tyrannen gegenüberstehst, gehst du zu deinem inneren Selbst, um aus deinen Ressourcen das zu holen, was du brauchst, um mit dem Tyrannen umzugehen. Wenn du sehr stark geformt, skulpturiert und gepanzert bist, wird der Kreis deiner Ressourcen voller Schmerzen sein. Mit anderen Worten: du wirst dazu neigen, das Verhalten und die Reaktionen beizubehalten, die den Schmerz hervorrufen und dich im Wirkungskreis des Tyrannen festhalten.

DIE WELTBILDPRÄGER

Menschen, die an unserer Formgebung teilhaben und zu unserer Skulpturierung und Panzerung beitragen, werden Weltbildpräger genannt. Wir nennen sie deshalb Weltbildpräger, weil wir sie nachahmen und imitieren, und das führt dazu, dass wir wie sie werden und vergessen, wer wir natürlicherweise sind. Das Rad der Weltbildpräger unterscheidet elf Weltbildpräger, die zu dem Prozess unserer Formgebung, Skulpturierung und Panzerung beitragen. Diese Weltbildpräger setzen sich aus den fünf inneren Aspekten des Selbst und den sechs äußeren Weltbildprägern zusammen. Wir selbst sind auch Weltbildpräger und tragen zu unserer eigenen Panzerung bei, wenn wir auf die äußeren Weltbildpräger reagieren. Das nennt man dann „vorgefasstes Netz". Wir tun das, damit wir hineinpassen, dazugehören und mit den Normen unserer Familie und der Gesellschaft, in der wir leben, konformgehen.

Es ist wichtig, den Unterschied zwischen einem Tyrannen und einem Weltbildpräger zu verstehen. Weltbildpräger beeinflussen unser inneres Selbstkonzept und unseren inneren Tyrannen (die fünf Aspekte des Selbst: emotional, mental, körperlich, spirituell und sexuell). Tyrannen konfrontieren uns über die sechs äußeren Weltbildpräger: Familie, Beziehungspartner und die politischen, sozialen, wirtschaftlichen und religiösen Bereiche. Beide zusammen erzeugen unsere Formgebung, Skulpturierung und Panzerung: ein Weltbildpräger kann ein Tyrann werden und umgekehrt.

Die Lösung ist, dass du dich mehr und mehr zu deinem natürlichen Selbst entwickelst; dann bist du ein erleuchteter Krieger, eine erleuchtete Kriegerin in makelloser Freiheit. Du wirst weder von Weltbildprägern noch von Tyrannen beeinflusst; es wird lediglich so ausschauen, als ob. Das ist der Clou dabei, der dir die Chance gibt, den Tyrannen aus den Angeln zu heben und ihm erkennen zu helfen, dass er ein Tyrann ist.

Die fünf Aspekte des Selbst

Jetzt schauen wir uns unseren eigenen größten Tyrannen an, der wohl am meisten zu unserer Formgebung, Skulpturierung und Panzerung beigetragen hat: die fünf Aspekte des Selbst.

Wir legen nun drei Räder übereinander (Abb. 26) und untersuchen, wie sie zum inneren Tyrannen in Beziehung stehen. Das erste Rad ist das Rad der menschlichen Aspekte, das zweite ist das Rad der Kriegerattribute und das dritte ist die balancierte Choreographie.

Abb. 26:
Übereinandergelegte Räder

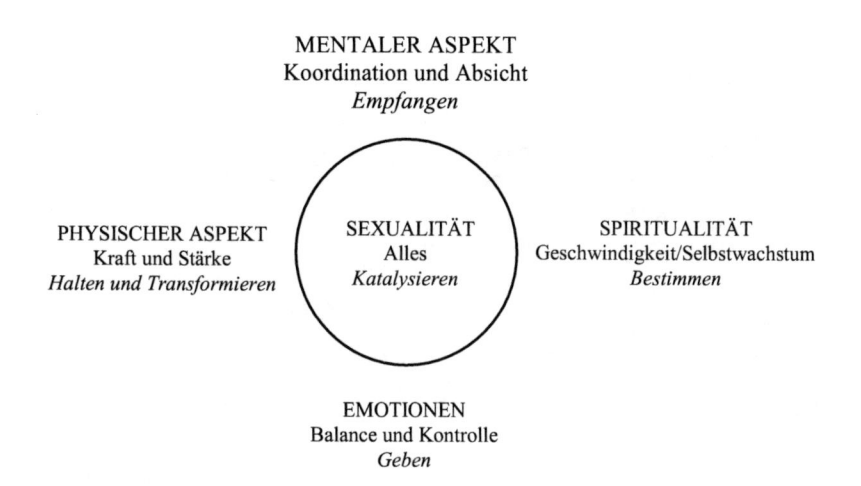

MENTALER ASPEKT
Koordination und Absicht
Empfangen

PHYSISCHER ASPEKT   SEXUALITÄT   SPIRITUALITÄT
Kraft und Stärke   Alles   Geschwindigkeit/Selbstwachstum
Halten und Transformieren   *Katalysieren*   *Bestimmen*

EMOTIONEN
Balance und Kontrolle
Geben

Alle Menschen haben diese Aspekte, und wenn ihre grundsätzliche Choreographie befolgt wird, halten sie den Menschen im perfekten Gleichgewicht. Wenn diese Aspekte jedoch aus der Balance geraten, dann öffnen wir sämtlichen Tyrannen die Tür. Das führt zu Energieverlust, und wir selbst werden zu unserem schlimmsten Tyrannen. Wie du bereits gelesen hast, entsteht der Prozess der Formgebung, Skulpturierung und Panzerung aus der Reaktion auf jene Menschen in unserem Leben, die uns zu irgendetwas machen wollen, was wir natürlicherweise nicht sind. Das ist aber nur der eine Teil der Geschichte. Wir selbst panzern uns genauso mit unseren Reaktionen und unserer Haltung gegenüber jenen Weltbildprägern.

Schauen wir uns nun die drei Räder an. Übereinandergelegt geben sie dir eine gute Vorstellung davon, wie deine inneren Aspekte von deiner Formgebung,

Skulpturierung und Panzerung gefiltert werden und wie du aus der Balance gerätst und für die Tyrannen in deinem Leben angreifbar wirst.

Süden:
Im Süden sind das Element Wasser und deine Emotionen. Um in emotionaler Balance und Kontrolle zu sein, muss der Mensch mit seinen Emotionen geben. Jeder andere Umgang mit den Emotionen wird den natürlichen Fluss blockieren und die Energiebewegung eindämmen. Wenn du mit deinen Emotionen irgendetwas anderes tust, als mit ihnen zu geben, werden sie sich in dir aufstauen. Das erzeugt ein Ungleichgewicht, und du wirst die Kontrolle verlieren. Um mit den Emotionen zu geben, musst du sie ausdrücken, sie loslassen und dann herauslassen, wenn sie auftauchen. Ehrliche und offene Herz-zu-Herz-Kommunikation vereinfacht diese Bewegung. Die vielen verschiedenen Arten, wie das Wasser fließen kann, liefern uns einen Schlüssel dafür, wie unsere Energie fließen muss als E-motion, **energy in motion**. Wenn du mit den Emotionen hältst anstatt zu geben, kommen sie auf anderem Wege heraus - möglicherweise explodierst du bei jemandem oder du implodierst und wirst krank. Wenn du dann tyrannisiert wirst, verlierst du die Balance und Kontrolle über deine Emotionen. Das ist dann die Arbeit deines eigenen inneren Tyrannen.

Wenn du zum Beispiel von jemandem alle fünf Minuten wegen irgendetwas belästigt wirst und nichts unternimmst, um diese Person zu stoppen, dann fängst du unweigerlich an, mit deinen Emotionen zu halten anstatt mit ihnen zu geben. Was dann als Nächstes passiert, ist oft nicht so nett. Der Druck oder die Energie staut sich in dir auf, bis eines Tages eine Kleinigkeit genügt, um dich zum Explodieren zu bringen.

Westen:
Im Westen sind das Element Erde und dein physischer Körper. Der Westen spricht von Stärke, Ausdauer und Stabilität. Um Kraft und Stärke zu haben, muss ein Mensch fähig sein, mit seinem Körper Energie zu halten. Damit ist weniger ein Festhalten gemeint, vielmehr ist es wie ein elektrischer Impuls, der sich durch eine Leitung bewegt. Oder wie eine Autobatterie, die die Energie hält und sie transformiert, sobald der Wagen sie zum Fahren braucht. Der Körper ist zum Halten und Transformieren vorgesehen. Schau dir an, was in deinem Körper geschieht, wenn du einen Apfel isst. Der Körper zerlegt oder transformiert den Apfel in brauchbare Energie und hält oder lagert diese, bis sie gebraucht wird.

Wenn du mit deinem physischen Körper gibst, verliert der Körper Energie und wird immer wieder krank werden. Oft manifestiert sich das als Workaholismus. Wenn wir dann tyrannisiert werden, staut unser Körper oftmals Stress an und wir verlieren unsere Kraft, unsere Stärke und unsere Gesundheit. Wenn du zum Beispiel jemandem die Tür geöffnet hast, der dir ständig zu verstehen gibt, dass du nicht gut genug bist, fängst du möglicherweise an, mit deinem Körper zu geben, indem zu versuchst, noch besser zu werden und dabei verlierst du deine Kraft und Stärke.

Norden:
Im Norden sind das Element Wind und der „Mind". Der Norden spricht von Koordination und Absicht, das ist eine Funktion des Empfangens mit dem Mind. Der Körper ist innerhalb des Minds. Damit ist nicht das Gehirn gemeint, das ist nur ein Empfänger und eine Übertragungsstation, sondern der größere Mind im 10. Chakra ist damit gemeint. Der Körper ist innerhalb des Minds und wir müssen mit dem Mind empfangen, um all die notwendigen Informationen zu koordinieren, damit wir im Einklang mit unserer Absicht bleiben.

Wenn du mit dem Mind etwas anderes tust als empfangen, sagen wir einmal bestimmen, wirst du zwanghaft werden und versuchen, etwas in Gang zu bringen, was nicht in seiner natürlichen Ordnung und nicht im Einklang ist. Du wirst dann übereilt und hastig handeln. Ein Beispiel dafür wäre, wenn ich eine Studie über Schwangerschaft bei Minderjährigen machen will und bevor ich alle Informationen und alles Wissen über dieses Thema gesammelt habe, bereits schon Schlussfolgerungen ziehe, die meiner Vorstellung von diesem Thema entsprechen.

Wenn du mit deinem Mind nicht richtig empfängst, dann wird sich dein Blickwinkel verengen und du wirst unflexibel werden, sobald du tyrannisiert wirst. Du verlierst deine Fähigkeit, dein Wissen zu koordinieren und deine Absicht zu halten, was bedeuten würde, den Tyrannen stoppen zu können und sein Verhalten wie Wasser auf dem Rücken einer Ente abgleiten zu lassen.

Osten:
Im Osten ist das Element Feuer und unser „Spirit". Der Osten spricht von der Geschwindigkeit unseres Selbstwachstums und unserer Entwicklung. Für uns bedeutet das, dass wir uns ständig erweitern, indem wir als Bestimmer handeln müssen. Wir müssen aus unserer Bestimmerkraft heraus unser Leben mit Lust und Begeisterung leben, jeden Tag unser ganzes Potential leben. So werden wir die Geschwindigkeit unseres Selbstwachstums und unserer Entwicklung erhöhen, immerzu unseren Spirit bereichern und uns der Erleuchtung nähern.

Wenn du mit deinem Spirit nicht bestimmst, sondern vielleicht empfängst, werden alle möglichen Dinge aus dem Gleichgewicht geraten. Auf einer Ebene gibt es hier die religiösen Eiferer und die Leute, die furchtbare Dinge tun und verkünden: „Gott hat es mir aufgetragen". Einfacher gesagt, du begreifst zwar, was dir Spirit sagt, aber du verwirklichst nicht deine eigene Begeisterung bzw. deine Vision. Da begreifst du zwar, was Spirit dir sagt, aber du schaffst damit nur Blockaden und Begrenzungen in deinem Leben.

Wenn du dann tyrannisiert wirst, wirst du dein spirituelles Selbstwachstum, deine Vision und deine Kreativität bremsen. Mit anderen Worten, du wirst von einem Tyrannen abgelenkt und damit nicht mehr fähig sein, dein spirituelles Wachstum zu verwirklichen. Erinnere dich: Mangel an Vorstellung panzert den Körper.

Zentrum:
Im Zentrum ist das Element Leere und unsere Seelenkraft, unsere Sexualität. Das ist die Katalysatorenergie, die alles auf dem Rad zum Funktionieren bringt. Das

ist die Energie unserer Lebenskraft, und wir müssen sie laufend als Katalysator und wichtigste Antriebskraft benutzen. Wenn wir das nicht tun, geraten meist die anderen Elemente und Aspekte aus dem Gleichgewicht.

Der wichtigste Grund, warum wir verletzbar sind, wenn wir tyrannisiert werden und unsere Energie der Lebenskraft dabei verlieren ist, weil unser Genitaler Sinn des Selbst gepanzert ist. Unsere Energie gerät auch dann durcheinander, wenn wir zulassen, dass wir Opfer, dass wir die Beute eines Tyrannen oder Jägers werden.

Wir bekommen langsam ein Bild davon, dass wir selbst unser schlimmster Feind sind, wenn es um die Tyrannen geht. Wir können uns selbst tyrannisieren, indem wir unseren Energiefluss nicht im Gleichgewicht halten, und das tun wir sehr oft. Wir sind nämlich das Ergebnis unserer eigenen Emotionen, unseres physischen Körpers, unseres Minds, unserer Spiritualität und unserer Sexualität. Damit nicht genug, wir bauen auch auf unseren unbalancierten inneren Aspekten eine ganze Identität auf.

Schauen wir uns nun die äußeren Weltbildpräger an, die unsere Welt formen.

DIE ÄUSSEREN WELTBILDPRÄGER

Abb. 27:
Die äußeren Weltbildpräger

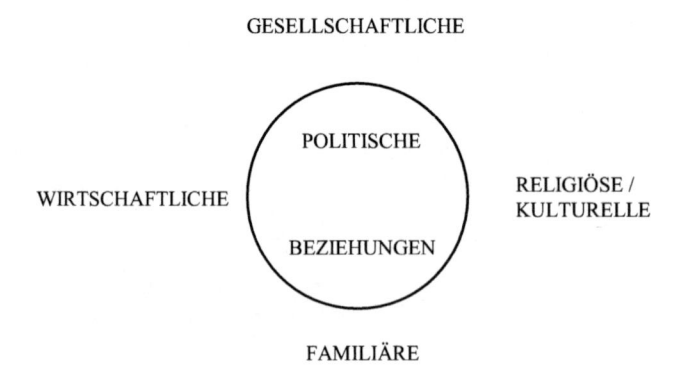

```
                    GESELLSCHAFTLICHE

                       POLITISCHE
                                              RELIGIÖSE /
    WIRTSCHAFTLICHE                           KULTURELLE
                      BEZIEHUNGEN

                      FAMILIÄRE
```

Es gibt sechs äußere Weltbildpräger (Abb. 27). Sie sind Menschen, die wir dieses Mal für unser Buch des Lebens ausgesucht haben. Das sind unsere Eltern, unsere Lehrer und Menschen, die uns beeinflussen. Sie führen den Skulpturierungsprozess an, der auf unsere Überlebensfähigkeit beruht hineinzupassen, dazuzugehören und mit der Gesellschaft konform zu gehen. Wenn die Formgebung, Skulpturierung und Panzerung einmal abgeschlossen ist, wird sie zu unserer aufgesetzten Kernpersönlichkeit und zu der Kiste, in der wir uns verstecken. Sie verbirgt auch unsere wahre Natur und ist die Grundlage für unser niederes Selbst.

Die Art, wie wir uns durch das Leben bewegen und uns anpassen, um von anderen akzeptiert zu werden, wird die Maske des Selbstmitleids genannt. Wir benutzen diese Maske, um uns zu panzern, um uns Schmerzen gegenüber unempfindlich zu machen, um unsere wahre Natur nicht zu erkennen und um unseren Kern vor anderen zu verstecken.

Die Maske des Selbstmitleids ist ein ständiger Wiederholungsprozess der gleichen Muster; sie ist unser Tanz der geschlossenen Symbole und des dunklen Spiegels, in dem wir uns selbst dann betrachten. Der Spiegel der Selbstreflexion ist alles, was wir denken, dass wir sind, vollgestopft mit Beschränkungen und Grenzen. Er ist nicht unser natürliches Selbst.

Daraus entsteht unser bedürftiges Kind. Dieses bedürftige Kind braucht von seinen Weltbildprägern Akzeptanz, Zustimmung, Anerkennung und Sicherheit. Anstatt wach zu sein und die Maske des Selbstmitleids als das zu sehen, was sie ist, werden wir zu dieser Maske: wir verlieren Energie, unser Körper schwingt langsamer, wir verlieren unsere Gesundheit, unsere Fähigkeit, sehr alt zu werden, wir werden krank und möglicherweise sterben wir, bevor wir auch nur eine Ahnung davon bekommen haben, wer wir wirklich sind.

Die Routine unserer Reaktionsmuster und die vielen automatischen Schmerzspiele machen uns buchstäblich zu schlafwandlerischen biologischen Robotern. Wir marschieren mehr als dass wir durchs Leben tanzen. Unser Gesundheitszustand bleibt schlecht und unser Körper wird anfällig für jegliche Art von Krankheit. Wir haben keine wirkliche Hoffnung auf Glück. Wir <u>werden</u> zu der Maske des Selbstmitleids, dem bedürftigen Kind, das mit allem und jedem, den die Weltbildpräger als akzeptabel definieren, konformgeht.

Durch diese Maske zu schauen ist wichtig, um deine wahre, formlose und erleuchtete Natur aufzudecken. Dazu musst du zuerst den Spiegel des Selbstmitleids (was du denkst, dass du bist) zerbrechen und schließlich vollkommen zerstören. Wenn der Spiegel zerbricht, fängst du an zu verstehen, was der Kern deines Selbst ist und wie du ihn skulpturiert und gepanzert hast. Damit kannst du dir bewusst die Selbsttäuschung deiner Maske des Selbstmitleids anschauen. Wenn der Spiegel zerspringt, schlägt deine Wahrnehmung einen Purzelbaum, sie dreht sich herum und sieht ihr wahres Selbst - den inneren Buddha oder den inneren Christus.

SÜDEN

Hier gibt es eigentlich zwei Gruppen von Weltbildprägern. Die eine sitzt im Süden des Rades, das sind die Weltbildpräger in der Familie. Die andere Gruppe sitzt im Süden des Zentrums, es sind die Weltbildpräger in unseren Beziehungen.

Die familiären Weltbildpräger

Deine Emotionen sind in erster Linie nachgemachte und kopierte Verhaltensweisen, die du entwickelt hast, indem du gesehen hast, wie andere Familienmitglieder ihre Emotionen ausdrücken. So formen, skulptuieren und panzern die Familienweltbildpräger deine Emotionen. Die meisten Schmerzmuster in unserem Körper stammen aus diesem Prozess. Diese Weltbildpräger prägen, wie du jeden Aspekt in deinem Leben erlebst. In den meisten Fällen ist man über das

Blut mit den Familienweltbildprägern verbunden oder man lebt so dicht mit ihnen zusammen, dass auch die eigene Beziehung zu Raum und Distanz von ihnen beeinflusst wird. Könnt ihr gut miteinander leben? Brauchst du viel Raum, um zu leben? Brauchst du eine größere Distanz zu deiner Familie in deinem Leben? Wie sicher du dich in der Welt fühlst wird dadurch beeinflusst, wie sicher du dich in deiner Familieneinheit gefühlt hast. Sie wirkt sich auf deine gesamte Choreographie aus und auch auf deine Fähigkeit, dich zu entspannen und gleichzeitig fokussiert zu bleiben, wenn du dich im Stress und im Chaos befindest. Man könnte vielleicht sagen, dass sich die Art, wie du innerhalb deiner Familieneinheit geformt, skulpturiert und gepanzert worden bist, sich in deinem Leben in deinem Umgang mit der äußeren Welt festsetzt.

Die Weltbildpräger in Beziehungen
Diese Weltbildpräger sitzen im Süden des Zentrums. Es sind deine sexuellen Beziehungen damit gemeint. Was du mit diesen Weltbildprägern erlebt hast, wurde davon beeinflusst, was du bei deinen Familienweltbildprägern erlebt hast. Mit anderen Worten: deine Identifikation mit deiner Mutter und deinem Vater beeinflusst deine Liebesbeziehungen. Beispielsweise könnte ein Mann eines Morgens aufwachen und feststellen, dass er „seine Mutter geheiratet" hat. So einfach ist die Erkenntnis, wie sehr die Weltbildpräger in Beziehungen deine Mythologie und Geschichte beeinflussen können. Was in der Familie begonnen hat, wird in die Beziehung mitgenommen, entweder um die derzeitige Mythologie auszuschmücken oder um sie irgendwie zu verändern. Dies wird wiederum deine emotionale Entwicklung beeinflussen.

Wir sagten schon, dass die Sexualität unsere Katalysatorenergie ist. Wenn du mit jemandem sexuell zusammen bist, wird sich das auf alle deine Aspekte auswirken. Demzufolge wirken sich diese Weltbildpräger in Beziehungen darauf aus, wie du die Welt siehst, wie dein inneres Selbstkonzept und deine Wertmaßstäbe sind. Denke nur an das letzte Mal, als eine sehr wichtige Liebesbeziehung zu Ende gegangen ist. Es gab da eine Stelle in dir, die dein Selbstwertgefühl angenagt hat. Ich war zu hässlich, zu dumm, zu fett. Ich war nicht gut genug als Liebhaber oder Liebhaberin. Normalerweise fangen wir an, unser gesamtes Selbstwertgefühl zu hinterfragen. Diese Weltbildpräger wirken sich auch auf unsere Moral und unsere Ethik aus. Schlafen wir miteinander, auch wenn wir noch nicht verheiratet sind? Muss ich in jemanden „verliebt" sein, bevor ich mit ihm Sex mache? Sehr oft helfen uns diese Weltbildpräger die Regeln und Gesetze zu formulieren, die zur Grundlage unserer Moral und unserer Ethik werden. Einer der wichtigsten Einflüsse dieser Weltbildpräger ist, dass wir unsere eigenen Muster kennenlernen und lernen, wann es das richtige Timing ist, diese Muster zu brechen. In einer intimen Liebesbeziehung zeigt sich sehr schnell die Disharmonie, die durch Muster hervorgerufen wird, die verändert werden müssen.

WESTEN
Die wirtschaftlichen Weltbildpräger:
Diese Weltbildpräger sitzen im Westen, es sind die Bankiers, deine Chefs und die wirtschaftliche Schicht, in die du hineingeboren wurdest. Diese Weltbildpräger wirken sich auf deine materielle Welt aus, auch auf deinen Wohlstand. Sie drücken ihr Einfluss durch Regeln und Gesetze aus. Beispielsweise haben reiche Leute viel mehr Freiheit, Regeln und Gesetze zu umgehen *(englisch: bypass = „buy past" = die Vergangenheit kaufen. Anm. d. Übers.)*. Die wirtschaftlichen Weltbildpräger benutzen Regeln und Gesetze, um deine physische Umwelt zu begrenzen. Zum Beispiel kann der Zinssatz ausschlaggebend sein, ob du ein Haus kaufen kannst oder nicht. Oder die Machthaber, die das „Glasdach" erschaffen, unter dem Frauen nur begrenzte Chancen in der Gesellschaft haben. Wenn du also diese Weltbildpräger als Tyrannen erlebst, wird sich das auch auf deine ganze Haltung und Annäherung dem Leben gegenüber auswirken.

NORDEN
Hier gibt es zwei Gruppen von Weltbildprägern. Eine sitzt im Norden des Rades, es sind die gesellschaftlichen Weltbildpräger. Die andere Gruppe sitzt im Norden vom Zentrum, und das sind die politischen Weltbildpräger.

Die gesellschaftlichen Weltbildpräger
Die gesellschaftlichen Weltbildpräger sind dein Clique, deine Freunde und die Klassenstruktur, in die du hineingeboren wurdest. Es sind die Weltbildpräger, die einen Druck unter Gleichgestellten ausüben. Sie formen, skulpturieren und panzern deine mentalen Fähigkeiten. Denke einmal an die enormen Anstrengungen, die unternommen werden, um akademische Grade zu erwerben und an die Konkurrenz unter den Jugendlichen. Sie beeinflussen die Wahrnehmung deiner Realität, deine Meinung, deinen Glauben und deine Philosophie. Der Druck unter Gleichgestellten fordert, dass du Nike's oder Gap Jeans trägst und dir die Ohren durchstechen lässt, um in deiner Clique akzeptiert zu werden. Die Botschaft der Medien heißt Erfolg, und der hängt davon ab, ob du gut aussiehst, viel Geld verdienst oder „in" bist. Einige Weltbildpräger unserer heutigen Kinder sind wirklich beängstigend. Ein Kind, das zum Beispiel heute anfängt Drogen zu verkaufen, hat einen ungeheuren Einfluss auf die Wirklichkeit anderer Kinder. Es beeinflusst eindeutig auch den Sinn und Zweck ihres Lebens. Diese Weltbildpräger wirken sich auf deine tägliche Existenz und deine Überlebensfähigkeit aus und beeinflussen, worauf du deine Aufmerksamkeit richtest. Ein Zehnjähriger in Afghanistan tut gut daran, wenn er mit einer Waffe umgehen kann. Aus diesem Skulpturierungsprozess heraus entstehen dann unsere Philosophien und Glaubenssysteme und der Wert, den wir dem Leben beimessen oder nicht. Sie wirken sich auf unsere Ökonomie und auf unseren materiellen Gewinn aus. Dein Zuhause und dein menschliches Umfeld sitzen hier auf dem Rad. Deine körperliche Gesundheit, deine Kraft und Stärke können von ihnen beeinflusst werden. Die gesellschaftlichen Weltbildpräger werden dir helfen, entweder Illusionen oder eine heilige Vision hervorzubringen. Sie beeinflussen, wie schnell du wächst und deine Kreativität entwickelst und verwirklichst.

Die politischen Weltbildpräger

Diese Weltbildpräger sind Leute, die in Ämter gewählt werden, aber es ist auch das politische System damit gemeint, in dem du aufwächst. Es ließe sich viel darüber sagen, wie die Regierung mit ihren Gesetzen beeinflusst, was in unseren Schlafzimmern geschieht und welche sexuellen Beziehungen wir wählen. Sie beeinflusst deinen Sinn und Zweck im Leben und bestimmt deine Choreographie und deine Prioritäten. Menschen, die beispielsweise in einem diktatorischen Land leben, werden andere Wirklichkeiten in ihrer persönlichen Freiheit erleben als jene, die in einem „freien" Land leben. Diese Weltbildpräger diktieren in unserer Lebenserfahrung, was akzeptabel ist. Im heutigen Jargon kennt man das als „politisch korrekte Gedanken und Taten".

OSTEN
Die religiösen Weltbildpräger

Diese Weltbildpräger sind Priester und Geistliche, aber auch die Religion, der du angehörst. Sie formen, skulpturieren und panzern deine spirituelle Persönlichkeit und auch deine spirituelle Entwicklung und dein Selbstwachstum. Je nach Religion kann sich das auch kulturell auswirken. Religionen befürworten bestimmte Philosophien und Glaubenssysteme und schaffen Gläubige, die sich auf ihren Glauben verlassen und das Dogma nicht hinterfragen. Auf diese Weise wirken sie auf unseren Kreis von Illusion und Phantasie ein. Das Leben muss hinterfragt und herausgefordert werden, um nicht in den Illusionskreis zu geraten. Daher beeinflusst es auch unseren spirituellen Glauben, unsere Vision und unser Selbstwachstum. Die Religion färbt unseren Sinn und Zweck im Leben. Sie sitzt am Kern dessen, worum es im Leben geht.

Die guten Nachrichten dabei sind, dass das geformte, skulpturierte und gepanzerte Selbst, egal ob es bei dir oder beim Weltbildpräger auftaucht, alles ist, was du nicht bist. Mit anderen Worten: dein natürliches Selbst, das, was du wirklich bist, sind alle die Entscheidungen, die du in Spirit getroffen hast, bevor du in die „Runde dieses Lebens" gekommen bist. Das ist deine wahre Spiritpersönlichkeit. Heute fängst du an, mit den Fähigkeiten eines großen Künstlers, dich selbst in das hineinzuskulpturieren, an das du dich aus dem Jenseits erinnerst: in deine Schönheit, deine Kraft und deine Majestät.

Praktische Anwendungsmöglichkeiten und Zeremonielles findest du am Ende dieses Kapitels.

Eine Einführung in die Tyrannen
und
wie man sie aus den Angeln hebt

Inspiration

„Wer sich unter die kleinen Tyrannen einreiht, ist besiegt. Im Zorn handeln ohne Kontrolle und Disziplin, und ohne Voraussicht – das nennt man besiegt zu sein."
„Was geschieht, wenn ein Krieger besiegt ist?"
„Entweder er sammelt noch einmal seine Kräfte, oder er gibt die Suche nach Wissen auf und reiht sich für den Rest des Lebens unter die kleinen Tyrannen ein."

Don Juan und Carlos Castaneda
In „Das Feuer von Innen"

DIE HAUPTTYRANNEN

Abb. 28

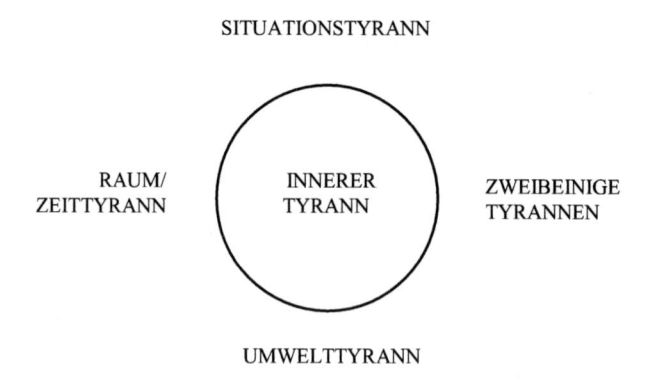

SITUATIONSTYRANN

RAUM/
ZEITTYRANN

INNERER
TYRANN

ZWEIBEINIGE
TYRANNEN

UMWELTTYRANN

SÜDEN:
Im Süden sind die Umwelttyrannen. Dazu gehören beispielsweise das Wetter, das Klima und auch dein Arbeitsplatz, wie viele Stunden du arbeitest und die Art deiner Arbeit. Als ich in Michigan wohnte, war das Wetter äußerst unberechenbar. Einer meiner Lieblingssätze war: „Wenn der Sommer diesmal am Wochenende ist, machen wir aber ein Picknick!" Heute lebe ich in Phoenix, wo wir in der Zeit von Juni bis September 40 bis 50 Grad im Schatten haben. Dieses Klima ist definitiv ein Tyrann, der respektiert werden muss.

Wie du zu diesen Umweltkomponenten stehst, wird sich auf den Energiefluss in deinem Leben auswirken, besonders in der Familie und bei der Arbeit. Wenn du eine Arbeit machst, die dich nicht inspiriert, dann wird der Blick zur Uhr dein Zeitvertreib. Die Umwelt wird dich auf verschiedenste Arten beeinflussen, je nachdem ob du der Chef bist, die Sekretärin oder beispielsweise ein kleiner Angestellter.

Die Umwelttyrannen haben eine Verbindung zu den Weltbildprägern in Beziehungen und in der Familie. Beispiele: Fünf Familienmitglieder quetschen sich in einem Haus mit nur zwei Schlafzimmern zusammen; deine tägliche Arbeit findet in einer ganz kleinen Kabine statt; du arbeitest mit jemandem zusammen, mit dem du auch eine Beziehung hast. Dies sind nur einige Beispiele dafür, wie die Umwelt mit den Weltbildprägern aus Familie und Beziehungen zusammenhängen.

WESTEN:
Im Westen sind die Tyrannen von Raum und Zeit. Sie haben damit zu tun, wie schnell die Zeit für dich vergeht und wie nah dir die Dinge kommen. Raum bedeutet vielerlei: dein Haus und dein Auto und was in diesen Räumen geschieht. Dein Arbeitsplatz kann ein Raumtyrann sein: Neonlicht oder laute und überfüllte Räume.

Es gibt viele Beispiele für Raumtyrannen. *Alles, was damit zu tun hat, wo du an bestimmten Tagen hingehen kannst oder nicht bis hin zu Begrenzungen wie und wo du etwas aufbauen kannst.*

Zeittyrannen haben gewöhnlich etwas mit der Uhrzeit zu tun. Beispiele: Die Zeit, die du hast, um eine Rechnung zu bezahlen oder deine Einkommenssteuererklärung abzugeben; vielleicht auch die Stempeluhr bei deiner Arbeitsstelle. Auf einer persönlicheren Ebene: ist dein Tag vollgestopft mit Terminen, ohne Pausen dazwischen? Schaffst du dir in deinem Leben dadurch Stress, dass du deine Abmachungen nicht einhältst oder zu spät erfüllst? Treibt die Uhr dein Leben an? Das alles hat eine Verbindung zu den wirtschaftlichen Weltbildprägern. Die Wirtschaft hat einen enormen Einfluss auf unseren Gebrauch von Raum und Zeit. Wenn du beispielsweise deine Stromrechnung nicht rechtzeitig bezahlst, dann wird dir einfach der Strom abgestellt. In den meisten Haushalten bestimmen im Laufe der Zeit nur noch ökonomische Überlegungen, was dir die Hausbesitzer in den Räumen erlauben, die du angeblich besitzt. Deine Beziehung zu Raum und Zeit ist der wichtigste Faktor dafür, ob diese Tyrannen für dich sind.

NORDEN:
Im Norden sind die Situationstyrannen. Die Situationstyrannen arbeiten mit sozialen und politischen Weltbildprägern und haben damit zu tun, wie Institutionen, Organisationen und Gruppen deinen Lebensstil beeinflussen. Beispiele sind Kirche, Regierung oder sogar die Telefongesellschaft. Die politischen und sozialen Weltbildpräger schaffen für uns Situationstyrannen. Hast du beispielsweise schon einmal ein Problem wegen eines Computerfehlers gehabt und versucht, dafür schnell eine Lösung zu finden?

Ein Beispiel für einen Situationstyrannen ist, wenn du etwas in einem Laden gekauft hast und es zurückgeben willst und dir dann gesagt wird, dass der Laden aufgelöst wird, und du dir lediglich eine andere Ware dafür aussuchen kannst, es aber sonst nichts in dem Laden gibt, das du dir kaufen möchtest.

Ein anderes Beispiel für einen Situationstyrannen ist, wenn dein Auto nicht anspringt. Du rufst also den Automobilclub an und wartest, bis jemand kommt. Dann stellst du fest, dass sie dich nur so und so weit kostenlos abschleppen, die nächste Werkstatt aber außerhalb dieser Zone liegt. Wenn du mit einem Situationstyrannen nicht richtig umgehst, kannst das Ergebnis sein, dass dir ein ganzer Tag ruiniert wurde, nur weil dein Auto nicht angesprungen ist.

OSTEN:
Im Osten sind die zweibeinigen Tyrannen. Später werden wir die zweibeinigen Tyrannen ganz ausführlich behandeln.

ZENTRUM:
Im Zentrum ist der innere Tyrann. Das sind unsere inneren fünf Aspekte des Selbst (emotionaler, körperlicher, mentaler, spiritueller und sexueller Aspekt).

DIE ZWEIBEINIGEN TYRANNEN

Jetzt schauen wir uns die Menschen als Tyrannen an. Wir sind Teil der Tierwelt. Wir sind zweibeinige Tiere. Wenn wir den Stand erreichen, dass wir Bestimmer auf diesem Planeten geworden sind und eine bestimmte Bewusstseinsebene erreicht haben, dann erst werden wir zu heiligen Menschen. Man könnte sagen, dass viele dieser Tyrannenspiele, die wir spielen oder denen wir ausgesetzt sind, oftmals zu unserer Reise gehören, auf der wir unsere rauhen Kanten polieren, damit wir genügend lernen können, um in den Stand eines wahren menschlichen Wesens zu treten. Zugegeben, die meisten Zweibeiner werden viele Male wiedergeboren, bis sie diesen Schritt tun. Viele zweibeinige Tyrannen tyrannisieren auf einer sehr unbewussten Ebene, sie sind sich ihres Verhaltens überhaupt nicht bewusst. Allerdings, wenn jemand tyrannisiert, dann tyrannisiert er, um zu begreifen, dass er ein Tyrann ist. Don Juan ist noch genauer, wenn er in dem Buch *Das Feuer von innen* sagt, dass die kleinen Tyrannen im Reich des Bekannten sind. „Tatsächlich, gerade die zwanghafte Beschäftigung mit dem Bekannten kann einen Menschen zum kleinen Tyrannen machen."[1]

Die Lehren des zweibeinigen Tyrannenmaskenrads kommen aus dem Westen der Maskenräder unseres Spiegels der Selbstreflexion. Der Ausdruck Maske bedeutet „eine Bekleidung, um unser Gesicht ganz oder teilweise zu verstecken, und zwar eine Schutzverkleidung." Wenn du mitten in einem Tyrannenangriff bist, ist es schwierig zu erkennen, dass diese Tyrannenmaske eine Schutzverkleidung ist. Zuerst musst du erkennen, dass diese Tyrannen Masken sind, die aufgesetzt werden können. Später im Abschnitt über das Aus-den-Angeln-heben lernst du dann, wie du selbst diese Masken aufsetzen kannst, um den Spiess genau bei der Person umdrehen zu können, die dich zu tyrannisieren versucht. Nun schauen wir uns die Eigenschaften dieser Tyrannen genauer an.

Die Tyrannenmasken sind acht verschiedene Aspekte von uns, wie wir für andere Tyrannen sind und andere Tyrannen für uns sein können. Wichtig dabei ist zu verstehen, dass jeder Mensch auf viele Arten Tyrann sein kann. Das Tyrannisieren ist eine Herangehensweise, ein Modus operandi und nicht notwendigerweise ein Persönlichkeitstyp. Zu lernen, wirkungsvoll mit diesen Tyrannen zu arbeiten, kann ungemein wertvoll für uns sein. Wir kontrollieren das Selbst und gewinnen dabei Energie.

Wenn du dir das Maskenrad der zweibeinigen Tyrannen anschaust, stehen dort auch die Elementschwerter für jede Richtung. Ein Schwert ist eine Waffe, die in erster Linie für den Angriff genutzt wird, aber sie kann genauso gut auch für die Verteidigung eingesetzt werden. Es ist nicht ungewöhnlich, dass beide, sowohl der Tyrann als auch dessen beabsichtigtes Opfer die Elementschwerter benutzen, wenn sie sich begegnen. In diesem Zusammenhang bezieht sich das Schwert darauf, dass der Tyrann seine Energie gegen die menschliche Qualität, die dieser Richtung zugeordnet ist richtet. Im Süden ist zum Beispiel das Wasserschwert. Wenn es von

---

[1] Carlos Castaneda: „Das Feuer von innen", Fischer Taschenbuch 1998, Seite 29.

einem Tyrannen benutzt wird, dann kommt er entweder mit seinen Emotionen auf dich zu oder er versucht, deine Emotionen zu beeinflussen. Das Erdschwert im Westen benutzt die physische Energie, um deinen Körper oder deinen Raum zu beeinflussen. Das Windschwert im Norden benutzt die verbalen Kommunikation, um dich mental zu stören. Das Feuerschwert im Osten benutzt Begeisterung und leidenschaftliche Energie, um deinen Spirit abzulenken. Für jeden Tyrannen wirst du ein typisches Szenario und eine grundsätzliche Beschreibung seines Wesens bekommen. Dann werden die Schlüsselaspekte des Tyrannen beleuchtet und auch die Elementschwerter, die sie benutzen.

Abb. 29:
Das Maskenrad der zweibeinigen Tyrannen

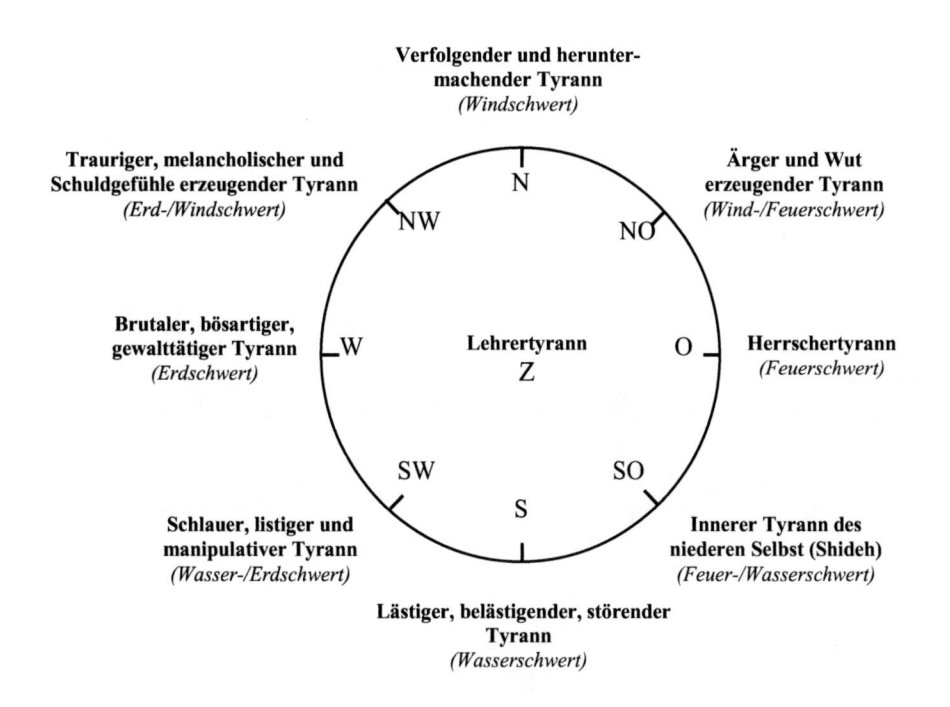

Verfolgender und heruntermachender Tyrann
(Windschwert)

Trauriger, melancholischer und Schuldgefühle erzeugender Tyrann
(Erd-/Windschwert)

Ärger und Wut erzeugender Tyrann
(Wind-/Feuerschwert)

Brutaler, bösartiger, gewalttätiger Tyrann
(Erdschwert)

Lehrertyrann
Z

Herrschertyrann
(Feuerschwert)

Schlauer, listiger und manipulativer Tyrann
(Wasser-/Erdschwert)

Innerer Tyrann des niederen Selbst (Shideh)
(Feuer-/Wasserschwert)

Lästiger, belästigender, störender Tyrann
(Wasserschwert)

DEN TYRANNEN AUS DEN ANGELN HEBEN

Bemerkung für den Leser/die Leserin:
Dieses Kapitel unterscheidet sich vom üblichen Format, um der Natur des Themas gerecht zu werden. Für jeden Tyrannen wirst du eine Geschichte bekommen, einen genaueren Blick auf den Tyrannen und Lehren, wie du ihn aus den Angeln heben kannst. Der Zweck dieses Abschnitts ist, dir die notwendigen einführenden Lehren zu geben, damit du die Tyrannen sehr genau verstehst und dich an diesen Text erinnerst, wenn du ihnen dann wieder begegnest. Am Ende des Kapitels findest du Werkzeuge zur Anwendung und Zeremonien zur Integration.

GESCHICHTE
Du wirst eine Geschichte lesen, die dir eine Möglichkeit eines jeden Tyrannen veranschaulicht.

LEHRE
Jeder Geschichte folgt dann eine Lehre, die diesen Tyrannen grundsätzlich beschreibt, seine unbewusste Motivation aufzeigt, die darunterliegende Ursache für sein Verhalten und was in dir diesen speziellen Tyrannen in deinen Kreis gezogen hat.

EIN GENAUERER BLICK AUF DIE TYRANNEN
Dieser Abschnitt „legt" jeden Tyrannen auf ein Fünferrad. Wenn wir jeden einzelnen Tyrannen aufs Rad legen, sehen wir, wie er in der Gesellschaft in Erscheinung tritt. Das hilft dir, genau zu sein, wenn du einen Tyrannen in deinem Leben identifizieren willst. In jedem Fall sitzt der Tyrann im Zentrum dieses Rades.

DEN TYRANNEN AUS DEN ANGELN HEBEN
Wichtig bei diesen Lehren über die Tyrannen ist es zu lernen, wie man die Tyrannen und Weltbildpräger des Lebens anpirscht, sie „zur Strecke bringt", „in die Falle lockt" und „aus den Angeln hebt".

Aus den Angeln heben bedeutet, dass du in der Lage bist, deine Energie so zu gestalten, dass du mit kontrollierter Torheit einem Weltbildpräger oder Tyrannen des Lebens begegnen kannst. Kontrollierte Torheit bedeutet, dass du so schauspielerst, dass es ausschaut, als ob du in das Spiel hineinpasst, als ob du dazugehörst. Deine innere und subjektive Wirklichkeit aber ist anders. Du bist frei. Es existieren gleichzeitig zwei Wirklichkeiten: dein äußerlicher, projizierter Tanz (dein Pirschen) und deine innere, subjektive Wirklichkeit, in der du wirklich frei bist, dein natürliches Selbst zu sein.

Kontrollierte Torheit bedeutet auch, dass du das Spiel (das Leben) kennst und es spielen kannst. Du kannst alles Notwendige tun, um in diesem Spiel erfolgreich zu werden, aber innerlich hast du dich in dieses Spiel nicht eingekauft. Statt dessen erkennst du, was es eigentlich ist, ein Teil eines Kinofilms. Das ist keine Lüge, sondern sehr sorgfältig choreographierte und kontrollierte Schauspielerei, um in die Lage zu kommen, deine Autonomie, deine Individualität und deine Freiheit zu erhalten.

Wenn du den Tyrannen aus den Angeln hebst, bedeutet dies nicht, dass du ihn besiegst. Wenn du das tust, ist deine Absicht verlorengegangen. Deine Aufgabe ist es, den Tyrannen zu lehren, was er dich lehrt. Du bringst dem Tyrannen bei, dass er ein Tyrann ist. Wir sagen dazu auch „drehe den Spiegel der Selbstreflexion um" und bringe den Tyrannen dazu, sich selbst so zu sehen, wie er wirklich ist. Dazu brauchst du viel Geschick. Wenn das dein Ziel und dein Fokus ist, wird das Spiel für beide ein Gewinn.

Deine Absicht, wenn du dich auf irgendeinen Tyrannen einlässt ist Gesundheit, Hoffnung, Glück, Harmonie und Humor zu haben. Auch geht es darum, jederzeit das autonome Individuum zu sein, das die Freiheit des Kriegers hat.

Abb. 30:
Rad des Aus-den-Angeln-Hebens

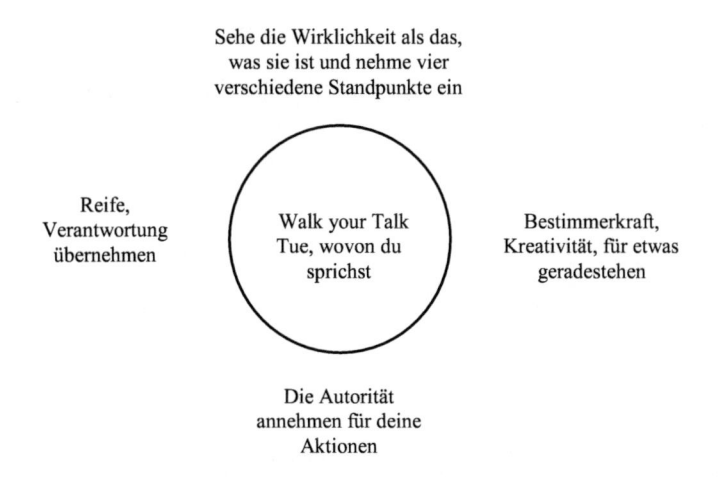

Sehe die Wirklichkeit als das, was sie ist und nehme vier verschiedene Standpunkte ein

Reife, Verantwortung übernehmen

Walk your Talk
Tue, wovon du sprichst

Bestimmerkraft, Kreativität, für etwas geradestehen

Die Autorität annehmen für deine Aktionen

RAD DES AUS-DEN-ANGELN-HEBENS

Dieses Rad repräsentiert das, was du halten können musst, um irgendeinen der Tyrannen aus den Angeln heben zu können. Im **Süden** musst du die Autorität sein bei deinen Handlungen. Was hier wichtig ist, ist dass du deine Emotionen im Fluss hältst, wenn du mit einem Tyrannen zu tun hast. Das bedeutet, dass wenn du eine emotionale Entscheidung triffst und daraus dann eine Handlung in Bezug auf den Tyrannen erfolgt, musst du dafür die Autorität annehmen. Wenn du es beispielsweise mit einem Ärger und Wut erzeugenden Tyrannen zu tun hast, bedeutet die Autorität für deine Handlungen anzunehmen, dass du deine Kommunikation klar hältst und siehst, wie dieser Tyrann dich provoziert und die entsprechende Handlung machst, um ihn aus den Angeln zu heben, um ihm die richtige Lehre zu geben, dass er in deinem Raum ist. Du musst deinen One-Point (siehe drittes Kapitel im ersten Band von **SÜSSE MEDIZIN**) halten und emotional die Balance und Kontrolle behalten.

Im **Westen** sind Reife und Verantwortung. Du brauchst ein gutes Maß Reife, wenn du mit einem Tyrannen umgehst, um nicht selbst zum Tyrannen zu werden, indem du dich selbst und andere auf die gleiche Art und Weise tyrannisierst. Du musst für deinen körperlichen Raum und wie du in diesem Raum mit dem Tyrannen umgehst, die Verantwortung übernehmen. Du hast es beispielsweise mit einem lästigen, belästigenden und störenden Tyrannen zu tun, der sich permanent etwas von dir ausleiht. Die Reife haben bedeutet hier, dass du die richtigen Grenzen setzt, damit dieser Tyrann nicht deine Zeit und deinen Raum an sich reißt.

Im **Norden** betrachtest du die Wirklichkeit als etwas, das dir so erscheint, denn das, was sich dir darbietet, könnte auch nicht die Wirklichkeit sein. Es ist wichtig, sich sehr klar darüber zu sein, was in deinen Kreis kommt. Das bedeutet, dass du Dissonanzen in deinem Erkennen der Wirklichkeit vermeidest. Halte deine eigenen Projektionen heraus und gehe nur mit dem um, was der Tyrann dir wirklich anbietet und nicht mit dem, was du alles über ihn weißt. Zusätzlich betrachtest du den Tyrannen aus vier verschiedenen Blickwinkeln und siehst dir ganz genau an, welches Spiel er spielt.

Im **Osten** ist Bestimmerkraft und Kreativität. Stehe zu dem, was du tust. Das bedeutet, du musst entschlossen sein, die Lektionen des Tyrannen zu empfangen und auch zu geben. Gehe kreativ mit der Situation um. Und egal wie du handeln wirst, sei selbst dein bester Lehrer und sei das auch für den Tyrannen und stehe dazu.

m **Zentrum** musst du das tun, wovon du sprichst (walk your talk). Das heißt ganz einfach, wenn du sagst, dass du etwas tun wirst, dass du es dann auch wirklich tust. Jeden Tyrannen kann man auf eine spezielle Art stoppen. Walk your talk heißt hier für dich, dass wenn du diesem Tyrannen begegnest, du dranbleibst, bis du ihn aus den Angeln gehoben hast. Wenn du es zum Beispiel mit einem Ausleiher zu tun hast, der dich immer wieder stört, und du die Regeln für sein Ausleihen festgelegt hast, die der Tyrann nicht einhält, dann wirst du ihm zukünftig nichts mehr leihen. Du musst das umsetzen, wovon du sprichst.

SCHAUE DIR DAS LEBEN AN

Was passiert eigentlich, wenn wir uns nicht mehr an die Mythen halten, die die Weltbildpräger und wir selbst uns aufgebaut haben?

Du weißt, dass durch die ständige Konfrontation mit Weltbildprägern und Tyrannen du am meisten Energie verlierst und auch deine Gesundheit darunter leiden kann. Die Taktik, dich auf einen Tyrannen einzulassen und ihn anzupirschen helfen dir jedoch, Energie zu gewinnen.

Und das funktioniert folgendermaßen: Wenn du dir dessen nicht bewusst bist, dass das Leben ein Spiel ist, dass das meiste davon Mythen, Tagträume, Phantasien und Illusionen sind, dann nimmst du es viel zu ernst. Dann werden dich jeden Tag winzige und unbedeutende Ereignisse dieses Dramas aufregen. Du wirst vielmehr lernen wollen, mit wirklich geringem Aufwand mit diesen unbedeutenden Ereignissen fertigzuwerden. Dann bist du auch vorbereitet, mit minimalem Aufwand und maximalem Ertrag mit den bedeutenden Ereignissen umzugehen.

Eigentlich sprechen wir hier über das Dreieck: Erkennen, Strategie und Taktik. Erkennen bedeutet einfach, dass du so viel du nur kannst über den Tyrannen herausfindest. Mit welcher Art Tyrann hast du es zu tun? Was sind die Stärken und was sind die Schwächen des Tyrannen? Was musst du tun, um ihn aus den Angeln zu heben oder zu stoppen? Welche Tyrannen erwischen dich, und wie drücken sie deine Knöpfe? Wo hast du die Kraft, deinen eigenen Raum zu halten und wo fühlst du dich dem nicht gewachsen? Wo verlierst du immer? Das alles gehört zum Erkennen.

Denke immer daran, dass wenn dein Erkennen schwach ist, auch deine Strategie nicht funktionieren und wirkungslos bleiben wird. Daher werden auch deine Taktik und deine entscheidenden Handlungen nicht funktionieren. Dann befindest du dich mitten im Fluss und tust gut daran, schwimmen zu können.

Wenn du gut pirschen kannst und die Weltbildpräger und Tyrannen konfrontierst, kannst du mit Leichtigkeit und viel Vergnügen sehr alt werden. Aber du musst lernen, wie du mit Freude und Vergnügen bei jeder Konfrontation mit einem Tyrannen oder Weltbildpräger mehr Wissen in deinen Kreis bringst. Das geht nur, wenn dein Erkennen stimmt und du deinen Bezugsrahmen geändert hast, indem du die Tyrannen und Weltbildpräger als die Lehrer ansiehst, die sie wirklich sind.

Das ist ein großer Schritt, denn täglich werden wir in den Nachrichten oder in anderen Medien darauf getrimmt, Opfer zu sein, den Status quo zu akzeptieren und nicht dagegen anzukämpfen, bis wir uns daran gewöhnt haben, unterschwellig manipuliert und programmiert zu werden. Wenn du versuchst, den Tyrannen äußerlich zu bekämpfen, bist du zum Scheitern verurteilt, wenn du nicht gleichzeitig auch den wahren Feind bekämpfst, nämlich dein inneres Selbst.

Der äußere Tyrann erscheint in deinem Leben, weil du diese Lektion brauchst. Du selbst bist dafür verantwortlich, dass du diesen Tyrannen in deine Umgebung und deinen Kreis hineingeträumt hast. Aber wenn du ihn nicht als ein Hilfsmittel betrachtest, dann ist er ein äußerlicher Feind, mit dem du kämpfen musst, und das kostet Energie. Du verlierst sehr oft. Daher kommen auch die vielen stressbedingten Krankheiten in unserer Gesellschaft. In der Tat ist Stress die Hauptursache für die meisten Krankheiten in diesem Lande. Das bedeutet, dass es uns wirklich nicht sehr gut geht.

Um einen Tyrannen aus den Angeln zu heben, brauchst du als Strategie fünf Kriegerfertigkeiten:

- **Disziplin**
  bedeutet, dich selbst zu kennen und am Drücker zu sein.
  Es bedeutet, für alles die Verantwortung zu übernehmen, was in deinen Kreis kommt, und dir darüber klar zu sein, dass es einen Grund dafür gibt, warum du es dir hineingeträumt hast.

- **Den physischen Raum kontrollieren**
  bedeutet zu schauspielern, als ob du Teil der Aktionen des Tyrannen wärst. In Wirklichkeit aber bist du frei. Das nennen wir kontrollierte Torheit.

- **Mentale Beherrschung**
  bedeutet umsichtige Voraussicht.
  Beobachte den Tyrannen, studiere seine Schwächen und erkenne, wie er sein Spiel spielt. Entdecke sein Bild der Selbstwichtigkeit und füttere es.

- **Timing**
  bedeutet, du wartest, bis der Tyrann am verletzlichsten ist.

- **Wille**
  bedeutet, du benutzt deinen Willen, den Spiess umzudrehen und lässt den Tyrannen sehen, wer er wirklich ist.

In diesem Abschnitt findest du Techniken und Schlüssel, die dich befähigen, dich auf den äußeren Tyrannen und den wahren, den inneren Tyrannen einzulassen. Wichtig ist, dass du dich daran erinnerst, dass alle Emotionen konditionierte, gelernte Reaktionen sind, die lediglich unserer Vorstellung entstammen.

DAS RAD DER AUSLÖSER

Das Rad der Auslöser ist das erste Werkzeug, das wir brauchen, um die Tyrannen zu besiegen. Dein innerer Tyrann erlaubt es dem äußeren Tyrannen, Einfluss und Kontrolle über deine Welt zu bekommen. Mit anderen Worten: wenn der äußere Tyrann schon deinen Knopf gedrückt hat, und du bereits schon in seinem Wirkungsbereich bist, dann weißt du, dass du den Tyrannen selbst eingeladen hast. Es war deine innere Depression, deine Angst oder deine Unterdrückung etc., die dem Tyrannen die Tür geöffnet hat. Wenn du deinen inneren Tyrannen besiegen kannst, kann dich kein äußerer Tyrann mehr erreichen. Nur wenn dein innerer Tyrann seine Kraft weggibt, kann der äußere Tyrann deine Knöpfe drücken. Das heißt, in erster Linie liegt deine Verantwortung darin, den inneren Tyrannen zu meistern.

Wenn das einmal geschehen ist, dann kannst du auch die zweibeinigen Tyrannen anpirschen. Denke immer daran, dass du den Tyrannen anpirschst, um zu lernen. Wenn du deine äußeren Tyrannen anpirschst, dann pirschst du immer gleichzeitig auch deinen inneren Tyrannen an.

Jetzt schauen wir uns an, was den inneren Tyrannen auf den Plan ruft. Wir sprechen von Auslösern, weil sie wie der Auslöser bei einer Waffe funktionieren: wenn er gedrückt wird, dann wird der Bolzen ausgelöst, der das Zündhütchen trifft, das wiederum die Explosion erzeugt und die Kugel ins Ziel schickt. Das Gleiche geschieht, wenn du deprimiert bist und mit einem Tyrannen konfrontiert wirst: es gibt einen Auslöser, das setzt eine Reaktion in Gang und oft auch eine Explosion und schickt dich Hals über Kopf in ein immer gleiches Schmerzmuster, das dieser Tyrannen dann in dir auslösen kann.

Die folgende Zeichnung stellt das Rad dieser Auslöser dar. Wenn diese Auslöser in dir berührt werden, bist du sofort im Wirkungsbereich eines Tyrannen.

Abb. 31:
Das Rad der Auslöser

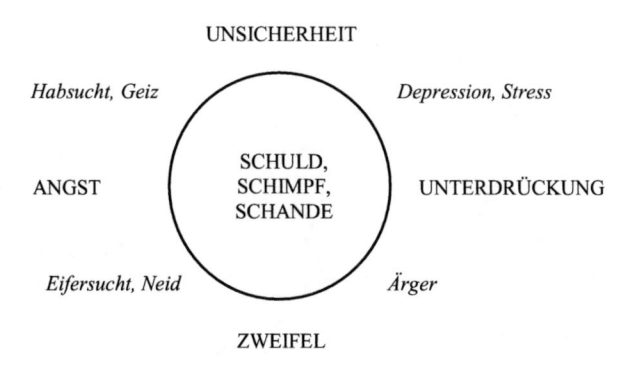

UNSICHERHEIT

Habsucht, Geiz   *Depression, Stress*

ANGST   SCHULD, SCHIMPF, SCHANDE   UNTERDRÜCKUNG

Eifersucht, Neid   *Ärger*

ZWEIFEL

Wir machen hier eine Arbeitsdefinition für die Auslöser, bevor wir sie auf das Rad der zweibeinigen Tyrannen anwenden.

Süden   ZWEIFEL

Wenn der Zweifel in dir ausgelöst wird, dann bist du unentschlossen, es fehlt dir Zutrauen. Das erzeugt ein Zögern. Weil der Zweifel Südenergie ist, zeigt er dir, dass du den Wunsch hast, von außen emotionale Zustimmung zu bekommen, anstatt von dir selbst. Zweifel blockiert deine eigene innere Zustimmung und deshalb gehst du nach außen in die gesellschaftlichen Bereiche und suchst dort emotionale Zustimmung von anderen Personen oder anderen Situationen, um hineinzupassen. Zweifel hindert dich emotional daran, erstklassig zu sein. Wenn du mit dem Zweifel nicht umgehst, wirst er sich bei dir als körperliche Angst manifestieren und deine natürliche Reaktion auf wirkliche Angst (fliehen oder kämpfen) blockieren.

Wenn du im Zweifel bist, zauderst du. Du bist emotional erstarrt oder vollkommen verwirrt. Du wirst alles tun, nur nicht diesen Tyrannen konfrontieren. Möglicherweise leugnest du, dass du es überhaupt mit einem Tyrannen zu tun hast oder du machst dir vor, mit ihm umgehen zu können. Vielleicht brichst du auch in Panik aus, weil du nicht weißt, was du mit ihm anstellen sollst. Wenn du zweifelst, stellst du deine Kraft dem Tyrannen oder den Weltbildprägern zur Verfügung und verlierst deine Lebenskraft. Zweifel macht dich da handlungsunfähig, wo du unbedingt handeln müsstest.

Südwesten   EIFERSUCHT / NEID

Wenn in dir Eifersucht ausgelöst wird, forderst du absolute Treue. Du beargwöhnst jemanden, von dem du glaubst, dass er einen Vorteil genießt. Wenn du eifersüchtig bist, dann nimmst du es jemandem übel, dass er etwas hat, was du auch haben willst, aber du glaubst, es nicht zu verdienen, nicht hingehen zu können und es dir zu holen.

Wenn in dir Neid ausgelöst wird, dann bist du neidisch oder unzufrieden, wenn du die Erstklassigkeit oder den Vorteil einer anderen Person siehst. Du ärgerst dich darüber, dass du nicht das hast, was du verdienst.

Westen   ANGST

Wenn in dir Angst ausgelöst wird, dann hast du eine oft starke und unangenehme Empfindung, die daher kommt, dass du Gefahr erwartest oder wahrnimmst. Hier geht es um deinen Körper, um deine Gesundheit. Es gibt etwas Unbekanntes außerhalb deines Erfahrungsbereichs. Wenn du versuchst, diese Angst in körperliche Sicherheit umzudrehen, dann gehst du in die politische oder wirtschaftliche Welt und suchst dort Sicherheit, du versuchst dazuzugehören. So etwas heißt dann: „tun und haben was Müllers tun und haben". Du gehst aus dir heraus, anstatt in dich hineinzugehen und mit deinen eigenen inneren Hilfsmitteln die Dinge zu tun, die du tun willst. Es gibt nur eine Art, mit der Angst umzugehen, und die ist, dir das Unbekannte bekannt zu machen.

Nordwesten   HABSUCHT / GEIZ
Wenn in dir Habsucht ausgelöst wird, willst du alles haben. Wenn Geiz ausgelöst wird, hast du den extremen Wunsch nach Reichtum, besonders auf Kosten und zum Nachteil anderer.

Norden   UNSICHERHEIT
Wenn Unsicherheit in dir ausgelöst wird, bist du von Angst oder Ängstlichkeit besetzt. Unsicherheit ist eine mentale Qualität und hat damit zu tun, wie du Energie empfängst. Die meisten Menschen gehen sehr unsicher durch ihr Leben. Aus dieser Unsicherheit heraus gehst du wieder nach außen und identifizierst dich mit den gesellschaftlichen Regeln und Gesetzen, um mentale Anerkennung zu bekommen. Meist geht es hier um Ausbildung und Zertifikate. Ein Zertifikat gibt dir nicht immer Wissen, das funktioniert. Wirklich wichtig ist nur, ob und in welchem Maße du Wissen hast, das funktioniert. Das einzige Zertifikat, das ein Krieger braucht ist, dass er gut darin ist, das zu tun, wovon er spricht.

Nordosten   DEPRESSION / STRESS
Wenn in dir Depression ausgelöst wird, dann stagnierst du. So sagt dir dein Körper, dass du dich nach innen wenden musst, Innenschau halten musst und deine Intuition überprüfen musst. Statt dessen aber verschließt du, wenn du deprimiert bist, deine inneren Zentren, die dir helfen könnten, klar zu sehen. Das kann dich mutlos machen und oft bist du dann unfähig, auf das Leben zu antworten. Depression liefert uns den Tyrannen aus. Wenn wir deprimiert sind, können wir uns mental nicht mehr konzentrieren und fühlen uns oft traurig. Stress ruft körperliche oder mentale Anspannung hervor. Stress kommt oft daher, dass wir unseren Fokus für das verlieren, was für uns wichtig ist und dann unsere entspannte Haltung verlieren.

Osten   UNTERDRÜCKUNG
Unterdrückung setzt der Sache noch die Krone auf; wir verstecken Dinge, mit denen wir nicht umgehen wollen. Wenn so ein unterdrückter Anteil zum Vorschein kommt, entsteht in dir das Gefühl, spirituell akzeptiert sein zu wollen, bzw. gerettet werden zu wollen. Wenn du versuchst, deine spirituelle Akzeptanz außerhalb von dir selbst zu suchen, wirst du sie nicht finden können. In diesem Versuch, spirituelle Akzeptanz zu finden, folgst du dann einer speziellen Religion innerhalb deiner religiösen und kulturellen Welt. Als Nächstes machst du dir dann dein eigenes Bild von Gott. In diesem Prozess gerätst du in Phantasie und Illusion und unterdrückst deine eigene wahre Natur, deine spirituelle Bestimmung und den Zugang zu deiner Begeisterung und deiner Lebenslust.

Südosten   ÄRGER
Wenn bei dir Ärger ausgelöst wird, findest du normalerweise auch eine Angst vor dem Unbekannten, wo du dich unfähig fühlst. Ärger ist der kleine Bruder der

Wut. Allerdings ist in unserer Gesellschaft die Wut ein nicht akzeptiertes Gefühl und daher agieren wir oftmals statt dessen Ärger aus. Wut kommt auf, wenn eine Ungerechtigkeit geschehen ist. Die Wut bringt dich dazu, durch deine Handlungen diese Ungerechtigkeit wieder in Ordnung zu bringen. Manchmal ist Ärger die Motivation für Veränderung, wenn er die Energie ist, die gerade in Bewegung ist. Allerdings dreht sich der Ärger sehr oft im Kreis herum und geht nirgendwo hin, außer dass er die Menschen krank macht. Am einfachsten gibst du deine Kraft an einen Tyrannen weg, wenn du dich ärgerst. In dem Augenblick ist es passiert, das Spiel ist gelaufen. Der Tyrann gewinnt.

Zentrum   SCHULD, SCHIMPF UND SCHANDE
Hier haben wir drei Ausdrücke für die Zentrumsenergie, die Katalysatorenergie. Weil diese drei Auslöser im Zentrum sitzen, werden sie sich auf alle anderen Richtungen des Rads auswirken.

Wenn in dir Schuldgefühle ausgelöst werden, hast du die Projektionen anderer angenommen. Du fühlst dich verantwortlich für das, was andere als falsches Verhalten definiert haben. Du nimmst ihre Definition als Wirklichkeit an, verlierst Selbstachtung und explodierst quasi die Energie zu deiner Verteidigung aus dir heraus. Für SwiftDeer sind Schuldgefühle die nutzlosesten Energien auf diesem Planeten.

Du tadelst und beschuldigst andere (Schimpf), wenn du der Meinung bist, dass sie Fehler gemacht haben. Du akzeptierst nicht deine eigene Verantwortung dafür, was du dir ins Leben gezogen hast. Meistens überträgst du dein eigenes inneres Schuldgefühl auf andere, wenn du jemanden beschuldigst.

Schamgefühl (Schande) ist ein schmerzhaftes Empfinden, etwas falsch oder nicht richtig gemacht zu haben oder unverschämt gewesen zu sein. Hinter deinem Schamgefühl steckt ein Mangel an Selbstakzeptanz. Du verlierst deinen Fokus und implodierst quasi die Energie in dich selbst hinein und, wie in einem Teufelskreis, akzeptierst du dich dann noch weniger.

In allen drei Ausdrucksformen zeigen sich deine Moralvorstellungen und ethischen Grundsätze. Mit Moral und ethischen Grundsätzen zerstörst du am schnellsten deine Lebensenergie und blockierst damit dein Energiefeld.

AUS DEN ANGELN HEBEN - DU KENNST DAS SPIEL DER TYRANNEN

Im nächsten Abschnitt werden wir jeden einzelnen Tyrannen detailgetreu unter die Lupe nehmen. Wenn wir untersuchen, wie wir die Tyrannen stoppen können und was uns davor schützt, in ihrem Wirkungskreis zu geraten, müssen wir das Rad der Auslöser immer im Hinterkopf behalten und uns immer wieder innerlich darauf beziehen.

Bei der Charakteranalyse der Tyrannen mit dem oben beschriebenen Rad der Auslöser werden wir vier Faktoren betrachten, die beteiligt sind, wenn der Tyrann aus den Angeln gehoben werden soll.

Wir werden uns für jeden einzelnen Tyrannen die Unendlichkeitsbewegung des Sternenmädchenkreises anschauen. Wenn du diese Lehren nicht kennst, dann lese bitte das zweite Kapitel des ersten Bandes von **SÜSSE MEDIZIN**.

Innerhalb dieser Bewegung werden wir uns auf vier Plätze konzentrieren. Du kannst das, was der Tyrann dir mitzuteilen hat verstehen, wenn du das Verhalten des Tyrannen am Platz 5 unterbrichst. Wenn du jedoch den Tyrannen vollkommen begreifen möchtest, musst du auch Platz 1, 3 und 6 berücksichtigen.

Platz 1 der Unendlichkeitsschlaufe gibt dir den Fokus des Tyrannen. Er zeigt dir, wie du dem Tyrannen das Fenster oder die Tür geöffnet hast.

Dann schauen wir uns Platz 3, den Sitzplatz des Tyrannen an, der uns seine Art der Wahrnehmung zeigt. Er wird uns zeigen, wie der Tyrann funktioniert und wie er das Leben betrachtet. Das ist sehr wertvolles Wissen.

Als Nächstes schauen wir uns **Platz 5** auf der Unendlichkeitsschlaufe an. Er zeigt uns, was wir dem Tyrannen kommunizieren müssen, um das Fenster oder die Tür wieder zu schließen. Das Schließen der Tür ist die Kommunikation.

Die **Nummer 6** in der Unendlichkeitsbewegung zeigt dir, was du dabei lernen kannst.

Wenn du einem Tyrannen ein Fenster öffnest, gibst du ihm lediglich eine kleine Gelegenheit, sein Spiel mit dir zu spielen. Wenn du jedoch eine Tür öffnest, hast du dem Tyrannen nicht nur eine Gelegenheit geboten, dich zu erwischen, sondern du hast ihn sogar regelrecht in deinen Raum eingeladen. Ob du nun ein Fenster oder eine Tür geöffnet hast, hängt von fünf Faktoren ab. Je größer einer dieser Faktoren ist, desto wahrscheinlicher ist es, dass du dem Tyrannen eine Tür geöffnet hast.

Der erste Faktor ist **Timing**.
Timing besagt wann, wie schnell und wie oft es passiert.

Der zweite Faktor sind die **Muster**.
Sie legen die Häufigkeit und Beständigkeit fest. Geschieht es regelmäßig? Läuft das Muster immer wieder auf die gleiche Weise ab?

Der dritte Faktor ist die **Dauer**.
Wie lange dauert dieser Kampf?

Der vierte Faktor ist der **Sättigungsgrad**.
Wie intensiv wirst du tyrannisiert?

Der fünfte Faktor ist die **Akkumulation**.
Was ist der kumulative Effekt? Was häuft sich durch dieses Spiel bei dir an?

Wenn du einem Tyrannen ein Fenster geöffnet hast, kann das eine unvergnügliche Erfahrung für dich sein, aber das Fenster wieder zu schließen ist einfach und manchmal kann der Tyrann dich nur sehen, aber nicht berühren. Wenn du allerdings dem Tyrannen eine Tür aufgemacht hast, hast du dich ihm vollkommen ausgeliefert und wirst bei diesem Spiel vermutlich viel Orende und Energie verlieren. Das heißt, du wirst wahrscheinlich Schwierigkeiten dabei haben, diesen Tyrannen wieder aus „deinem Haus" zu bringen.

Von Angesicht zu Angesicht mit dem Tyrannen

Inspiration

„Mit deinen Projektionen aktivierst du unbewusst den inneren Tyrannen und ziehst damit alle Tyrannen des Lebens an."

SwiftDeer

„Sprich gut von deinen Feinden, denn du hast sie selbst erschaffen."

anonym

SÜDEN

Der lästige, belästigende und störende (kleine) Tyrann

GESCHICHTE

George Thomas saß auf seiner Arbeitsbank in der Garage und betrachtete voller Stolz seine vollbrachte Arbeit. Viele Stunden hatte er damit zugebracht, seine Werkzeuge und seine Ausrüstung bis zum letzten Zollstock zu ordnen. George schätzte seine Werkzeuge sehr und es wurde ihm bereits in früher Jugend beigebracht, respektvoll damit umzugehen. Alles hat einen Platz und alles an seinen Platz, war sein Motto. Seine Gedanken wurden durch ein Klopfen an der Tür unterbrochen. Als er aus dem Fenster schaute, sah er Ed Gasner, den Nachbarn von nebenan. Ein Gefühl des Unbehagens überfiel George und durch seinen Kopf zog eine Flutwelle Erinnerungen von vergangenen Begegnungen. Ed war ein gewohnheitsmäßiger Ausleiher, der immer dann zum Ausleihen kam, wenn George etwas vorhatte und sehr beschäftigt war. Schon viele Male hatte Ed die geliehenen Sachen nicht zurückgebracht oder sie waren kaputtgegangen oder schmutzig geworden. Dann redete Ed endlos über Nichtigkeiten, mit dem Ergebnis, dass es mit der Konzentration von George vorbei war. George kam es so vor, dass Ed immer mitten in seinen Raum platzte, alle Werkzeuge anfasste, die Schraubenzieher öffnete, Sachen von der Wand nahm, um sie dann irgendwo anders wieder hinzulegen und alles in Unordnung brachte. Die ganze Zeit über würde er unablässig darüber reden, warum er unbedingt von George etwas ausleihen musste.

Das Klopfen an der Tür riss George aus seinen unangenehmen Erinnerungen. Langsam ging er zur Tür und dachte 'Hoffentlich kommt dieser Kerl nicht schon wieder, um etwas auszuleihen.' Aber George wusste es natürlich besser, Ed kam immer, um bei ihm Werkzeuge auszuleihen und schon oft hatte er auf Eds Bitte hin nachgegeben oder sich einfach über ihn aufgeregt. Zuerst fühlte sich George ein wenig unsicher, ob er wohl in der Lage sein würde, Ed zu stoppen. Dann sagte er sich aber 'Nein, diesmal muss ich etwas anderes tun, um Eds lästigem Verhalten ein für allemal ein Ende zu setzen.'

Als George die Tür öffnete, war seine Energie entspannt und fokussiert. Wie immer begann Ed seine Belästigungen, indem er belanglose Fragen stellte, und plötzlich wusste George, was er tun musste, um mit diesem Tyrannen fertig zu werden. Ed sagte: „Weißt du, George, mein Rasenmäher ist letzten Monat kaputtgegangen, und ich habe mich gefragt, ob ich mir deinen für eine Weile ausleihen könnte." Offensichtlich hatte Ed keine Ahnung, dass sein gewohnheitsmäßiges Ausleihen und sein lästiges Verhalten irgendeine Auswirkung auf George hatten. Demzufolge war Ed vollkommen geschockt, als George ihm antwortete. George blieb sehr ruhig und fokussiert und sagte: „Sicher kannst du dir meinen Rasenmäher ausleihen Ed, aber nur zu diesen Bedingungen: Du musst den Rasenmäher vor Einbruch der Dunkelheit zurückbringen, und er muss im gleich guten oder noch besseren Zustand sein, als er jetzt ist. Außerdem, wenn irgendetwas an ihm kaputtgegangen ist, bezahlst du mir das Dreifache von dem, was die Reparatur kostet. Und wenn du dem nicht Folge leisten wirst, wirst du dir nie mehr wieder etwas von mir ausleihen können. Also frage mich dann auch nicht mehr danach."

Eds Mund bewegte sich, aber es kam kein Wort heraus. Zum ersten Mal sah er, dass Ed sprachlos war. George fühlte sich großartig und war zum ersten Mal Ed gegenüber am Drücker. Schließlich, als Ed wieder stammeln konnte, sagte er zu George: „Ich glaube, ich gehe runter zu dem Laden und leihe mir dort einen Rasenmäher. Trotzdem, vielen Dank!"

LEHRE

Beschreibung
Der lästige, belästigende und störende kleine Tyrann irritiert dich und scheint immer zum falschen Zeitpunkt aufzutauchen. Er kommt oft uneingeladen oder bleibt viel zu lange. Dieser Tyrann scheint ein sehr schlechtes Timing zu haben und sich nicht bewusst zu sein, was er in dir auslöst. Seine Rücksichtslosigkeit zeigt, dass er glaubt, die ganze Welt würde sich nur um ihn drehen.

Die darunterliegende Ursache
Der kleine Tyrann ist nicht in der Lage, sich mächtig zu fühlen. Deshalb wird er aus dem Gefühl der eigenen Machtlosigkeit heraus dieses banale Verhalten an den Tag legen, weil er nicht weiß, wie er auf andere Weise bekommen kann, was er will. Weil dieser Tyrann sich seines lästigen Verhaltens nicht bewusst ist, ist er auch nicht fähig zu wachsen und sich aus diesem Stand hinauszuentwickeln. Er ist in der Illusion gefangen und unfähig, dem Leben seine Begeisterung zu schenken und so führt er sein blödsinniges Verhalten fort.

Unbewusste Motivation
Obwohl er mit einer, wie er glaubt, einfachen Bitte kommt, macht sein lästiges und störendes Verhalten klar, dass seine Motivation in erster Linie darin liegt, Aufmerksamkeit zu bekommen. Dieses Bedürfnis ist der tatsächliche Antrieb für sein Verhalten. In unseren Lehren heißt es: Aufmerksamkeit ist Macht. Wenn dieser Tyrann deine Aufmerksamkeit bekommen kann, kann er sich selbst die Illusion vorgaukeln, dass er Macht hätte. In Wirklichkeit aber hat er nur Macht über dich, wenn du sie ihm gibst. Denke immer daran, dass das die darunterliegende Ursache für das Verhalten eines störenden kleinen Tyrannen ist.

Einfluss und Wirkung des Tyrannen
Dieser Tyrann versucht dich aus deiner eigenen Choreographie zu werfen, indem er dich bei dem stört, was du gerade tust und was dir wichtig ist. Dein innerer

Tyrann bringt dich dann dazu, dass du an deiner Fähigkeit zweifelst, effektiv mit diesem Tyrannen umgehen und ihn stoppen zu können. Diese Unfähigkeit bewirkt, dass du deinen Fokus verlierst und in Stress kommst. Bevor du weißt, was geschehen ist, verlierst du die Kontrolle über deine Gefühle und bist aus der Balance geraten. Wenn das geschieht, bist du die Beute für die Wünsche des Tyrannen, und du verlierst bei jeder Begegnung mit ihm Energie.

Gewöhnlich sind die Reaktionen auf diesen Tyrann, sich entweder über ihn aufzuregen oder ihn zu ignorieren. Bei der ersten Reaktion hat der Tyrann bei dir „eingehakt", und du bist nicht mehr emotional unter Kontrolle, dann hat er genau die Aufmerksamkeit von dir, die er haben will. Im zweiten Fall, wenn du ihn ignorierst, vertiefst du nur sein Bedürfnis nach Aufmerksamkeit und das tyrannisierende Verhalten wird sich verstärken.

Dieser Tyrann zählt darauf, dass du seinem lästigen Verhalten weder Regeln noch Grenzen setzt. Wenn du das nicht tust, wird er deine Grenzen immer weiter zurückdrängen. Es gibt keine Regeln, nach denen der kleine Tyrann spielt, denn er ist sich seines Verhaltens nicht bewusst. Er weiß, dass wenn er nur dranbleibt, er schließlich auch Erfolg haben wird.

EIN GENAUERER BLICK AUF DEN TYRANNEN

Nun schauen wir uns diesen Tyrannen noch genauer an, damit wir von ihm nicht mehr hereingelegt werden können. Obwohl dieser Tyrann in vielen verschiedenen Formen erscheinen kann, spielen wir hier vier grundsätzliche Gesichter eines lästigen, belästigenden und störenden kleinen Tyrannen durch.

Abb. 32

```
                        Nörgler

                    ┌─────────────┐
                    │   Lästiger, │
                    │ belästigender,│
      Ausleiher     │   störender │   Religiöse Eiferer
                    │ (kleiner) Tyrann│
                    └─────────────┘

                   Kinder und
                   Jammerer
```

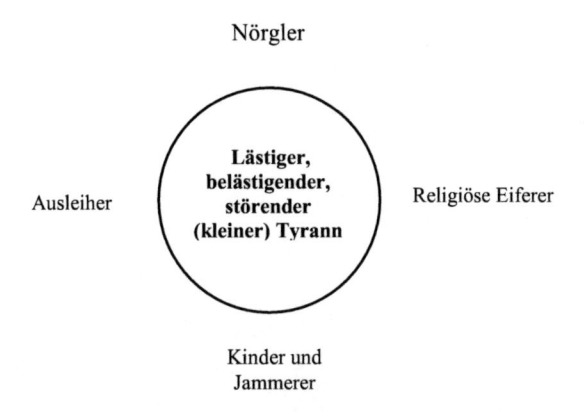

Im **Süden** sind Kinder und Jammerer. Kinder sind im Süden dieses Südrads, weil sie die Südkraft tragen. Es ist der Platz des Kindes. Jammerer sind ebenso Träger von kindlicher Energie. Denke an deine letzte Begegnung mit einem Jammerer, und dir wird auffallen, dass sich ihre Stimme verändert hat, sie ist weinerlich geworden. Gewöhnlich drücken sie Kummer, Schmerz oder Unzufriedenheit aus. Sie benutzen das Wasserschwert und spielen mit deinen Gefühlen, um dich aus dem Gleichgewicht zu bringen.

Im **Westen** ist der Ausleiher. Das ist jemand, der beständig und immer wieder Dinge von dir ausleiht. Ausleiher sind im Westen, weil sie es auf deinen körperlichen Besitz, auf etwas, das dir gehört abgesehen haben. Sie benutzen das Erdschwert, das heißt, dass sie sich deine materiellen Dinge ausleihen. In der Geschichte für den Südtyrannen ist Ed Gasner ein klassischer Ausleiher.

Im **Norden** sind die Nörgler. Sie finden unablässig Fehler und irritieren dadurch, dass sie dauernd schimpfen, damit die Dinge zu ihrer Zufriedenheit verändert werden. Sie sind eine permanente Belästigungsquelle. Sie benutzen das Windschwert und versuchen damit, die Begegnungen mit dir steif und unflexibel zu machen. Sie versuchen dich mental zu treffen.

Im **Osten** sind die religiösen Eiferer. Sie haben es auf dein spirituelles Gleichgewicht abgesehen. Sie benutzen ihren Enthusiasmus und ihr fanatisches Verhalten in Form eines Feuerschwerts, um dich spirituell abzulenken. Ich glaube, fast jeder hat schon einmal jemanden getroffen, der „Gott gefunden" hat. Diese Menschen versuchen oftmals mit einer starken und durchdringenden Feuerenergie dir zu erzählen, was alles passieren wird, wenn du weiterhin sündigst, womit sie alles meinen, was nicht ihren Dogmen und Doktrinen entspricht.

DEN TYRANNEN AUS DEN ANGELN HEBEN

Jetzt schauen wir uns an, was du brauchst, um diesen Tyrannen aus den Angeln zu und in deinem Kreis „am Drücker" zu sein.

Der Sitzplatz (3) dieses kleinen Tyrannen ist im Süden, wo auch das Wasser und die Emotionen sind. Daher benutzt er das Wasserschwert (seine Emotionen), um deine Emotionen anzugreifen. Wenn dieser Tyrann dich aus deiner emotionalen Balance und Kontrolle bringen kann, wirst du sein Opfer sein. Auf dem Rad der Auslöser sitzt dieser Tyrann am Platz des Zweifels. Er zweifelt daran, dass er seine Bedürfnisse auf eine andere Weise befriedigen kann, als durch sein belästigendes Verhalten. Er arbeitet auch mit deinem Zweifel. Er verlässt sich darauf, dass du an deinen Fähigkeit zweifelst, effektiv mit seinem Verhalten umzugehen.

Jetzt zeigen wir an einem Beispiel auf, wie dieser Zweifel funktioniert. Beobachte dich, wenn du das nächste Mal mit einem Kind zusammen bist, das ständig weint oder nörgelt. Wenn du auf deine Instinkte hörst, weißt du genau, was zu tun ist, aber statt dessen hörst du oftmals auf deinen inneren Dialog, wenn du entscheidest, wie du reagierst. Wenn du im Zweifel bist, könnten deine Gedanken lauten: „Bin ich zu streng? Das Kind tut mir so leid! Du meine Güte, ist das Kind unglücklich! Ich werde einfach nachgeben." Genau dieser Zweifel erlaubt es dem Tyrannen zu existieren und sehr erfolgreich seine belästigende Strategie einzusetzen.

Am ersten Platz (1) öffnest du diesem Tyrannen die Tür. Er ist im Nordosten, wo du das choreographierst, was in deinem Leben wichtig ist. Hier wählst du aus und triffst deine Entscheidungen. Wenn du diesem Tyrannen erlaubst, dich mit seinem störenden Verhalten abzulenken, zerstört er deine Choreographie. Er möchte, dass du aufhörst mit dem, was für dich wichtig ist, damit du dich darauf fokussierst, was für ihn wichtig ist.

Abb. 33:
Der lästige, belästigende und störende kleine Tyrann

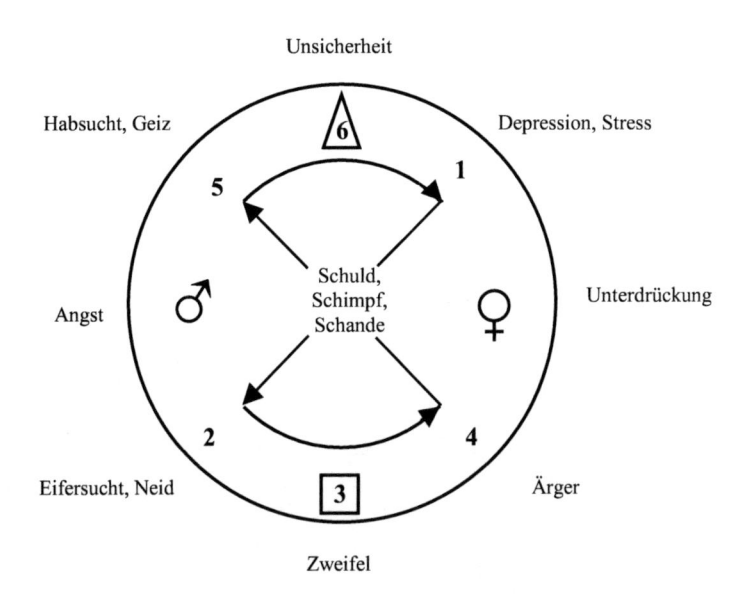

```
                        Unsicherheit

    Habsucht, Geiz          /6\         Depression, Stress
                     5              1

                        Schuld,
      Angst     ♂     Schimpf,    ♀    Unterdrückung
                        Schande

                     2              4
    Eifersucht, Neid        |3|          Ärger

                        Zweifel
```

In dem Augenblick, in dem dein innerer Tyrann in den Wirkungskreis dieses Tyrannen gerät, verlierst du deine entspannte Haltung und deinen Fokus und gerätst in Stress und öffnest die Tür. Der kleine Tyrann ermüdet dich, indem er sich ständig zu einem Störfaktor für dich macht.

Du musst <u>sehr direkt</u> mit ihm umgehen, sonst wirst du noch mehr Stress bekommen. Wenn genügend Stress da ist und du dir diesen Tyrannen nicht anschaust, bzw. nicht mit ihm umgehst, wird der Feind der Depression in dir ausgelöst werden. (Beachte: Stress und Depression sitzen im Nordosten des Auslöserrads.)

Je mehr du dem Tyrannen erlaubst, dich von deinen eigentlichen Wünschen abzulenken, desto mehr wird er dich deprimieren. Dein Leben wird jetzt von ihm gestaltet und nicht mehr von dir. Du bist die Marionette und er zieht an deinen Fäden.

Der Platz 5 ist im Nordwesten, dem Platz der Regeln, Gesetze und Grenzen. Um diesen Tyrannen aus den Angeln zu heben musst du an diesem Platz auf dem Rad in Aktion treten. Du musst die Tür schließen und in deinem Kreis am Drücker bleiben. Der wichtige Schlüssel dafür ist, dass du handeln musst bevor du gestresst und deprimiert bist.

Dieser Tyrann ist gierig. Er will viel mehr von deiner Zeit, deiner Energie und Aufmerksamkeit als du ihm geben möchtest. Er spiegelt jedoch nur deinen inneren Tyrannen, der ebenso gierig und habsüchtig ist. Du willst dein Leben entsprechend deiner eigenen Prioritäten choreographieren und gleichzeitig willst du nicht der „Böse" sein, der etwas unternimmt, um diesen Tyrannen aus den Angeln zu heben.

Was ist nötig, um den kleinen Tyrannen aus den Angeln zu heben? Du musst ihm Regeln und Grenzen setzen bevor er mit seinem störenden Verhalten beginnt und er muss diese befolgen. Dein Erfolg wird darin gemessen, ob du in der Lage bist, deine Regeln auch durchzusetzen.

In der Geschichte von dem Mann, dessen Nachbar ein lästiger Tyrann ist, werden diesem Tyrannen, was das Ausleihen anbetrifft, klare Regeln, Gesetze und Grenzen gesetzt. Bei so vielen Regeln wird sich der störende Tyrann normalerweise dafür entscheiden, woanders ausleihen zu gehen, wo es leichter ist. Wenn du den Tyrannen gut aus den Angeln gehoben hast, wirst du zum Störfaktor für ihn und hältst ihm damit quasi den Spiegel für sein störendes Verhalten vor.

Auf Platz 6 erfährst du, was du wirklich von diesem Tyrannen lernen kannst, was seine Lehre ist und warum du ihn in dein Leben gezogen hast. Platz 6 ist im Norden und arbeitet mit dem Sinn und Zweck in deinem Leben. Indem du diesem Tyrannen starke Grenzen setzt und diese auch durchsetzt, bringst du dir selbst bei, wie du deine Absicht mit Klarheit halten kannst. Du lernst, wo deine Toleranzschwelle ist, die Linie, die bei dir nicht unterschritten werden darf.

Gleichzeitig lernst du mit deiner Unsicherheit umzugehen, die in deinen Glaubenssätzen liegen: wie teilst du deine Zeit ein und erlaubst du dir, deine Prioritäten an erste Stelle zu setzen? Diese Lektionen sind oft schwierig, wenn du zum Beispiel mit einem Kind zusammen bist, das deine Aufmerksamkeit und deine Energie in einer störenden Art und Weise fordert. Dann wirst du mit allen Unsicherheiten, die du im Umgang mit Kindern und in der Fürsorge für Kinder hast konfrontiert. Du wirst mit deiner eigenen Unsicherheit umgehen müssen, ob du ein Recht auf Frieden und Ruhe ohne nörgelnde Unterbrechungen hast. Kinder zwingen dich, kreativ zu sein.

SÜDWESTEN

Der schlaue, listige und manipulierende Tyrann

GESCHICHTE

Mein Name ist Dejazmach Balcha, aber heute nennen mich die meisten Leute „Vater". Ich bin jetzt schon seit fünfzehn Jahren in diesem Kloster, aber das Ereignis, das mich hierher gebracht hat, habe ich nicht vergessen. Ich war ein Krieger gewesen und hielt mich selbst für sehr schlau, bis ich auf meinen Gegenspieler traf: Haile Selassie, einen Kriegsherrn von Äthiopien. 1924 hat alles angefangen. Selassie war Kriegsherr geworden und stellte sich selbst jedem als Führer vor, der die Absicht hatte, das Land wieder zu vereinigen. Ich erhielt von ihm eine Mitteilung, ein Treffen zu besuchen, um ihm dort meine Loyalität und meine Anerkennung zu erklären. Ich sprach mit vielen anderen Kriegern und dachte, sie würden dies genauso lächerlich finden wie ich. Doch schließlich gingen alle seiner Aufforderung nach.

Nun, dachte ich: 'Nicht mit mir! Haile Selassie ist nicht stark genug, um ein Führer zu sein. Er ist es nicht einmal wert, mein Satteljunge zu sein.' Ich ging also nicht in die Hauptstadt.

Eines Tages erhielt ich dann eine weitere Mitteilung von Haile Salassie, mit dem Befehl, in die Hauptstadt zu kommen. Ich beschloss hinzugehen, aber in meinem Tempo, und ich brachte eine Armee von 10.000 Mann zu meinem Schutz mit. Ich dachte daran, möglicherweise einen Bürgerkrieg anzuzetteln. Ich postierte meine Männer ungefähr drei Meilen vor der Hauptstadt in einem Tal und wartet auf Haile Selassies Ankunft. Schließlich schickte mir Selassie einen Botschafter, der mich zu einem Festmahl einlud - einem Festmahl! 'So blöd bin ich nicht,' dachte ich. 'Ich weiß, dass das eine Falle ist, eine List, um mich in die Hauptstadt zu locken, damit sie mich einzusperren oder töten konnten.' Also teilte ich ihm mit, dass ich kommen würde, wenn ich 600 Leute zu meinem persönlichen Schutz mitbringen konnte. Zu meiner großen Überraschung sagte Selassie, dass er sich geehrt fühle, der Gastgeber für meine Krieger sein zu dürfen.

Während des Festmahls war Selassie wirklich verblüffend und in jeder Hinsicht charmant. Ich ließ ihn allerdings wissen, dass wenn ich nicht bei Einbruch der Dunkelheit zurück in meinem Lager wäre, meine Truppen die Anweisung hätten, anzugreifen. Mir war vollkommen klar, dass er Angst vor mir hatte und eingeschüchtert war, weil er mich, den großen Krieger, nicht überlisten konnte. Nach dem Festmahl ritt ich durch die Straßen der Hauptstadt zurück und legte mir innerlich schon eine Strategie zurecht: 'In wenigen Wochen werde ich Selassie wieder auf seinen Platz schicken. Später werde ich das Kommando übernehmen.'

Nun kommt der unglaublichste Teil meiner Geschichte. Ich kehrte zu meinem Lager zurück und fand nur noch die heruntergebrannten Feuer vor, und alle meine

Männer waren weg - in alle Winde zerstreut. Ich sprach mit einem Zeugen, der mir erzählte, dass während des Banketts eine große Truppe von Selassies Leuten ins Lager gekommen war. Ich erwiderte: „Aber ich habe keinen Kampf gehört, keinen einzigen Schuss." Der Zeuge sagte, das stimme, weil die Soldaten nicht gekommen waren, um zu kämpfen. Sie brachten Geld und Gold mit und kauften alle Waffen auf, die die Soldaten hatten, bis zum letzten Stück. Meine ganzen Männer wurden so entwaffnet und in alle Winde zerstreut.

Ich war wütend. Ich sammelte die 600 übriggebliebenen Männer und zog Richtung Süden, wo ich von genau den Männern angehalten wurde, die meine Truppen entwaffnet hatten. Das ließ mir nur noch eine Möglichkeit offen und zwar, in die Hauptstadt zu gehen, wo aber Selassies Truppen bereits zur Verteidigung warteten.

Ich hatte keine andere Wahl mehr, als mich Selassie zu unterwerfen. Aber ebenso musste ich vor mir selbst kapitulieren, vor meinem Stolz, meinem Ehrgeiz und meiner Eifersucht. Viele Jahre habe ich nun in diesem Kloster über meine eigenen Manipulationen nachgedacht und festgestellt, dass mein fataler Irrtum der gewesen war, dass ich nicht in der Lage war, Selassies offensichtliche Schwäche als seine Stärke zu erkennen.

LEHRE

Beschreibung
Der schlaue, listige und manipulierende Tyrann ist eigennützig und ein Meister im Manipulieren. Er wird nicht geradewegs zu dir kommen und dich um das bitten, was er möchte. Dieser Tyrann benutzt beides, sowohl das Wasser- als auch das Erdschwert. Das bedeutet, er spielt mit deinen Emotionen, um dich dazu zu bringen, körperlich zu reagieren. Er sitzt im Südwesten, das heißt, er manipuliert mit Raum und Distanz, indem er versucht, selbst eine bessere Position zu bekommen. Dieser Tyrann wird dir viele Wahlmöglichkeiten zu seinen eigenen Gunsten anbieten. In gewissem Sinne sind wir jedes Mal, wenn wir etwas umsonst haben wollen, obwohl es ja nichts umsonst gibt, selbst schlaue, listige und manipulierende Tyrannen.

Die darunterliegende Ursache
Weil dieser Tyrann nicht in der Lage ist, vom Leben zu empfangen, wird er habgierig. Diese Habgier macht es für ihn schwierig, Muster im richtigen Timing zu erkennen und auf diese Weise wird der natürliche Fluss von Geben und Nehmen unterbrochen. Deshalb fokussiert er auf Dinge, die du hast und er haben will. Er handelt schlau, listig und manipulativ, weil er kein Vertrauen hat, das zu bekommen, was er will, wenn er direkt darum bittet. Darunter liegt sein Glaube, dass er nicht verdient, was er möchte, und sein unterdrückter Ärger darüber lässt ihn noch manipulativer werden.

Unbewusste Motivation

Der schlaue, listige und manipulierende Tyrann wird da angezogen, wo du unterdrückt und verschlossen bist. Genau dort wird er dich manipulieren. Weil diese Manipulation zu noch mehr geschlossenen Symbolen führt und zu noch mehr Unterdrückungen, wird sie dein Selbstwachstum und deine Entwicklung verlangsamen. Das Ergebnis davon ist: du bist noch unterdrückter. Der Schlüssel hier ist, ehrlich mit dir selbst und dem Leben zu bleiben, und dann kannst du nicht hereingelegt werden.

Einfluss und Wirkung des Tyrannen

Dieser Tyrann arbeitet an dem Platz, wo du unbewusst in deinem Leben bist, wo du das Leben und gewisse Aspekte von dir unterdrückt hast. Oftmals ist das etwas in deiner Sexualität, deiner Kreativität oder deiner Vision. Dieser Tyrann versucht deine Muster und dein Timing durcheinander zu bringen, indem er dich mit seiner Manipulation antreibt oder bremst. Weil du nicht genau weißt, was du willst und was du brauchst, bist du ein leichtes Ziel für ihn.

Wenn du nicht in der Lage bist, entscheidende Handlungen zu tun, wird dieser Tyrann dich manipulieren. Oft wirst du sein Opfer, weil du das Spiel nicht durchschaust und an deiner Fähigkeit zweifelst, direkt mit diesem Tyrannen umzugehen. Oder aber, du versuchst, den Schwindler auszutricksen.

Der schlaue, listige und manipulierende Tyrann rechnet mit der Tatsache, dass du seine Manipulation nicht durchschaust. Er rechnet damit, dass du dich weiterhin in dein Unbewusstes zurückziehst, wo du unterdrückt bist. Er teilt dir mit: „Ich weiß, dass meine Manipulation funktionieren wird, weil sie schon hundert Mal funktioniert hat."

Dieser Tyrann entlockt oft den gleichen Tyrannen in uns. Die Hauptperson in der Geschichte manipulierte ebenso schlau und listig. Sie hat einfach nur ihr Gegenstück getroffen. Ein altes Sprichwort sagt: „Versuche nicht, einen Schwindler hereinzulegen!" Unsere Selbstwichtigkeit und/oder unser Selbstmitleid sind die Fallen, die uns für die Manipulation öffnen.

EIN GENAUERER BLICK AUF DEN TYRANNEN

Jetzt untersuchen wir die vier verschiedenen Gesichter des schlauen, listigen und manipulierenden Tyrannen.

Im **Süden** sind die Lügenkünster, die Listigen und die kleinen Kriminellen. Lügenkünstler sitzen im Süden, weil sie oft eine Geschichte benutzen, mit der sie dich überlisten. Sie schwindeln, sie überreden dich und schmeicheln dir, um von dir das zu bekommen, was sie haben wollen. Du kannst ihnen nichts geben, ohne dass sie noch mehr wollen. In der Geschichte von dem Kriegsführer Haile Selassie und dem Krieger Dejamach Balcha sind beide listig nach allen Regeln der Kunst. Es ging darum, wer wen überlistet.

Die kleinen Kriminellen sind im Süden, weil die Vergehen oft nur mit Geldstrafen belegt werden. Ein Kuppler zum Beispiel beutet die Wünsche oder

Schwächen einer anderen Person aus. Beides sind Gesichter des Südens, sie spielen mit deinen Emotionen.

Abb. 34

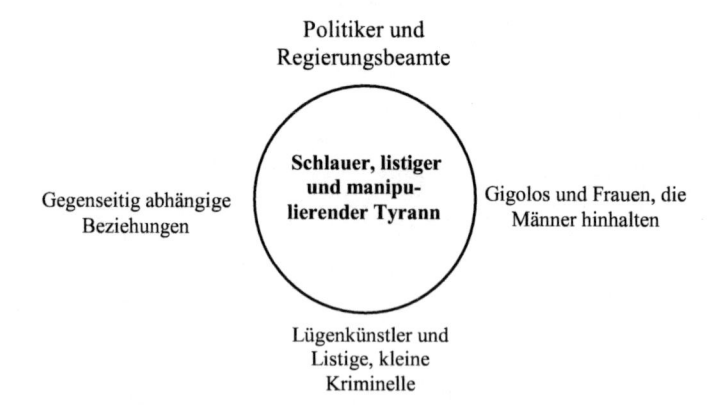

```
                    Politiker und
                 Regierungsbeamte

                   ⎛  Schlauer, listiger  ⎞
 Gegenseitig abhängige │  und manipu-      │ Gigolos und Frauen, die
    Beziehungen        │  lierender Tyrann │    Männer hinhalten
                   ⎝                    ⎠

                  Lügenkünstler und
                  Listige, kleine
                     Kriminelle
```

Das Gesicht des **Westens** ist eine gegenseitig abhängige Beziehung. Jemand, der abhängig ist, ist auf die Unterstützung von einem anderen angewiesen. In einer gegenseitig abhängigen Beziehung sind beide Partner aufeinander angewiesen, sonst steht ihre Identität und ihre Sicherheit auf dem Spiel. In vielen gegenseitig abhängigen Beziehungen ist die Verhaftung sehr stark. Wenn einer der Partner etwas außerhalb der definierten Richtlinien der Beziehung tut oder die Beziehung verläßt, dann wird der andere krank und leidet. Normalerweise sagt in so einer Art von Beziehung keiner: „Ich bin so sehr von dir abhängig, dass ich ohne dich nicht überleben könnte"; sie werden vielmehr die schlaue, listige und manipulierende Tyrannenmaske benutzen, um die andere Person zu manipulieren.

Im **Norden** sind die Politiker und Regierungsbeamten. Das ist der Platz der Philosophien und Glaubenssysteme der Menschen. Die Politiker und Regierungsbeamte sind offiziell gewählt worden und sind dafür verantwortlich, den Willen des Volkes durchzusetzen, tun aber oft nur das, was eine spezielle Interessensgruppe möchte. Daran profitieren die Politiker insofern, weil diese Gruppe ihnen oft zur Wiederwahl verhilft. Würden die Politiker die wirklichen Gründe für ihr Votum und ihre Handlungsweise offen darlegen, so würde das Volk sie vermutlich nicht wiederwählen. Also werden die Politiker und Regierungsbeamten schlaue, listige und manipulierende Tyrannen im Spiel zwischen dem Willen des Volkes und dem Druck dieser speziellen Interessensgruppe.

Im **Osten** sind die Gigolos und die Frauen die Männer hinhalten. Sie sind deshalb im Osten, weil sie einen Bezug zur Sexualität haben. Ein Gigolo ist ein Mann, der für seine Aufmerksamkeiten von einer Frau ausgehalten wird. Dieser Tyrann wird schlau, listig und manipulierend sein, um weiterhin von dieser Frau ausgehalten zu werden. Er muss manipulieren, weil er die Frau nicht direkt um Geld für seine sexuellen Dienste bitten kann, sie würde es ihm wahrscheinlich abschlagen.

Die weibliche Entsprechung ist eine Frau, die Männer hinhält. Sie flirtet und verspricht sehr viel, aber hält kaum etwas. Normalerweise tut sie das, um von einem Mann ausgehalten zu werden und um ihn hinzuhalten. Auch sie sagt nicht direkt, was sie will und bittet deshalb nicht darum, weil sie Angst hat, dass der Mann es ihr abschlägt und sie vielleicht sogar verlassen wird.

DEN TYRANNEN AUS DEN ANGELN HEBEN

Abb. 35:
Der schlaue, listige und manipulierende Tyrann

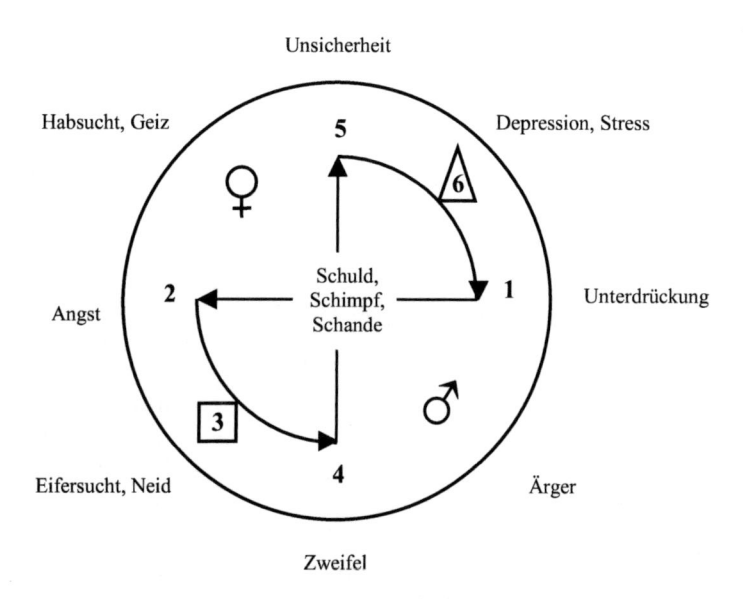

Der schlaue, listige und manipulierende Tyrann hat seinen Sitzplatz (3) im Südwesten bei den Symbolen der täglichen Lebenserfahrung. Dieser Tyrann greift dich dort an, wo du etwas von dir selbst verleugnest. Tatsächlich greift er die Symbole an, mit denen du dich selbst täuschst; du glaubst, sie wären offen, aber sie sind es nicht. Dadurch, dass du diese geschlossenen Symbole nicht öffnen willst, wirst du weiterhin das „Monster" hinter ihnen unterdrücken. Dieser Tyrann arbeitet mit Eifersucht und Neid. Im Grunde genommen denkt er, dass er das, was du hast nicht hat bzw. bekommen kann, also wird er dich durch schlaues, listiges Verhalten manipulieren. Dieser Tyrann wird ebenso mit deinem inneren eifersüchtigen und neidischen Tyrannen arbeiten, der glaubt, nicht zu haben und zu bekommen, was er will.

Am Platz 1 öffnest du diesem Tyrannen die Tür. Die 1 ist im Osten, dem Platz der Phantasie und Illusion und der Unterdrückung auf dem Auslöserrad. Wenn du unterdrückt bist, verschließt du dein Bewusstsein für Vision und Kreativität. Dieser

Tyrann setzt sich auf diese Energie drauf und manipuliert dich nach und nach dahin, ihm die Tür zu öffnen, damit er dich noch mehr manipulieren kann. Vielleicht wirst du an einem bestimmten Punkt spüren, dass du manipuliert wirst und nachgeben oder Widerstand leisten, was noch mehr Unterdrückung erzeugt. Dieser Tyrann manipuliert dich genau über die Dinge, die du in dein Unterbewusstsein und dein Unbewusstes verbannt hast.

Er veranlasst dich, darüber nachzudenken, ob du dich selbst wirklich kennst oder nicht. Eine Person, die dich sexuell manipuliert, wird versuchen, dich vorsätzlich zu etwas zu drängen, deine Geschwindigkeit zu verlangsamen, dich zu verwirren oder vollkommen abzulenken. Zum Beispiel könnte dir ein listiger Tyrann erzählen, dass du jetzt mit ihm Liebe machen musst, weil das Leben schließlich kurz ist und die Gelegenheit nur einmal an die Tür klopft und ihr beide morgen vielleicht schon tot sein werdet. Oder er spielt mit dir vorsätzlich wie mit einem Fisch, er wirft einen Köder aus und spielt als ob es schwierig wäre, ihn zu bekommen und wickelt dich damit ein. Genau das ist der Punkt, wo du für den Tyrannen angreifbar wirst. Durch seine Manipulation wird er dich überzeugen, dass du nicht weißt, was du wirklich willst und so wird er dich überzeugen, dass du das tun sollst, was er bereits für dich geplant hat.

Platz 5 ist im Norden, dem Platz von Sinn und Zweck und von Unsicherheit auf dem Auslöserrad. Um diesen Tyrannen aus den Angeln zu heben, musst du in der Lage sein, die Manipulation zu durchzuschauen und ebenso deine eigenen Unterdrückungen und geschlossenen Symbole. Wenn du diesen Tyrannen in dein Leben gerufen hast, weißt du, dass er mit deinen unbewussten und unterbewussten Unterdrückungen arbeitet, um dich noch unbewusster zu machen, um weiterhin sein Spiel mit dir spielen zu können. Dieser Tyrann versucht, deine Kraft und Stärke dadurch zu schwächen, dass er mit deiner Angst vor bestimmten Situationen arbeitet. Der schlaue, listige und manipulierende Tyrann weiß, dass diese Strategie funktionieren wird, weil sie schon hundert Mal funktioniert hat.

Daher musst du ein Windschwert benutzen, indem du verbal kommunizierst und die Absicht des Tyrannen benennst, <u>bevor</u> dieser Tyrann die Chance hat, deinen Entschluss zu schwächen. Du musst den Tyrannen wissen lassen, dass du sein Spiel kennst und dass du nicht mitspielen wirst. Wenn du das tust, ist das Spiel vorbei, die Manipulation ist als solche benannt und das schlaue, listige und manipulierende Verhalten hört auf.

Im Nordosten, dem Platz 6 bekommst du die Lehre dieses Tyrannen: du musst dich mit deinen Unterdrückungen und mit deinen geschlossenen Symbolen auseinandersetzen und nicht dem Tyrannen auf dem Leim gehen oder dich im Spiel des Meistermanipulierers verstricken. Im Nordosten, am Platz von Choreographie und Design lernst du auch, wie du dich entspannen kannst und dabei deinen Fokus hältst, ohne dass Unterdrückung und Stress entstehen.

WESTEN

Der brutale, bösartige und gewalttätige Tyrann

GESCHICHTE

Ich ging die Straße entlang, in der ich wohnte. Meine Kleider waren zerrissen, meine Nase blutete, und ich fühlte mich wie nach einem Krieg, aber jetzt konnte ich meinen Kopf wieder hochhalten. Ich war frei.

Als ich eines Nachmittags aus der Schule kam, kam ich bei einer Gasse um die Ecke, wo ein großer Junge, der aus der Schule geflogen war, mir so in den Weg trat, dass ich ihn anrempelte. Er sagte zu mir: „Hey, hast du Tomaten auf den Augen? Kannst du nicht sehen, wo du hintrittst?" Als Nächstes packte er mich am Kragen und presste mich gegen die Wand, dann warf er mich auf den Boden. Er stieg mit seinen Motorradstiefeln auf meine Faust und sagte: „Du bist ein Verlierer, und du brauchst jemanden wie mich, der auf dich aufpasst." Er sagte mir, dass ich ihn am nächsten Tag um 3 Uhr nachmittags im Park treffen sollte, und dass ich mit niemandem über das sprechen sollte, was passiert war.

Auf dem restlichen Heimweg drehte sich mir der Kopf. Ich fühlte mich gedemütigt und innerlich dachte ich, dass dieser Angeber vielleicht recht hatte, ich habe mich immer schon wie ein Verlierer gefühlt. Aber ich hatte auch große Furcht vor ihm. Ich dachte daran, jemandem von den Geschehnissen zu erzählen, aber ich schämte mich und erinnerte mich an die Warnung des Angebers. Mein Vater war ein richtiger Mann, und ich glaubte nicht, dass er sehr viel Sympathie für mein Problem gehabt hätte. Er hatte schon oft meine körperliche Verfassung kritisiert und auch meine Passivität. Nein, ich musste die Sache bei mir behalten und das Beste daraus machen. Vielleicht würde sich der Angeber ja auch jemand anderen aussuchen, den er terrorisieren konnte.

Am nächsten Tag traf ich den Angeber im Park, und er schlug mich an jenem Tag und an jedem weiteren Tag, an dem ich nicht genau das tat, was er von mir wollte. Diese Brutalitäten und Einschüchterungen gingen monatelang so weiter. Eines Tages dann ging ich an einer Turnhalle vorbei und sah einen Aushang, auf dem stand: „Lange genug ein Waschlappen gewesen? Trage dich heute noch in den Boxkurs ein!" Sofort überlegte ich, ob das eine Lösung für mein Problem sein konnte. Irgendwie musste ich wieder die Kontrolle über meinen körperlichen Raum bekommen. Das könnte genau das sein, was ich brauchte! Also schrieb ich mich in das Ausbildungsprogramm ein.

Einige Monate später beschloss ich schließlich, dass es an der Zeit wäre, diesem Angeber entgegenzutreten und ihn ein für allemal dazu zu bringen, mit seiner Tyrannei aufzuhören. Als er sich mir auf seine übliche Art näherte, nahm ich gleich eine starke Haltung ein und schaute ihm direkt in die Augen. Innerlich sagte ich mir immer wieder: „Ich verdiene es, frei zu sein." Er bemerkte sofort meine

Veränderung, und ich konnte die Nervosität in seinen Händen sehen. Zum ersten Mal konnte ich in seinen Augen sehen, dass er sich unsicher war.

Ich werde hier nicht auf die Einzelheiten des Kampfes eingehen, aber ich kann sagen, dass dieser Angeber mich nie wieder belästigen wird. Auch wird das kein anderer mehr tun, denn ich habe gelernt, wie man mit bösartigen und brutalen Menschen umgeht; ich habe gelernt, Herr über meinen eigenen Raum zu sein.

LEHRE

Beschreibung
Diesen Tyrannen wirst du nicht vorsätzlich konfrontieren, es sein denn, du bist körperlich gut vorbereitet. Er ist brutal, bösartig und gewalttätig. Er benutzt das Erdschwert (seinen physischen Körper), um über deinen Körper deinen Spirit zu brechen und deine Seele zu besitzen. Er fordert vollkommene Kontrolle über deine Welt.

Die darunterliegende Ursache
Gewalttätig zu sein gibt dem brutalen, bösartigen und gewalttätigen Tyrannen Bedeutung in seinem Leben. Ein brutaler Tyrann ist unsicher und seine tieferen Gefühle sind ihm selbst verborgen und er zweifelt daran, dass er bekommen kann, was er will, wenn er keine körperliche Gewalt anwendet. Dieser Tyrann fürchtet sich davor, geschlagen oder erniedrigt zu werden. Oft sind diese Tyrannen selbst Opfer eines brutalen Tyrannen in der eigenen Familie und tragen eine solche Geschichte mit sich herum.

Unbewusste Motivation
Dieser Tyrann hat ein negatives Selbstkonzept und akzeptiert sich selbst sehr wenig. Themen wie geliebt zu werden, färben ihre Haltung und Annäherung dem Leben gegenüber. Diese Haltung besagt dann: „Ich werde es bekommen, egal wie." Er bekommt das, was er will hauptsächlich dadurch, dass er anderen Angst macht. Dieser Tyrann fokussiert auch auf dein eigenes schlechtes Selbstkonzept und auf deine Opfer- und Verliererhaltung im Leben. Dieser Tyrann sucht keine Kämpfe, er sucht Opfer.

Einfluss und Wirkung des Tyrannen
Dieser Tyrann kennt keine Grenzen, wenn er etwas haben will und wie er es sich von dir holen wird. Er wird alles benutzen, was ihm zur Verfügung steht: Drohungen, Gewalt oder sonst etwas. Sein Spiel hat seine eigenen Regeln und Gesetze, seine eigene Moral und Ethik. Er will dich körperlich zermürben, und wenn er Erfolg hat mit seiner Brutalität, wird er deine körperliche Realität verändern. Was er dir mitzuteilen versucht ist, dass er dich und deinen Raum nicht nur körperlich besitzt, sondern dass er auch den absoluten Sieg über dein spirituelles Selbstwachstum, deine Reife und sogar deine Seele erlangen will.

Wenn du dich vor körperlicher Gewalt fürchtest oder sie verabscheust, wirst du nichts tun, um der Brutalität entgegenzutreten. Das Ergebnis wird sein, dass du in dieser ablehnenden Haltung bleibst und der brutale, bösartige und gewalttätige Tyrann die Kontrolle über dich hat.

EIN GENAUERER BLICK AUF DEN TYRANNEN

Nun spielen wir die vier Gesichter dieses brutalen, bösartigen und gewalttätigen Tyrannen durch.

Abb. 36:

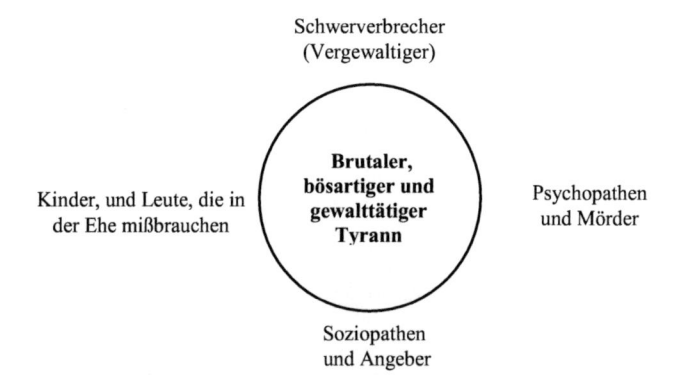

```
                     Schwerverbrecher
                      (Vergewaltiger)

                    ┌─────────────┐
                    │  Brutaler,  │
Kinder, und Leute, die in │ bösartiger und │ Psychopathen
der Ehe mißbrauchen │  gewalttätiger │ und Mörder
                    │    Tyrann   │
                    └─────────────┘

                       Soziopathen
                       und Angeber
```

Im **Süden** sind die Angeber, weil sie sich Schwächeren gegenüber grausam verhalten. Der Stereotyp eines Angebers ist ein großes Kind, das auf einem mageren kleinen Kind herumhackt. Sie sind meist laut und versuchen, ihrem Opfer Angst einzujagen, es auf der gefühlsmäßigen Ebene einzuschüchtern. Dieser Angeber bedroht oft körperlich. In unserer Geschichte haben wir ein klassisches Beispiel eines Angebers.

Der Soziopath ist eine Person, die mit den Systemen der Gesellschaft nicht einig sein kann. Im Extremfall ist der Soziopath nicht in der Lage, einen Herzensraum mit Menschen zu halten und kümmert sich oft nicht um die Regeln und Gesetze der Gesellschaft.

Im **Westen** sind die Kinder und Leute, die innerhalb der Ehe missbrauchen. Das schließt auch Eltern ein, die Kinder missbrauchen. Wir lesen von einer immer größer werdenden Anzahl von Kindern, die absolut dem Dunklen zugewandt sind. Sie missbrauchen ihre Eltern oder Geschwister bis hin zum Mord. Auch die Zahl der Kinder, die auf dem Schulhof ihre Klassenkameraden erschießen steigt ebenso wie die Zahl der Eltern, die ihre Kinder ermorden. Kinder und Leute, die innerhalb der Ehe missbrauchen sind im Westen, weil sie meistens körperlich angreifen. Sie sind brutal, um die Frustration in ihrem Leben zu beruhigen und spielen das dann in ihren Beziehungen aus.

Im **Norden** sind die Schwerverbrecher, und vor allen Dingen die Vergewaltiger. Diese Verbrecher begehen Verbrechen, die mit hohen Strafen bestraft werden. Sie benutzen ihren Verstand, um ihre Opfer anzupirschen und um sie zu erlegen. Sie sind sehr schlau. Oft müssen sie ausgeklügelte Pläne für ihre Verbrechen ausarbeiten. Viele Vergewaltiger pirschen ihre Opfer stundenlang, oft tagelang an, bevor sie zuschlagen.

Im **Osten** sind die Psychopathen und die Mörder. Die Verbrechen, die sie begehen sind jenseits aller Norm von Moral und gesellschaftlicher Verantwortung, und sie verspüren keinerlei Schuld oder Gewissensbisse. Diese Menschen haben ihr Kinderfeuer verloren. Sie ehren das Leben nicht und die spirituelle karmische Gerechtigkeit ihrer Taten ist ihnen gleichgültig. Spirituell sind sie tot.

DEN TYRANNEN AUS DEN ANGELN HEBEN

Abb. 37:
Der brutale, bösartige und gewalttätige Tyrann

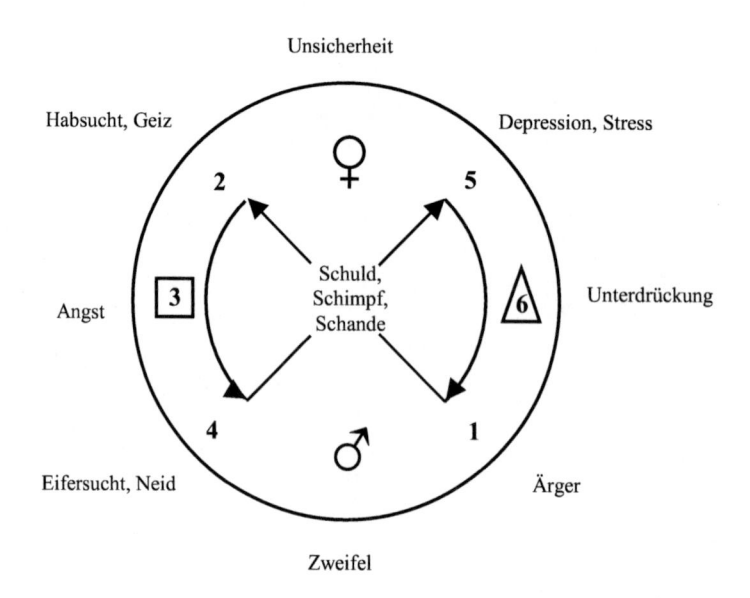

Der Sitzplatz (3) dieses Tyrannen ist im Westen bei der Erde und dem physischen Körper. Dieser Tyrann kommt mit dem Erdschwert (seinem Körper) und greift deine körperliche Existenz an. Wenn dieser Tyrann mit seiner Brutalität erfolgreich sein kann, wird sich das negativ auf deine Kraft, deine Stärke und deine Gesundheit auswirken. Aus dem Rad der Auslöser siehst du, dass dieser Tyrann mit der Angst arbeitet, sowohl mit deiner Angst vor dem Tyrannen als auch mit seiner eigenen Angst, geschlagen und erniedrigt zu werden. Seine größte Angst ist, dass er nicht bekommen kann, was er will, außer dass er anderen gegenüber brutal ist.

Platz 1 ist im Südosten. Dort öffnest du dem Tyrannen die Tür. Es ist der Platz der Selbstkonzepte und der Haltung. Ein brutaler, bösartiger und gewalttätiger Tyrann wird an deinem negativen Selbstkonzept arbeiten, das besagt: „Ich bin ein Verlierer und ein Opfer". Sonderbarerweise fühlt sich der Tyrann ebenfalls wie ein Verlierer. Aus diesem Grund tut er dir weh.

Es ist deine schlechte Haltung, die die Tür offen hält, aber es ist dein innerer Tyrann, der den Feind des Ärgers in dir auslöst und auch den Tyrannen auf den Plan ruft. Wenn du dich ärgerst und deinen Raum verlierst, wird dieser Tyrann hereinkommen. Dieser Tyrann ist normalerweise irgendein Angeber und versteht, dass Passivität Gewalt erzeugt. Demnach wirst du aus Furcht und wegen deines Verliererbilds eine passive Haltung wählen. Aber das macht den Tyrannen nur noch empfänglicher für Gewalt.

Platz 5 ist im Nordosten, wo du deine Energie bewegst. Es ist wichtig, diesen Tyrannen aus den Angeln zu heben, bevor du dich ärgerst. Du musst dich augenblicklich entspannen und darauf fokussieren, unter allen Umständen die Kontrolle über deinen körperlichen Raum zu wahren. Die japanischen Samurai haben dafür ein Sprichwort: „Du schlägst ihn, wenn er dich schlägt."

Es gibt zahllose Geschichten von Kindern oder Teenager, die in Familien aufwachsen, die entweder einen brutalen Vater oder eine brutale Mutter haben. Meistens ist der Wendepunkt dann erreicht, wenn zum Beispiel die Mutter den Teenager an den Haaren packt und der Teenager sofort zugreift und den Tyrannen selbst an den Haaren zieht. Das macht oftmals der Tyrannei ein Ende.

Oder der Sohn, der dauernd vom Vater brutal behandelt wird und eines Tages zurückschlägt und dadurch die Kontrolle über seinen körperlichen Raum übernimmt. Gewöhnlich wird das der Gewalt ein Ende setzen und den Tyrannen aus dem eigenen Raum vertreiben. Erinnere dich, dass ein brutaler, bösartiger und gewalttätiger Tyrann normalerweise ein Opfer such und keinen Kampf.

Auf Platz 6 bekommst du die wahre Lehre, die du aus einem brutalen Tyrannen in deinem Raum ziehen kannst. 6 sitzt im Osten. Die Lehre hier ist, Wissen zu benutzen, um gegen die Unterdrückung zu kämpfen. Passivität erzeugt Gewalt, Stärke reguliert sie. Weil viele Menschen eine Konfrontation als Gewalt betrachten, haben sie in sich die Bereitschaft zur körperlichen Konfrontation unterdrückt. Das ist jedoch sehr gefährlich, wenn du diesem Westtyrannen gegenüberstehst. Diese unterdrückte Verurteilung der Gewalt wird dich in Wirklichkeit davon abhalten, Kontrolle über deinen Raum zu haben. Stärke reguliert die Gewalt. Ein brutaler Tyrann lehrt dich, deine Kraft zu benutzen, um seine Gewalt zu kontrollieren und deinen Spirit und deinen Körper davor zu schützen, gebrochen zu werden. Dieser Tyrann lehrt dich Nüchternheit in deinem körperlichen Raum und die Illusion aufzugeben: „Mir kann nichts passieren kann, also schalte ich einfach ein anderes Programm ein". Dieser Tyrann lehrt dich, aktiv zu werden.

NORDWESTEN

Der traurige, melancholische und Schuldgefühl erzeugende Tyrann

GESCHICHTE

Margo war eine erfolgreiche Grundstücksmaklerin und genoss ihren freien Tag. Sie hatte sich vorgenommen, den ganzen Tag draußen zu sein, im Garten zu arbeiten und am Pool zu liegen. Sie nahm ihr Buch und ein großes Glas Eistee und ging zum Pool. Gerade als sie durch die Türschwelle ging, läutete das Telefon. Sie zögerte und überlegte, ob sie abheben sollte. Einen Augenblick dachte sie daran, nicht zu antworten und dann begann sie, sich alle Möglichkeiten zu überlegen. „Es könnte dieser wichtige Kunde sein oder vielleicht jemand, der krank ist." Das Richtige zu tun und die richtige Entscheidung zu treffen war sehr wichtig für Margo, demnach quälte sie sich oft mit so kleinen Dingen herum, wie das Telefon abzunehmen.

Sie blickte hinaus ins Sonnenlicht, seufzte und nahm den Hörer ab. „Hallo, hier ist Margo".

Die Stimme am anderen Ende sagte: „Margo, meine Liebes, ich rufe nur an, um Hallo zu sagen und dich um einen kleinen Gefallen zu bitten." Beim Klang der Stimme wurde Margo kalt wie Stein. Es war ihre Mutter. Vor ungefähr einem Jahr war Margos Vater plötzlich an einem Herzinfarkt gestorben und ihre Mutter hatte Schwierigkeiten damit, allein zu sein. Gewöhnlich war ihre Mutter traurig und erzeugte Schuldgefühle, um Margo dazu zu bewegen, etwas für sie zu tun. Einerseits tat Margo ihre Mutter leid und wünschte sich, das Richtige zu tun, indem sie ihr half, aber die Forderungen ihrer Mutter wurden immer mehr.

Das Gespräch ging weiter. „Margo, ich weiß, dass du in den letzten Tagen sehr viel zu tun hattest und ich wollte dich nicht belästigen. Aber ich muss wirklich in den Laden gehen, um einige Dinge einzukaufen. Glaubst du, du könntest vorbeikommen und mich hinfahren?"

„Nun, Mutter, heute ist mein einziger freier Tag und ich wollte eigentlich ausspannen."

„Ja, ist schon gut, es muss eben auch so gehen, glaube ich. Ich habe ja nur gefragt. Ich war sicher, dass es dir nichts ausmachen würde."

Margo fing schon an, aufzugeben und ihre Augen blickten sehnsüchtig auf das Wasser in ihrem Pool. „Du meine Gute, Mutter, ich würde dich wirklich gerne hinfahren. Wie wäre es mit morgen?"

„Weißt du, Margo, dein Vater war so großzügig, als er noch lebte, er hätte mich überall hingefahren, wo ich nur wollte. Ich glaube, das ist für immer vorbei. Ich vermisse ihn so sehr. Du bist alles, was ich noch habe, Liebes, und ich bin dankbar dafür." Margo begann, sich innerlich zu winden und befand sich jetzt in einem tiefen Konflikt, ob sie ihre Mutter nun fahren oder zu Hause bleiben und ausspannen sollte.

In dieser Situation mit ihrer Mutter war Margo schon viele Male gewesen. Und schon oft hatte sie ihr nachgegeben oder war ärgerlich geworden und die Sache hatte damit geendet, dass sie verletzende Dinge gesagt hatte. Margo spürte innerlich, dass ihre Mutter eigentlich um etwas anderes bat und wünschte sich, einen anderen Weg zu finden, mit ihrer Mutter umzugehen.

Dann hatte Margo eine Idee. Sie sagte: „Ich weiß, dass es schwer für dich war, seit Vater tot ist, und ich höre dich eigentlich sagen, dass du dich nicht richtig geliebt fühlst. Ist es das, was los ist? Denn, wenn es das ist, Mutter, dann kann ich rüberkommen und dich zu dem Laden bringen. Aber das Gefühl, nicht geliebt zu werden wird immer noch da sein, wenn ich wieder fort bin. Ich liebe dich wirklich sehr, Mutter, und ich kann dich morgen zu dem Laden fahren. Wie wäre das?

LEHRE

Beschreibung
Der traurige, melancholische und Schuldgefühl erzeugende Tyrann ist traurig und bemitleidet sich selbst. Er kontrolliert stark und kommuniziert mit schwerem emotionalen Inhalt, dem oft die Logik fehlt. Wenn dieser Tyrann handelt, dann dreht sich alles um ihn selbst, und er wälzt sich in Selbstmitleid. Er drückt seine Identität durch seine und nur seine eigenen Regeln und Gesetze aus.

Die darunterliegende Ursache
Die persönliche Geschichte ist der Fokus des Nordwesttyrannen. Ohne auf die Realität zu achten, spielt er sein Drama aus. Oft geht mit diesem Drama eine fanatische Energie einher. Und genau diese Geschichte lässt sie daran zweifeln, dass sie geliebt, gemocht oder wertgeschätzt werden. Normalerweise ist dieser Zweifel versteckt und wird nicht direkt ausgedrückt. Das ist die Wurzel des traurigen, melancholischen und Schuldgefühl erzeugenden Verhaltens. Dieser Tyrann ist im Stress und niedergeschlagen und versucht, diese Waffen zu benutzen, um dich auch in Stress zu bringen und zu deprimieren. Dies wird zur einzigen Sache in seinem Leben.

Die unbewusste Motivation
Der traurige, melancholische und Schuldgefühl erzeugende Tyrann versucht, seine eigene persönliche Vision zu verwirklichen und zu erfüllen. Wenn eine direkte Kontrolle nicht funktioniert, dann zeigt er dir, wie sehr er sich für dich aufgeopfert hat. Über dein Empfinden von richtig und falsch versucht der Tyrann dein Verhalten zu kontrollieren, indem er Gefühle von Schuld, Schimpf und Schande erzeugt.

Wenn der Tyrann dich einmal so weit gebracht hat, an deinen eigenen Gefühlen zu zweifeln, dann wird deine Unsicherheit dich überrollen und du wirst dich fragen, was dir eigentlich etwas bedeutet, und genau das wird der Tyrann dann tun: „Liebst du mich wirklich? Findest du mich wirklich gut?" heißt dann die unausgesprochene Frage. Sie ruft nicht nur in ihm Zweifel hervor, sondern auch in dir selbst. (Liebst du ihn wirklich?) Beide werden noch unsicherer und der Teufelskreis wiederholt sich. Unsere innere Stimme der Täuschung beginnt, das Echo des Tyrannen zu werden.

Einfluss und Wirkung des Tyrannen
Dieser Tyrann wird einen großen Einfluss auf dich haben, wenn du deinem inneren Tyrannen erlaubst, sich von dem Drama seines Traumas beeinflussen zu lassen. Wenn du dir nicht im Klaren darüber bist, was richtig und falsch für dich in einer bestimmten Situation ist, fällst du diesem Schuldgefühl erzeugenden Verhalten leicht zum Opfer. Vielleicht sind die Schuldgefühle so stark, dass du, ohne dass du es musst, tun wirst, was der Tyrann will, oder du tust es, um Zustimmung und Anerkennung zu bekommen. Alles in allem wollen wir ja auch Liebe. Oder es könnte anders verlaufen: du könntest das Notwendige tun oder sagen, um die Kontrolle über deinen Raum zu erlangen. Wenn du aber in den Wirkungskreis dieses Tyrannen geraten bist, wirst du Energie verlieren und Stress haben, egal, was du tust.

Dieser Tyrann zählt darauf, dass du das Spiel mitspielst, weil du nicht bemerkst, was sich eigentlich abspielt (sein Gefühl, nicht geliebt zu werden). Sie müssen sich durch ihren eigenen Mangel an Selbstliebe durchkämpfen. Sie teilen dir immer mit: „Ich weiß nicht, dass ich geliebt werde." Die einzige Vision, die dieser Tyrann für sein Leben hat ist, dass er will, dass du seinen Wert bestätigst.

Das Ergebnis ist, dass du in die Falle deiner eigenen geringen Einstellung und deines eigenen Mangels an Selbstliebe gerätst. Du verlierst deine positive Einstellung zum Leben und bist in deinem Ärger darüber gefangen, dass du schon wieder nach der Pfeife des Tyrannen tanzt. Meistens ist dieser Tyrann nicht in der Lage, seinen Raum dir gegenüber zu halten und mit seinen eigenen verschlossenen Innenräumen umzugehen. Deshalb projiziert er alle seine Unsicherheiten auf dich.

EIN GENAUERER BLICK AUF DEN TYRANNEN

Nun schauen wir uns diesen traurigen, melancholischen und Schuldgefühl erzeugenden Tyrannen noch genauer an und spielen seine vier verschiedenen Gesichter durch.

Im **Süden** sind die gesellschaftlichen und kulturellen Weltbildpräger. Das sind deine Freunde und die ethnische Gruppe, in die du hineingeboren bist. Diese Weltbildpräger ziehen an deinen Herzensfäden. Wenn die Gesellschaft angreift, so wird sie das auf der emotionalen Ebene tun. Während wir geformt, skulpturiert und gepanzert werden, erzeugen unsere Freunde, Nachbarn und sogar die Kultur, der wir angehören, oft Schuldgefühle in uns wegen der Entscheidungen, die wir im Leben treffen.

Im **Westen** sind die gegenseitig abhängigen Sexpartner. Diese Tyrannen zweifeln wirklich an deiner Liebe für sie. Im Falle der gegenseitig abhängigen Liebenden sind sich beide nicht sicher, ob der andere sie liebt. Deshalb verhalten sie sich traurig, melancholisch und erzeugen Schuldgefühle, um die andere Person von sich abhängig zu halten. Sie benutzen das Vehikel der körperlichen Sexualität als

Hindernis oder um sich gegenseitig abhängig zu machen. Das bringt sie in ein Dreieck der angepassten Beziehung, in der es drei Rollen gibt: der Verfolger, der Retter und das Opfer. Wenn die Partner in dieser gegenseitig abhängigen Beziehung jeweils eine dieser Rollen annehmen, dann wird die Beziehung die dritte davon sein.

Abb. 38

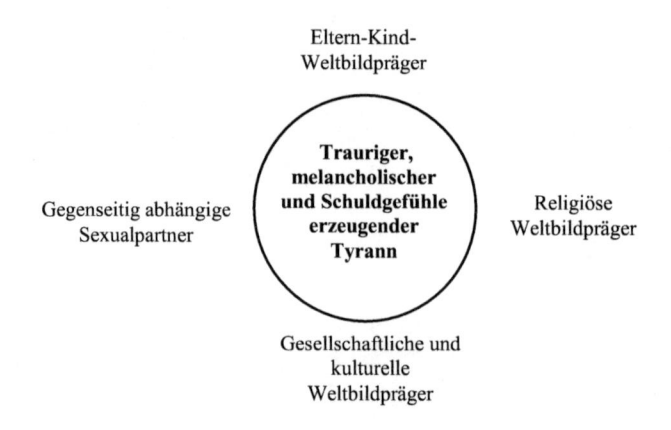

```
                        Eltern-Kind-
                        Weltbildpräger

                     ┌─────────────┐
                     │  Trauriger, │
                     │ melancholischer│
  Gegenseitig abhängige│ und Schuldgefühle│   Religiöse
     Sexualpartner    │  erzeugender │   Weltbildpräger
                     │    Tyrann   │
                     └─────────────┘

                     Gesellschaftliche und
                          kulturelle
                       Weltbildpräger
```

Im **Norden** sind die Eltern-Kind-Weltbildpräger. Hier wird trauriges, melancholisches und Schuldgefühl erzeugendes Verhalten benutzt, um die Beziehung zwischen Eltern und Kindern zu kontrollieren. Manchmal können auch Lehrer hierher gesetzt werden. Als ich ein Teenager war, manipulierten meine Brüder und Schwestern das, was ich über Mutter-Tochter-Beziehungen glaubte, um Schuldgefühle zu erzeugen. Sie benutzten Schuldgefühle, um mich dazu zu bringen, mehr für meine Mutter zu tun. Sie sagten: „Lange wegbleiben, so dass sich deine Mutter Sorgen macht, das tut eine gute Tochter nicht. Nach all den Opfern, die sie für dich erbracht hat, behandelst du sie so." Sie glaubten, dass wenn eine Person wirklich ihre Mutter liebte, sie im Haus helfen würde und mehr zu Hause bleiben würde. Margo und ihre Mutter sind ein gutes Beispiel für diesen Tyrannen.

Im **Osten** sind die religiösen Weltbildpräger. Die religiösen Weltbildpräger treffen unser Selbstwachstum, unsere Vision und unseren spirituellen Glauben. Ein religiöser Weltbildprägertyrann wird versuchen, den Spirit zu unterdrücken. Es fehlt ihnen oft selbst die Kreativität und sie zeigen wenig Leidenschaft und Lust am Leben. Aus dieser unterdrückten Energie heraus versuchen sie andere zu kontrollieren und dem Grenzen zu setzen, was andere mit ihrem Körper tun. Beispielsweise können Dinge wie Tanzen, Kartenspielen oder Sex ihren Doktrinen nach Sünde sein. Wenn diese Aktivitäten die natürliche Neigung eines Menschen ist, dann wird er deswegen Schuldgefühle empfinden.

Die Älteren sagen, dass das erste Chakra unsere Sexualität und Kreativität ist. Das siebte Chakra ist unser Traum. Wenn ein Mensch unser erstes und siebtes Chakra kontrollieren kann, kann er auch unseren Körper (8) kontrollieren. Die religiösen Weltbildpräger arbeiten sehr gut über Schuld, Schimpf und Schande und kontrollieren damit unsere Sexualität (1) und sagen, dass wenn du in den Himmel kommen willst, du an ihre Definition des Traums (7) glauben musst.

DEN TYRANNEN AUS DEN ANGELN HEBEN

Der Sitzplatz (3) dieses Tyrannen ist im Nordwesten.

Abb. 39:
Der traurige, melancholische und Schuldgefühl erzeugende Tyrann

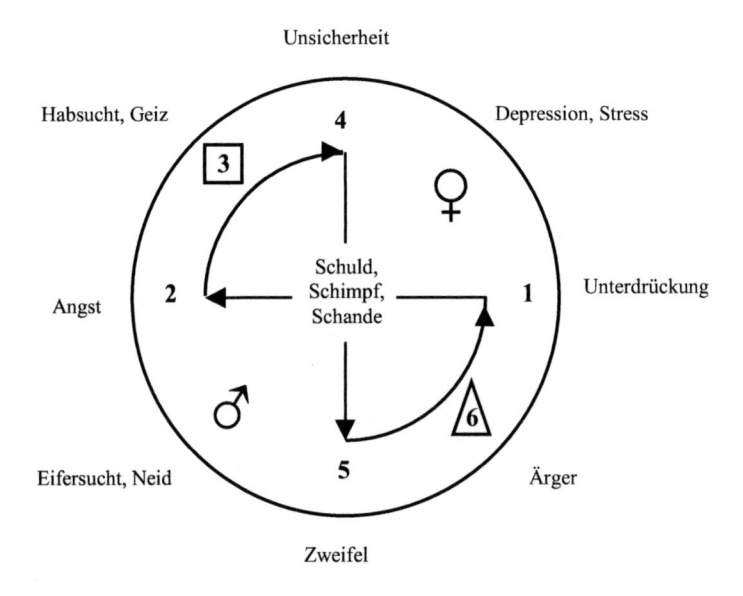

Er versucht, dich emotional in seine Schuld zu bringen, indem er dich dazu bringt, mit seinen Verhaltensmustern einverstanden zu sein. Hier sitzen Habsucht und Geiz auf dem Auslöserrad. Der traurige, melancholische und Schuldgefühl erzeugende Tyrann will alles. Er will deine Zeit, deine Energie und was auch immer du besitzt und er brauchen kann. Sein Ziel ist es, mit deiner Moral und deinen Gefühlen von richtig und falsch zu spielen, um in dir Schuldgefühle zu erzeugen, damit du seine Wünsche erfüllst. Er will dich zu seinen eigenen Gunsten beschränken und begrenzen.

Auf Platz 1, wo Du diesem Tyrannen die Tür öffnest, ist im Süden bei den Emotionen. Dieser Tyrann erzeugt bei dir permanenten Zweifel an deinen Gefühlen. Das trifft deine emotionale Balance und Kontrolle, was wiederum die Tür noch weiter für den Zweifel öffnet. Du beginnst mit deinen Gefühlen zu halten, anstatt mit ihnen zu geben. Dieser Tyrann wirft die Frage in dir auf: „Liebst du mich wirklich?"

Das Ergebnis davon ist, dass dein innerer Tyrann anfängt, sich schuldig zu fühlen und du dich fragst „Was habe ich falsch gemacht?" Oder du fragst dich, ob du gut genug bist. Diese Fragen beginnen, an deiner Selbstachtung zu nagen. Jetzt musst du mit deinem Ärger über dich selbst umgehen, der aus deinem schlechten Selbstkonzept herrührt.

Am Platz 5 musst du den Tyrannen aus den Angeln heben. Das ist im Osten, am Platz von Spirit und auf dem Rad der Auslöser bei der Unterdrückung. Du musst diesen Tyrannen aufhalten, bevor er deine Energie mit seinem Schuldgefühl erzeugenden Verhalten aufs Trockene legt. Diesen Tyrannen aus den Angeln zu heben ist oft am schwersten, weil er mit seiner ganzen Identität an seiner Geschichte hängt.

Um den Tyrannen davon abzuhalten, dich zu beschuldigen, musst du ihm helfen, die unausgesprochene Unterdrückung, die sich in seinem Unterbewusstsein befindet zu konfrontieren. Du könntest das tun, indem du beispielsweise sagst: „Für mich hört es sich so an, als ob du nicht wüsstest, dass du geliebt oder geachtet wirst", oder was auch immer in der entsprechenden Situation passt.

Dieser Tyrann arbeitet mit deinen Grenzen und Beschränkungen, also setze klare Grenzen, was deinen eigenen Raum anbetrifft. Benutze deinen eigenen Spirit, deine Vision und Kreativität und wende dich beim Tyrannen auch daran. Wichtig ist, dass du eine gute Portion Humor mit dabei hast und sein Drama nicht ernst nimmst.

Die wahre Lehre dieses Tyrannen ist auf Platz 6 im Südosten. Er lehrt dich, dir ein gutes Selbstkonzept zu bauen, indem du seiner Habsucht die richtigen Grenzen setzt. Dadurch wird deine Einstellung dem Leben gegenüber positiver und dir wird klar, was richtig und falsch für dich ist. Du lernst ebenfalls die Disziplin des Humors, mit der du über dich selbst, über das Leben und mit anderen lachen kannst.

NORDEN

Der verfolgende und heruntermachende Tyrann

GESCHICHTE

Ich heiße Elsie und bin achtzehn Jahre alt. Heute bin ich hier und frage mich, was daran falsch sein soll, Freunde zu haben, die man mag? Was ist falsch daran, sich frei zu fühlen, um sein Leben so zu führen, wie man es führen möchte? Nichts natürlich, außer du hast eine Mutter wie meine.

Ich habe da eine Freundin, die Millie heißt und ich gebe zu, dass sie eine ungewöhnliche Person ist. Sie ist ganz anders aufgewachsen als ich und ist in ihrer Sexualität sehr frei. Ich mag sie, wir verstehen uns großartig und sie liefert mir einen Spiegel für etwas, das ich in meinem Leben vermisse, für Freiheit.

Ich kannte Millie bereits einige Monate und bei dieser speziellen Gelegenheit wollte ich mit ihr zu einem Rockkonzert in die Stadt gehen. Es spielte eine tolle Band und Millie hatte zwei Karten bekommen. Du kannst dir vorstellen, wie aufgeregt ich war und als ich meine Mutter fragte, ob ich gehen konnte, war die Hölle los. Sie fing an zu wüten und zu toben, was Millie für eine Person war. Sie war eine Hure, sie war dumm, sie zog sich an wie eine Schlampe, sie war aus einer Familie der Unterschicht, auf jeden Fall aus keiner guten, so ergoss sich ihre ganze Litanei der Unzufriedenheit über mich wie die Niagarafälle.

Und meine Mutter fuhr fort, „Außerdem bist du zu dumm, um diese Sachen zu verstehen. Du wirst dieses Mädchen dich beeinflussen lassen, dumme Sachen zu machen. Du weißt nicht, was ich weiß, aber wenn du es wüsstest, wäre es kein Unterschied, weil du sowieso nur bis zu deiner Nasenspitze schaust." Als meine Mutter mit ihren Tiraden begann, war sie wild und jagte mir und jeder anderen Person innerhalb einer Viertelmeile Furcht ein. Ich hatte keine Ahnung, was sie als Nächstes sagen oder tun würde.

Schließlich machte etwas in mit drinnen 'Klick', und ich entschied, dass es keinen Grund dafür gab, nicht zu dem Konzert zu gehen. Ich tat nichts Verkehrtes und ich wollte das verfolgende Verhalten, das meine Mutter an den Tag legte konfrontieren. Zuerst ging ich tief in mich hinein und fand mein Zentrum. Dann änderte ich meine Haltung und hörte auf, mich selbst für die Entscheidungen, die ich in meinen Leben traf herunterzumachen. Ich gab das Bedürfnis auf, mein Leben nach den Glaubenssätzen von irgendjemand anderem abzustimmen. Dann schaute ich meiner Mutter direkt in die Augen und sagte: „Ich habe keine Angst vor deinem verfolgenden Verhalten. Ich mag Millie und sie ist meine Freundin und wird meine Freundin bleiben. Ich werde in dieses Konzert gehen und wenn du hier stehen willst und sie herabsetzen willst, dann kannst du das tun, aber ich werde mich nicht mehr länger darum kümmern."

Wenn meine Mutter heute mit einem Kreuzzug anfängt, der mein Leben betrifft, dann habe ich eine neue Strategie dafür. Ich hole meinen Mantel, gehe zur Tür und sage zu ihr: „Ich glaube, es ist jetzt Zeit zu gehen." Zuerst nahm meine Mutter diese Erwiderung nicht sehr freundlich auf, aber mit der Zeit haben wir uns einen anderen Umgang miteinander erarbeitet. Heute wird unsere Beziehung nicht mehr von diesem heruntermachenden Verhalten dominiert, sondern meine Mutter hält einen Augenblick inne und wechselt dann das Thema. Manchmal lachen wir sogar darüber. Und heute, wo mir dieses Gezeter nichts mehr ausmacht, bin ich eher bereit, mir ihren Standpunkt anzuhören.

LEHRE

Beschreibung

Dieser Tyrann ist der verfolgende und heruntermachende Tyrann, weil er auf den Glaubenssystemen herumhämmert und das heruntermacht, an das andere glauben. Er benutzt das Windschwert (verbale Kommunikation), um deine Gefühle zu treffen. Erwachsene und Teenager sind fast immer diese Art von Tyrannen füreinander. Beide bestehen auf ihrer Autonomie und auf ihren Rechten und versuchen, einander ihre Glaubenssysteme aufzuerlegen.

Die darunterliegende Ursache

Dieser Tyrann verkörpert den Feind der Klarheit. Das bedeutet, dass er bereits alles weiß und nichts mehr dazulernen muss. Oftmals steckt dieser Tyrann in seinem Glauben fest und ist nicht dazu in der Lage auszudrücken, was er wirklich meint, weil ihm die Fähigkeit fehlt, Wissen zu empfangen, zu wachsen und sich zu verändern. Deshalb unterdrückt er seine wirklichen Fähigkeiten und Wünsche. Und deshalb greift er auch das an, was dir etwas bedeutet.

Eine zweite darunterliegende Ursache für das Verhalten dieses Tyrannen ist, dass er seine Aufmerksamkeit wie eine Waffe auf ein bestimmtes Symbol richten wird, wie zum Beispiel einen politischen Standpunkt oder das Thema Abtreibung, und dabei keinerlei Aufmerksamkeit auf die persönliche Verantwortlichkeit gibt. Der Grund dafür, dass dieser Tyrann unfähig ist, seine Kraft zu spüren ist, weil darunter die Angst liegt, nicht verantwortlich zu sein. Das wird um so schlimmer, je unhaltbarer die Philosophie ist, an der festgehalten wird.

Unbewusste Motivation

Das Lieblingsspiel dieses Tyrannen ist, alles herabzusetzen, an das du glaubst und deine Originalität, deinen künstlerischen Ausdruck, deinen Beruf und deine Karriere zu stören. Er glaubt, sich dadurch erhöhen zu können, indem er dich heruntermacht. Er ist sehr ausdauernd und beständig und deshalb am schwersten zu ignorieren. Dieser Tyrann versucht dir mitzuteilen, dass er übergeordnete Glaubenssätze hat und dass du dich lieber vor seinen heruntermachenden Fähigkeiten fürchten sollst. Dieser Tyrann übernimmt nur sehr wenig persönliche Verantwortung und findet das Hauptventil für seine Energie darin, dass er andere verfolgt. Er möchte, dass du dich ärgerst und deinen Raum verlierst, und damit auch dein emotionales Gleichgewicht, denn an diesem Punkt hat der Tyrann gewonnen.

Einfluss und Wirkung des Tyrannen
Der verfolgende und heruntermachende Tyrann benutzt Worte, die seine heruntermachenden Gedanken ausdrücken, um das zu treffen, was dir etwas bedeutet. Weil sein eigener Standpunkt beschränkt ist, wird er sich genau darauf einjustieren, wo deine Glaubenssätze beschränkt sind und wo du nicht in der Lage bist, verschiedene Möglichkeiten zu sehen. Dann wird er dir seine Struktur einhämmern. Der verfolgende, heruntermachende Tyrann versucht, dich und deine Gefühle als ungültig zu erklären. Indem er in deinen Raum übergreift, wird er darauf fokussieren, was du hast und er nicht. Er wird dir Stress machen, indem er deine Welt durcheinanderbringt. Wenn du in den Wirkungsbereich dieses Tyrannen geraten bist, wird er versuchen, deine Kreativität zu beschränken und deinen Erfolg zu behindern. Wenn der Nordtyrann erst einmal in Bewegung ist, ist es schwer, ihn wieder aufzuhalten.

EIN GENAUERER BLICK AUF DEN TYRANNEN

Nun schauen wir uns die vier Gesichter des verfolgenden und heruntermachenden Tyrannen an.

Abb. 40

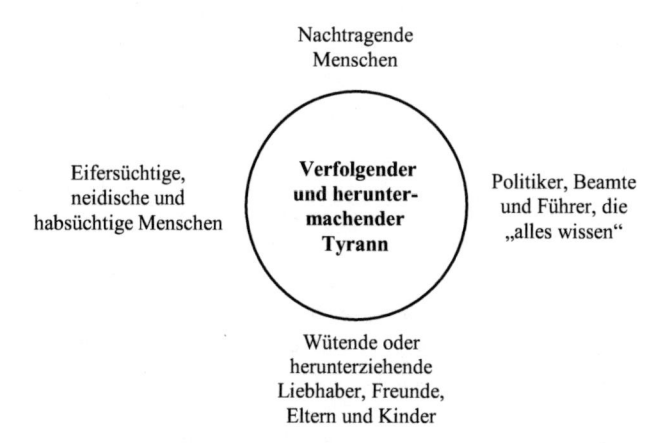

```
                        Nachtragende
                         Menschen

 Eifersüchtige,       Verfolgender       Politiker, Beamte
 neidische und        und herunter-      und Führer, die
 habsüchtige Menschen machender          „alles wissen"
                        Tyrann

                     Wütende oder
                    herunterziehende
                   Liebhaber, Freunde,
                    Eltern und Kinder
```

Im **Süden** sind die wütenden und herunterziehender Liebhaber, Freunde, Eltern und Kinder. Diese Tyrannen sind selbst niedergeschlagen und versuchen mit ihrem verfolgenden und heruntermachenden Verhalten dich da zu treffen, wo es am meisten weh tut. Weil sie dein Liebhaber, deine Freunde, deine Eltern oder Kinder sind, hast du natürlich einen Herzensraum für sie, und das ist die Tür, durch die sie hereinkommen können, wenn sie mit ihrem heruntermachenden Verhalten beginnen.

Sie machen dich herunter und versuchen damit, sich besser zu fühlen. Elsies Mutter ist ein Beispiel für einen wütenden und herunterziehenden Elternteil im Süden.

Im **Westen** sind die eifersüchtigen, neidischen und habsüchtigen Menschen. Diese Tyrannen tragen einen großen Mangel in sich. In der einen oder anderen Weise möchten sie „alles von dir haben" und benutzen dafür ihr verfolgendes und heruntermachendes Verhalten. Sie greifen deinen Erfolg an, deine körperliche Meisterschaft, deine Talente und Fertigkeiten. Wenn du beispielsweise mit jemandem arbeitest und ein Projekt hervorragend durchführst, könnte ein Kollege in einem eifersüchtigen Augenblick dich und deine Arbeit herunterputzen, indem er Fehler in den kleinen Details findet.

Im **Norden** sind Menschen, die nachtragend sind. Das sind Menschen, die mit dir abrechnen wollen oder die sich an dir wegen irgendetwas rächen wollen. Sie sind sehr schlau und werden Sinn und Bedeutung deines Lebens heruntermachen, um dich zu verunsichern. Sie rechnen mit dir ab, und du sollst bezahlen.

Im **Osten** sind die Politiker, Beamte und Führer, die „alles wissen". Das sind die Leute unseres gesellschaftlichen Umfelds oder Menschen, mit denen wir arbeiten. Auf eine bestimmte Art und Weise glauben sie, es sei ihnen vorbehalten, „alles zu wissen" und ziehen dich herunter, damit du dein Leben nach ihren Werten lebst. Politiker, Beamte und Führer sind eigentlich dazu da, dem Volk zu dienen. Sie sollten die Vision des Volkes tragen. Wenn sie allerdings in der Position sind, wo sie „alles wissen", dann hören sie nicht mehr auf den Willen des Volkes. Weil diese Tyrannen nicht fähig sind, Wissen zu empfangen, können sie auch nicht wachsen und sich verändern. Dies erzeugt wiederum das „Ich-weiß-alles"-Verhalten und sie werden die Menschen verfolgen und heruntermachen, damit sie ihrer Vision folgen. Es gibt zum Beispiel sehr viele Linkshänder, die von einem verfolgenden Lehrer gezwungen wurden, Rechtshänder zu werden.

DEN TYRANNEN AUS DEN ANGELN HEBEN

Der Sitzplatz (3) dieses Tyrannen ist im Norden. Er betrachtet seine Welt durch den Filter seines begrenzten Glaubenssystems und Philosophie. Er benutzt die Glaubenssysteme der Menschen gegen diese, indem er sie heruntermacht und herabsetzt. Dieser Tyrann ist unfähig, verschiedene Blickwinkel einzunehmen und wird versuchen, dir seine einzige Perspektive aufzuoktroyieren.

Im Südwesten, auf Platz 1, öffnest du diesem Tyrannen die Tür. Du öffnest die Tür, weil du glaubst, dass dieser Tyrann etwas besitzt, was du nicht hast. Ironischerweise ist dieser Tyrann aber eifersüchtig und neidisch auf das, was du hast und er nicht. Durch deine Bereitschaft, diesem Tyrannen zu gestatten, dich weiterhin herunterzumachen und zu demütigen, bleibt die Tür geöffnet und er kann in deinen Raum eingreifen.

Abb. 41:
Der verfolgende und heruntermachende Tyrann

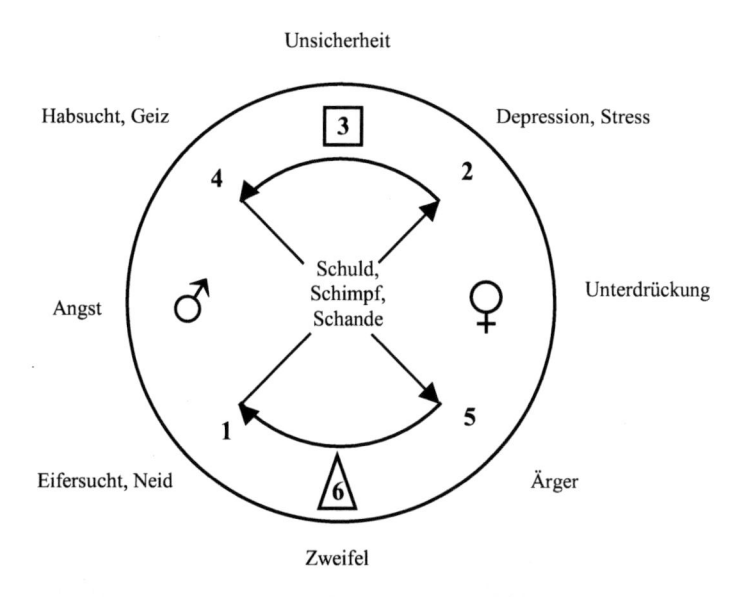

```
                        Unsicherheit

    Habsucht, Geiz          3           Depression, Stress
                    4               2

                        Schuld,
         Angst    ♂     Schimpf,    ♀   Unterdrückung
                        Schande

                    1               5
    Eifersucht, Neid        6           Ärger

                        Zweifel
```

Du musst diesen Tyrannen am Platz 5, im Südosten, aus den Angeln heben. Durch das dauernde verfolgende Verhalten wird er dich in deinem Selbstkonzept treffen. Er wird versuchen, auf deine Basis zu stoßen, wie du das Leben betrachtest und was für dich wichtig ist. **Der Schlüssel dabei ist, dass niemand für dich ein Tyrann sein muss.** Du musst eine Haltung einnehmen, die ihn wissen lässt, dass du keine Angst hast und dich nicht im Wirkungsbereich seines mentalen Störens befindest. Versuche nicht, mit diesem Tyrannen zu diskutieren, denn er selbst hat keine Logik, wenn er jemanden verfolgt. Dieser Tyrann tut sein Bestes, um dich zu verärgern, damit du nicht mehr in der Lage bist, deinen Raum zu halten. Das Ende unserer Geschichte illustriert das gut.

Als zweiten Gewinn, führe dir wieder vor Augen, wie sein tyrannisierendes Verhalten in Wirklichkeit genau das sabotiert, was er eigentlich will (nämlich etwas, das du besitzt und auf das er eifersüchtig ist). Es ist in keiner Weise unterstützend.

Die wahre Lehre aus diesem Tyrannen sitzt im Süden, auf Platz 6, dem Platz der Emotionen. Dieser Tyrann lehrt dich, wie du in guter emotionaler Balance und Kontrolle bleibst, und wie du in deiner eigenen Geschichte mit dem Zweifel an dem, was für dich Sinn und Bedeutung in deinem Leben hat.

NORDOSTEN

Der Ärger und Wut erzeugende Tyrann

GESCHICHTE

Wir standen am Rande des Grand Canyon und vor uns lag ein neues Abenteuer. Wir waren in unseren lang erwarteten und wohl verdienten Ferien. Ich hatte ganz genaue Vorstellungen davon, wie ich diese Ferien haben wollte, und es war ein gutes Stück Arbeit gewesen, meinen Mann davon zu überzeugen. Aber nach einigen kleineren Zugeständnissen haben wir uns dann geeinigt, zum Wandern in die Berge zu fahren.

Kurz nach unserer Ankunft spürte ich leichte Widerstände von Seiten meines Mannes, er wollte ein bisschen länger schlafen oder er saß auf der Veranda und las ein Buch und ich musste in dazu anstacheln, sich zur Abendwanderung fertig zu machen. Ich hätte die Warnsignale erkennen müssen, seinen Widerstand und seine negative Einstellung, aber ich konnte sie nicht wirklich benennen. Das störte mich zwar ein bisschen, ja, es ärgerte mich sogar, aber ich wollte mir durch nichts diese Ferien verderben lassen.

Außerdem verlief alles gut, bis zum zweiten Tag, als wir auf einen Berggipfel klettern wollten, der ungefähr dreihundertfünfzig Meter vor uns aufragte. Plötzlich begann seine schlechte Laune zu eskalieren und beim Frühstück murmelte er vor sich hin: „Eigentlich wollte ich gar keinen solchen Urlaub machen. Es ist ja richtig Arbeit, auf diese Berge zu klettern. Das sind doch keine Ferien. Zum Arbeiten hätte ich auch zu Hause bleiben können. Wir hätten nach Hawaii fliegen können oder an einen anderen schönen Ort, wo ich Spaß gehabt hätte. Nur wegen dir mache ich jetzt solche Ferien. Können wir nicht diesen Berg Berg sein lassen und in die Stadt gehen und irgendetwas anderes machen? Ich langweile mich."

Man kann sich vorstellen, was mir in diesem Augenblick alles durch den Kopf gegangen ist. Sofort waren alle meine Knöpfe gedrückt und eine Woge aus Ärger glühte auf meinem Gesicht. Ich dachte darüber nach, wie wir diese Ferien gemeinsam geplant und wie wir uns darauf gefreut hatten. Jim war ganz und gar auf meiner Welle, wenigstens dachte ich das. Als Jims Gemurre stärker wurde, bemerkte ich, dass er keine äußerlichen Zeichen seines Ärgers gezeigt hatte, nur unterdrückte Unzufriedenheit.

Ich spürte eine beginnende innere Lähmung. Ich bekam Angst und war verwirrt. Ich konnte spüren, wie eine riesige Welle aus Ärger in mir hochzusteigen begann. Aber ich wollte mir auf keinen Fall diese Ferien durch irgendetwas ruinieren lassen. Also beruhigte ich meinen Ärger und nahm einige tiefe Atemzüge und versuchte, mir einen Überblick darüber zu verschaffen, was gerade mit Jim los war. Es war sehr wichtig für mich, nicht an mir selbst zu zweifeln und mich nicht von seiner Negativität anstecken zu lassen.

Mit logischem Verstand sagte ich zu Jim: „Es ist mir klar, dass dies nicht deine erste Wahl für einen Ferienort ist. Und ich finde es wirklich toll, dass du dich entschieden hast, mit mir hierher zu gehen. Für mich ist es nicht wichtig, wohin wir in den Ferien gehen, solange ich mit dir zusammen bin. Heute habe ich in <u>Psychologie Heute</u> gelesen, dass sie Untersuchungen darüber gemacht haben, was mit Leuten passiert, wenn sie hinaus in die Natur gehen. Sie sagen, dass du langsam alle Masken fallen lässt, die du normalerweise brauchst, wenn du in einer Stadt bist. Du kehrst zurück zu dem, was sie das Natürliche Selbst nennen. Irgendetwas in dir fängt an loszulassen und dich mit der Natur zu verbinden und mit dem, der du wirklich bist. Das ist eigentlich der Grund, warum ich mit dir in die Berge gehen wollte. Ich wollte, dass wir beide in die Natur gehen, loslassen und beisammen sind. Wenn du nicht auf den Gipfel klettern willst, kann ich das ja auch alleine machen, aber am liebsten bin ich mit dir zusammen.

Ich konnte sehen, wie sich Jims Gesicht entspannte. Er sagte, er habe das gar nicht gewusst, das mit der Natur und dass man da natürlich wird. Jim war nicht sofort in der Lage, seine Enttäuschung voll und ganz loszulassen, aber für den Rest unserer Ferien konnten wir eine gute Mischung finden, draußen in der Natur zu sein, den Stress und die Sorgen loszulassen und Ausflüge in die Stadt zu machen. Am Schluss wanderten Jim und ich sogar zusammen auf den Gipfel.

LEHRE

Beschreibung

Der Ärger und Wut erzeugende Tyrann drückt dir alle deine Knöpfe und bleibt dabei. Dieser Tyrann merkt überhaupt nicht, dass er in dir eine Reaktion hervorruft. Wenn er deine Knöpfe drückt, wirst du in eine Opferrolle gezwungen. Er benutzt das Wind- und das Feuerschwert, um über deinen Mind deinen Spirit zu brechen. Er versucht, die Kontrolle über die Gestaltung deiner Energie zu bekommen, indem er Chaos erzeugt. Eine passiv-aggressive Persönlichkeit ist typisch für diese Art von Tyrann.

Die darunterliegende Ursache

Dieser Tyrann weiß nicht, wie er sich mit seinen eigenen Wünschen verbinden kann und wie er wirklich geben kann. Weil er sich dessen nicht bewusst ist, ist er dem Leben gegenüber nicht offen und das ruft seine Habgier auf den Plan, die ihn einschränkt und untergründigen Ärger hervorruft. Sein Ärger und seine unterdrückte Wut werden wiederum Ärger und Wut hervorrufen, die dann noch mehr Ärger bei ihm erzeugen werden.

Unbewusste Motivation

Der Fokus dieses Tyrannen ist es, durch sein unbewusstes, Ärger erzeugendes Verhalten Angst in dir zu erzeugen. Diese Angst können Themen sein wie Zurückweisung oder Verlassenheitsgefühl oder irgendetwas anderes, das du bei dir noch nicht aufgelöst hast und an das sich der Tyrann richten kann. Er benutzt Chaos, um die Angst zu erzeugen, damit du dich machtlos fühlst.

Dieser Tyrann hat einen Plan, um zu bekommen, was er will, also versucht er, dich davon abzulenken, was du willst. Dies alles verunsichert dich in dem, was wirklich wichtig für dich ist. Weil seine Energie im Geben und Nehmen nicht wirklich gut fließt, ist er im Stress und benutzt das Chaos, um auch in deiner Welt Depression und Stress zu erzeugen. Weil du verwirrt bist, wirst du nicht in der Lage sein, mit deinem Mind zu empfangen und wirst in eine kopflose Verteidigungsstrategie verfallen.

Einfluss und Wirkung des Tyrannen

Untergründig unterdrückt dieser Tyrann seinen Ärger und seine Wut. So versucht er dir ständig seine Geschichte mitzuteilen, wie das Leben für ihn in Wirklichkeit ist. Eigenartig ist, dass er selbst normalerweise cool und ruhig ist. Wenn du dich von seiner unterdrückten Wut beeinflussen lässt, vergisst du deine Prioritäten und verlierst deinen Raum und gerätst in Stress. Es gibt nur einen Ausweg, der dir helfen kann, am Drücker zu bleiben - dein logischer Verstand.

EIN GENAUERER BLICK AUF DEN TYRANNEN

Der Ärger und Wut erzeugende Tyrannen hat vier Gesichter.

Abb. 42

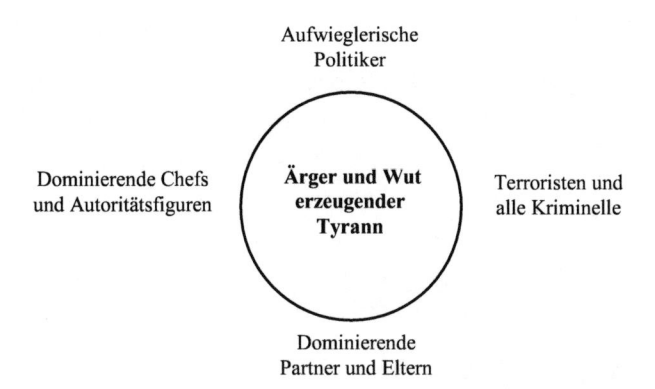

Aufwieglerische Politiker

Dominierende Chefs und Autoritätsfiguren

Ärger und Wut erzeugender Tyrann

Terroristen und alle Kriminelle

Dominierende Partner und Eltern

Sein Hauptziel ist es, dass du seine Prioritäten akzeptierst und dass dein Energieentwurf zerstört wird.

Im **Süden** sind die dominierenden Partner und Eltern. Sie versuchen uns in einer fast arroganten Art zu beherrschen. Weil wir sie lieben, fühlen wir uns oft durch unsere Beziehung zu ihnen in der Falle und so können sie oft sehr leicht unseren

Ärger hervorrufen. Sie nehmen sich die Freiheit heraus, unsere Gefühle zu benutzen und so ein Ungleichgewicht in unseren Emotionen zu erzeugen. Wenn unsere Emotionen aus dem Gleichgewicht geraten sind, bringt das unsere gesamte Energie durcheinander und auch die Art, wie wir sie benutzen. Die Geschichte von dem Ehepaar im Urlaub ist ein gutes Beispiel für dieses Gesicht des Tyrannen.

Im **Westen** sind die dominierenden Chefs oder Autoritätsfiguren. Diese Leute üben oft Kontrolle über unsere Sicherheit, unsere finanzielle Situation etc. aus. Indem er unbewusst Ärger und Wut hervorruft, kann dieser Tyrann Angst und Stress bei uns auslösen, was wiederum eine Auswirkung auf unsere Gesundheit hat, ebenso wie die Bedrohung der Sicherheit unseres Arbeitsplatzes, der unseren Lebensunterhalt und unser Überleben sichert.

Im **Norden** sind die aufwieglerischen Politiker. Hier sind die Politiker, die den Standard der Moral und Gerechtigkeit in der Gesellschaft verdrehen. Anstatt dass sie den Willen des Volkes erfüllen, haben sie Glaubenssysteme in ihren Köpfen, die sie selbst „über das Gesetz stellen". Anders ausgedrückt: entweder verändern sie die Regeln und Gesetze der Gesellschaft, damit das, was sie wollen hineinpasst, oder sie befolgen sie einfach nicht. Auf diese Weise entgehen sie oftmals der Justiz, der andere Bürger ins Auge sehen müssten. Man kann nichts dagegen tun. Das wird Ärger und Wut hervorrufen, ganz besonders wenn eine Ungerechtigkeit aufgetreten ist. In diesen Situationen fühlen sich die Menschen hilflos und oft auch hoffnungslos, weil sie nicht wissen, wie sie dagegen ankämpfen können.

Im **Osten** sind die Terroristen und alle Kriminelle. Das ist der Platz der Bestimmung. Ein Terrorist ist eine Person oder sind Personen, die elenden Terror machen oder Furcht erzeugen, für die es keine akzeptable Lösung gibt. Ihr Ziel ist es, alle Aktionen, die ihrer Absicht entgegenstehen entschieden zu stoppen. Dafür töten sie und kreuzen das Kinderfeuer. Das sind oft Menschen, deren Motivationen von religiösem Eifer angefeuert werden. Hier sitzen auch alle Kriminelle, weil sie ihre eigenen Regeln und Gesetze für ein akzeptables Verhalten schaffen. Die Soziopathen zum Beispiel übertreten die Heiligen Gesetze, indem sie alle Gesetze übertreten. Oder die psychopathischen Soziopathen beispielsweise nehmen menschliches Leben, so kreuzen sie das Leben genauso wie die Terroristen. So kann der Mordrausch von jemandem wie Ted Bundy wie eine terroristische Tat betrachtet werden. Eine ganze Stadt wurde von diesem einen Mann terrorisiert, die Menschen wusste nie wann, wo oder wie er zuschlagen würde.

DEN TYRANNEN AUS DEN ANGELN HEBEN

Der Sitzplatz (3) dieses Tyrannen ist im Nordosten, wo die Choreographie sitzt und die Prioritäten gesetzt werden. Dieser Tyrann möchte deine Choreographie zerstören und dich von dem abbringen, was wirklich wichtig für dich ist. Die Prioritäten, die dieser Tyrann wählt enden in Stress und Depression. Er versucht wiederum auch dich zu bedrücken und zu stressen. Die Wurzeln dieses Ärger und Wut erzeugenden Tyrannen sind tief in seinem eigenen Stress und seiner eigenen Depression vergraben.

Abb. 43:
Der Ärger und Wut erzeugende Tyrann

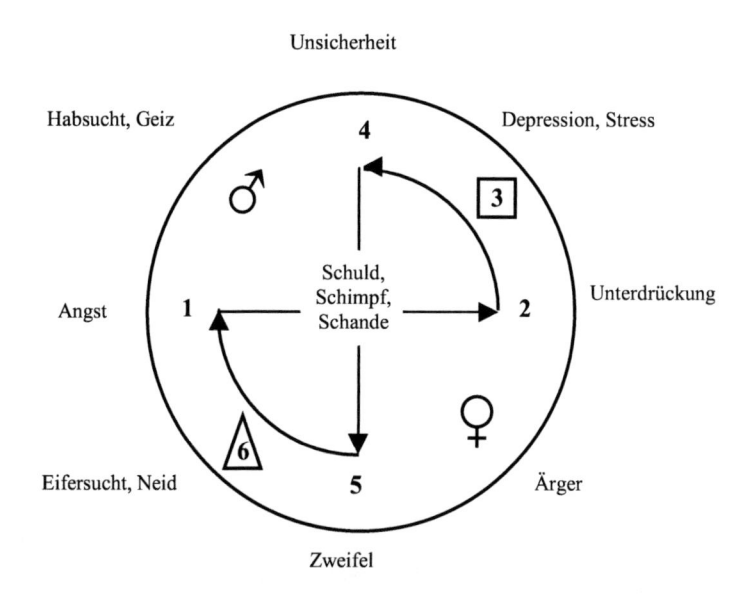

[Diagramm: Kreis mit Positionen 1–6. Mitte: Schuld, Schimpf, Schande. Oben: Unsicherheit (4). Links oben: Habsucht, Geiz (♂). Rechts oben: Depression, Stress (3). Links: Angst (1). Rechts: Unterdrückung (2). Rechts unten: Ärger (♀). Links unten: Eifersucht, Neid (6). Unten: Zweifel (5).]

Am Platz 1 öffnest du dem Tyrannen die Tür. Das geschieht, wenn durch das Chaos, das der Ärger und Wut erzeugende Tyrannen unbewusst in deinem Leben produziert, in deinem Körper Angst erzeugt wird. Wenn die Tür offen ist, und du Angst hast, setzt ein Gefühl der Machtlosigkeit ein und du gibst nach.

Hier an Platz 5, dem Platz der Gefühle, musst du den Tyrannen aus den Angeln heben. Der Schlüssel für dich ist, deine Gefühle im Gleichgewicht zu halten und keinen Ärger und keine Wut zuzulassen, die der Tyrann zu provozieren versucht. Halte deine Zweifel unter Kontrolle und steige nicht auf die negative Geschichte des Tyrannen ein. Achte darauf, dass du deinen eigenen Ärger nicht auf den Tyrannen oder die momentane Situation überträgst. Bleibe cool und ruhig und biete Logik und Wissen an.

Im Südwesten, auf Platz 6, liegt die wahre Lehre dieses Tyrannen. Du hast die Gelegenheit zu lernen, wie du deinen Raum halten kannst, obwohl dir deine Knöpfe von einem, der untergründig wütend ist, dauernd gedrückt werden. Er lehrt dich ebenso, entspannt und fokussiert bei deinen Prioritäten und wahren Herzenswünschen zu bleiben.

OSTEN

Der Herrschertyrann

GESCHICHTE

Ich erinnere mich an das erste Treffen, das ich bei einer religiösen New-Age-Gruppe namens Mission der Güte besuchte. Alle Menschen, die dieser Gruppe angehörten, waren sehr freundlich und einladend. Ich war damals jung und auf der Suche. Ich kam aus der Mittelschicht und mein Leben war ziemlich erfolgreich, aber leer. Ich suchte nach einer größeren spirituellen Verbindung oder wollte Gott irgendwie näher sein. Mein Vater war sehr dominant und aus irgendeinem Grund fühlte er sich sicher, wenn er mich heruntermachte. Durch dieses ständige Heruntermachen fühlte ich mich miserabel. In der Tat empfand ich mich die meiste Zeit als Versager. Bei den Menschen in dieser Gruppe fühlte ich mich als etwas Besonderes, vor allem bei dem Leiter Reverend Jacobs. Sie erzählten mir, wie talentiert ich war und dass alles einen kosmischen Sinn habe und sie mir zeigen konnten, wie ich diesen Sinn erfüllen konnte.

Aber es gab da ein paar Regeln, die ich zum Wohle und zur Sicherheit aller Mitglieder der Gruppe einhalten musste. Zuerst durfte ich nie wieder meine Eltern oder jemanden aus meiner Familie oder von meinen Freunden anrufen. Das war so eingerichtet, damit ich mich nicht von meinem wahren Sinn ablenken ließe. Zum Zweiten musste ich alles, was ich besaß, der Organisation geben und nunmehr würde die Organisation sich um alle meine Bedürfnisse kümmern. Armut würde ein gottesfürchtiges Leben ermöglichen. Zum Dritten wurden mir die Doktrinen der Organisation sorgfältig auseinanderklamüsert, und ich durfte sie nicht hinterfragen oder von ihren Lehren abweichen. Das war so eingerichtet, damit ich die notwendige Disziplin erwerben konnte, die ich brauchte, um meinen wahren Sinn zu erfüllen, wenn ich ihn fand. Aber im Gegenzug dazu würde die Organisation für alles Weitere, was ich brauchte, Sorge tragen. Ich könnte den Stress der Welt vergessen und meine Energie ganz darauf richten, „gute Taten" zu vollbringen.

Einige Jahre meines Lebens vergingen und die Dinge veränderten sich tatsächlich für mich, und ich fühlte mich gut dabei. Mit Sicherheit hatte ich wenig Stress in meinem Leben und fühlte mich zufrieden und glücklich. Die Mission der Güte und Reverend Jacobs kümmerten sich um alles. Vor ungefähr vier Monaten geschah dann etwas Sonderbares. Im allgemeinen kümmerte ich mich sehr wenig um das, was außerhalb den Mauern der Mission geschah. Aber zufällig hörte ich, wie sich zwei Menschen über einen großen Hurrikan unterhielten, der in der Stadt, in der meine Eltern wohnten auftrat. Diese Nachricht schlug wie ein Blitz durch den dichten Nebel meines Bewusstseins. Jahrelang hatte ich nicht einmal an meine Eltern gedacht. Ich ging zu Reverend Jacobs, um ihm zu sagen, dass ich die Notwendigkeit verspürte, nach Hause zu gehen. Er antwortete mir: „Weißt du, Jean, das ist nicht klug für deine Ausbildung. Du machst gerade so gute Fortschritte und stehst vor einem großen Durchbruch zu deinem wahren Sinn."

„Das kümmert mich nicht", antwortete ich, „ich möchte nach Hause gehen und werde nach Hause gehen." Dabei stand Reverend Jacobs auf und ich sah, wie seine Hand unter den Schreibtisch griff. Im nächsten Augenblick kam einer der Brüder in den Raum und Reverend Jacobs trug ihm auf, mich in einen anderen Raum zu bringen. Das war ein Raum zur Isolation, wohin du gehen konntest, wenn du spürtest, dass dir dein Sinn entschwindet. Der Bruder sagte, ich müsse meditieren, um mich wieder zurück zu meinem Sinn zu bringen. Dabei hielt er mich fest und schloss mich allein in diesem Zimmer ein.

Das war der Augenblick, in dem mir zum ersten Mal dämmerte, in welcher Wirklichkeit ich mich damals befand und ich beschloss, mich zu befreien. Augenblicklich wusste ich, dass ich dort weg musste. Also spielte ich weiter, bereute und ging wieder zurück zur Herde. Ich erzählte Reverend Jacobs, dass die Tage der Einsamkeit sehr gut für mich gewesen waren und dass ich gründlich zu meinem wahren Sinn zurückgefunden hätte. Ich wusste, dass mich Reverend Jacobs beobachten würde, also spielte ich weiter und wartete auf den richtigen Augenblick. Schließlich kam der Tag, als ich wieder zu meiner normalen Arbeit im Garten ging. Ich grub einen Fluchtweg unter dem Zaun und bedeckte ihn mit Büschen. Eines Nachts bei Neumond entwischte ich der Mission der Güte.

LEHRE

Beschreibung
Du kannst dir diese Geschichte anschauen und wirst viele Beispiele für diesen Tyrannentyp finden. Hitler zum Beispiel. Die Vereinten Nation behaupten, dass ungefähr 60% aller Länder der Erde unter dieser Art von Diktatur leben. Sie benutzen die Westtyrannen, die Angeber, die Armeen, Soldaten und die Polizei, um ihre Ziele zu erreichen und ihre Machtposition aufrechtzuerhalten. In Amerika kommen wir gerade jetzt an den Punkt, wo wir diesen Tyrannen konfrontieren müssen.

Selten findet man diesen Tyrannen im privaten Bereich. Menschen können Aspekte von ihm auf einer bestimmten Ebene haben, aber normalerweise haben sie nicht alle Aspekte dieses Tyrannen. Ein Beispiel könnte ein extrem religiöser Elternteil sein, der sein Kind dominiert und körperliche Bestrafung einsetzt, um das Kind dazu zu zwingen, das Dogma jener Religion anzunehmen.

Der Herrschertyrann würde töten, um an die Macht zu kommen. Er arbeitet mit spirituellen Glaubenssätzen und Phantasien, um dich zu besitzen. Er benutzt ein Feuerschwert und arbeitet mit deinem Spirit, um Kontrolle über deinen Körper zu bekommen. Die Phantasien und Lügen des Tyrannen lassen niemals zu, dass du zur wirklichen Vision der Menschen kommst – zur Freiheit. Er arbeitet an deinem armseligen Selbstkonzept und deiner Haltung, um dich in eine schlafende, dumme und selbstzufriedene Person umzuformen. Sein Ziel ist, dir deine Freiheit vollkommen wegzunehmen.

Die darunterliegende Ursache

Dieser Tyrann hat ernsthafte Zweifel an seiner eigenen wahren spirituellen Vision. Daher besteht er unbeugsam auf religiösen Dogmen. Allerdings ist er nur empfänglich für eine Geschichte, die mit Schmerz und Zweifel durchmischt ist. Demzufolge greifen sie das verletzte Kind in den Menschen an.

Dieser Tyrann ist zerfressen von Unsicherheiten über den eigenen wahren Sinn seines Lebens und fühlt sich von denen bedroht, die ihren kennen. Also greift er die Glaubenssysteme anderer an und zerstört sie, indem er den Teil von uns manipuliert, der rachsüchtig und manipulativ ist.

Unbewusste Motivation

Der Herrschertyrann möchte, dass du schläfst und dumm bist. Er rechnet damit, dass du deine Verbindung zu Spirit unterdrückst, um dich behaglich einzurichten, dann kann er dich kontrollieren und dominieren. Wenn du erst einmal voll in den Einflussbereich dieses Tyrannen geraten bist, dann wirst du gestresst, deprimiert und willenlos geworden sein, dein Leben selbst zu gestalten. Dieser Tyrann wird dich dein Leben in keiner Weise selbst gestalten lassen. Er ist hinter deinem Traum her, indem er vollkommen kontrolliert, wie du dein tägliches Leben führst.

Einfluss und Wirkung des Tyrannen

Die größte Wirkung, die dieser Tyrann haben kann ist, dass er deine Freiheit einschränkt oder sie dir in den meisten Fällen sogar ganz wegnimmt. Mit großer Bestimmerkraft verfolgt er diesen Plan. Wenn du dann vollkommen in seinen Einflussbereich geraten bist und nicht mehr in der Lage, aus seinen Klauen herauszukommen, wirst du deinen Willen, irgendetwas zu verändern aufgeben.

Deine Selbstzufriedenheit erlaubt ihm, deinen Traum, die Erfahrungen deines täglichen Lebens und deinen Spirit zu kontrollieren. Wenn du nicht ausbrichst aus deiner Selbstzufriedenheit und ihn konfrontierst, bleibst du ein verschlafenes, dummes Opfer und wirst wie ein Schaf nach dem Willen des Tyrannen handeln.

EIN GENAUERER BLICK AUF DEN TYRANNEN

Nun schauen wir uns die vier Gesichter des Herrschertyrannen an.

Im **Süden** sind die Sozialisten und Kommunisten. Sozialismus ist eine politische und wirtschaftliche Theorie oder Politik der sozialen Organisation, die dafür eintritt, dass die gesamte Gesellschaft die Produktion, das Kapital, das Land, das Eigentum etc. besitzen und Kontrolle über seine Verwendung ausüben sollte. Ebenfalls ist er ein Übergangsstatus zwischen dem Sturz des Kapitalismus und der Verwirklichung des Kommunismus. Viele Länder sind bis zu einem gewissen Grad sozialistisch: Schweden ist vielleicht das beste Beispiel dafür. Die Bürger besitzen Privateigentum und Unternehmen, aber viele große Industriebetriebe und alle Dienstleistungsbetriebe für das Volk werden vom Staat betrieben, wie zum Beispiel die medizinische Versorgung, die Altersversorgung und so weiter. Frankreich hat einige sozialistischen Aspekte aber viele Dienstleistungs- und Industriebetriebe befinden sich in Privatbesitz.

Abb. 44

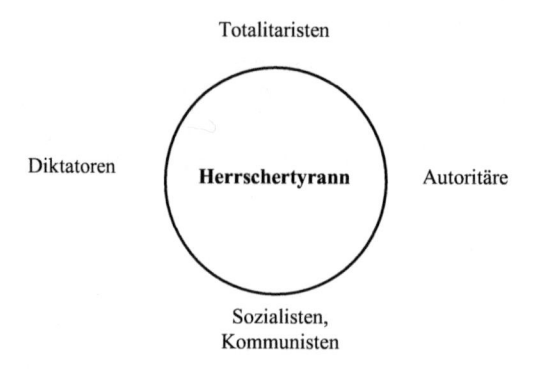

```
                        Totalitaristen

         Diktatoren    ( Herrschertyrann )    Autoritäre

                        Sozialisten,
                        Kommunisten
```

Der Kommunismus ist ein Gesellschaftssystem, in dem das Eigentum der Gemeinschaft übertragen ist und jedes Mitglied den eigenen Fähigkeiten entsprechend für das Wohl der Gemeinschaft arbeitet und im Gegenzug das erhält, was er oder sie braucht. Man könnte sagen, dass der Kommunismus die extreme Form von Sozialismus ist. Die ehemalige UdSSR war ein erstes Beispiel. Manche sagen, dass die gegenwärtige Politik unserer Regierung in Amerika uns in eine sozialistisch-kommunistische Regierungsform führt, anstatt in eine wirkliche Form von Republik, als die sie ursprünglich gegründet wurde.

Im **Westen** sind die Diktatoren. Die Kontrolle und absolute Macht liegt in den Händen von einer Person, die oft brutal und tyrannisch regiert. Idi Amin von Uganda war ein gutes Beispiel. Ebenso das Dritte Reich oder Saddam Hussein.

Im **Norden** ist das totalitäre System. Das ist ein politisches Regime, das auf Unterordnung des Individuums unter den Staat aufgebaut ist, der nur eine politische Partei erlaubt, der alle anderen Institutionen untergeordnet sind. Der Staat übt durch Zwangsmaßnahmen die absolute Kontrolle über alle Aspekte des Lebens aus. Weil die Menschen die Philosophie und Regeln des Staates befolgen müssen, haben sie keinen Raum für individuelle Freiheit und Autonomie. Als Resultat davon diktiert der Staat, was Sinn und Zweck im Leben der Menschen ist. Es sitzt im Norden, weil dort die Jäger und Arbeiter sind. Beispiele von dieser Regierungsform sind der Irak und die meisten Länder im Mittleren Osten.

Im **Osten** sind die Autoritären. Dies ist eine Regierungsform, die die gewöhnlichen sozialen Belange auf seine Bürger überträgt und in diesen Belangen blinden Gehorsam fordert. Die Konzentration der politischen Macht liegt bei einer Autorität, die dem Volk gegenüber weder verantwortlich ist, noch dem Volk die

Verantwortung dafür überträgt, sich selbst zu regieren. Hier ist die Vision des Volkes gleichgültig, es wird blindlings akzeptieren, was die Autorität sagt.

Eine autoritäre Regierung könnte totalitär, sozialistisch, kommunistisch oder diktatorisch sein. In der Geschichte gibt es viele Beispiele für diese Regierungsform, eine Monarchie zum Beispiel. Obwohl England ein Parlament hat, das die Entscheidungen für das Land trifft, regiert Elisabeth II als Königin von England durch ihren königlichen Einfluss. Ein anderes Beispiel ist König Hussein von Jordanien.

DEN TYRANNEN AUS DEN ANGELN HEBEN

Abb. 45:
Der Herrschertyrann

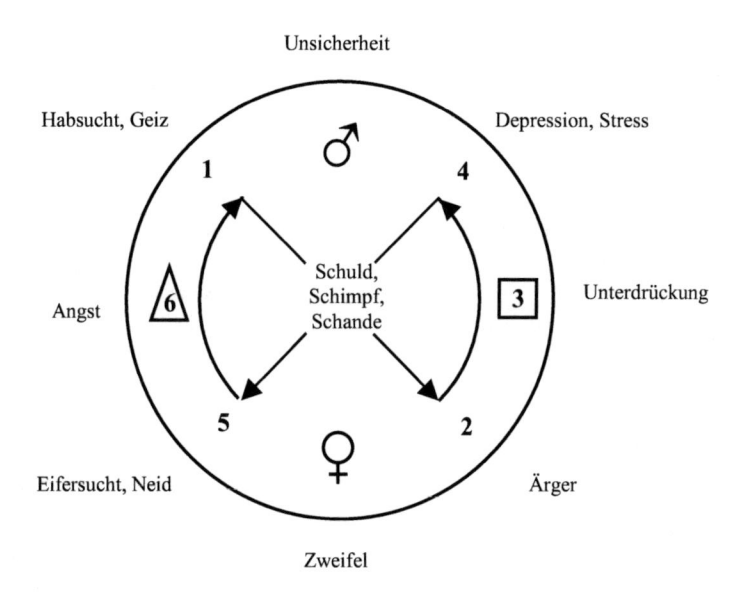

Der Sitzplatz (3) dieses Tyrannen ist im Osten. Dieser Tyrann will deinen Spirit besitzen und vollkommen beherrschen. Er gedeiht, wenn er Macht bekommt. Normalerweise ist er selbst ein sehr unterdrücktes Individuum und möchte dein natürliches Selbst unterdrücken. Dieser Tyrann wird oft die Westtyrannen benutzen, um seine Herrschaft durchzusetzen.

Er ist ein Meister darin, dein Timing durcheinander zu bringen und deine Muster zu unterbrechen. Ich habe einmal einen Dokumentarfilm über Hitlers Regime gesehen, in dem ein Überlebender über einen interessanten Punkt berichtete. Er sagte, dass sie dauernd aus ihrem Gleichgewicht gebracht wurden, indem sie ständig sehr schnell von einem Ort zum anderen ziehen musste. Den Soldaten wurde ihr Timing ständig über den Haufen geworfen, so dass die Leute keine Zeit hatten, über irgendetwas nachzudenken, sie konnten nur mit dem Fluss, der da geschaffen wurde mitfließen. Das Ziel dieses Tyrannen ist, deine Freiheit einzuschränken.

Auf Platz 1 öffnest du diesem Tyrannen die Tür. Was die Tür öffnet ist Gier - die Gier des Tyrannen, weil er „alles will" und das bedeutet, auch dich zu besitzen. Die Gier deines inneren Tyrannen nach Geld und einem besseren Leben lädt ihn ein. Vielen Diktatoren wurden die Schlüssel einer Stadt von ihren eigenen Bürgern übergeben, weil ihnen Arbeit, höhere Löhne und ein besseres Leben versprochen wurde.

Diesen Tyrannen musst du im Südwesten an Platz 5 aus den Angeln heben. Der einzige Weg, um aus seiner Kontrolle wieder herauszukommen ist, entweder du fliehst oder bist bereit zu sterben. Das hängt natürlich vom Grad der Tyrannei ab, der du gegenüberstehst. Um diesen Tyrannen zu stoppen musst du „fliehen oder kämpfen". Du musst ihn konfrontieren und die Kontrolle über den Raum bekommen oder du musst Raum und Distanz gewinnen und vor ihm fliehen. Wenn du das nicht tust, wird er dich besitzen, dir deine Freiheit nehmen und dich versklaven und als sein Hilfsmittel benutzen, um seine Gier und Habsucht zu befriedigen.

Die wahre Lehre dieses Tyrannen sitzt auf Platz 6 im Westen, dem Platz des physischen Körpers und der Gesundheit. Du lernst, dass die Konsequenz davon, mit diesem Tyrannen nicht umzugehen die ist, ein verschlafenes, dummes Opfer zu bleiben, das wie ein Schaf lebt und seine Freiheit weggegeben hat. Diese Freiheit ist der wichtigste Grund, um diesen Tyrannen zu konfrontieren. Du musst deine Fähigkeiten klar einschätzen und in der Lage sein zu erkennen, wann du kämpfen musst oder dich besser in die Flucht schlägst. Wenn du fliehst, sei schnell und schlau. Wenn du kämpfst, wisse: „heute ist ein guter Tag zum sterben."

SÜDOSTEN

Der innere Tyrann des niederen Selbst (Shideh)

GESCHICHTE

Gestern bin ich früh aufgewacht, nachdem ich mich die halbe Nacht herumgewälzt und herumgedreht habe. Ich erinnerte mich, dass ich an diesem Tag eine wichtige Rede bei einer Versammlung halten musste. Ich stöhnte, drehte mich herum und tat so, als ob ich noch eine Stunde schlafen könnte. Diese Reden sind für mich immer schwierig, weil sie mich so herausfordern. Sie bringen mich dazu, dass ich einen weit größeren Schritt mache, als ich es für möglich halte.

Innerlich beginne ich dann, viele Stimmen zu hören, die alle meine Unsicherheiten vor mir aufmarschieren lassen. Meine Verwirrung wird riesig und ich fange an, an mir zu zweifeln, indem ich mir sage: 'Du bist noch nie gut als öffentlicher Redner gewesen. Ich wette, du wirst es nicht schaffen und vollkommen erstarren. Nichts wird aus deinem Mund herauskommen. Du wirst einen Narren aus dir machen.' In diesem Augenblick liefen alle meine öffentlichen Reden vor meinem inneren Auge als Fehlschläge ab. Plötzlich bekam ich dieses üble, fast nagende Gefühl in der Magengegend. Ich fragte mich, ob es eine Möglichkeit gab, zu Hause zu bleiben. Ich könnte krank werden oder einfach nicht erscheinen. Ich erkundete alle Möglichkeiten.

Was sollte ich tun? Ich versuchte, das für und wider gegeneinander abzuwiegen. Sollte ich gehen? Sollte ich nicht gehen? Je länger ich da lag, desto schlimmer wurde das Gefühl in meiner Magengegend und desto verwirrter wurde ich. Ich spürte, wie in mir ein Schneeball den Hügel herunter rollte und je weiter er herunter rollte, desto größer wurde er. Das Gefühl war eigenartig, denn ich spürte, dass es beinahe jemand anderes oder etwas anderes war, das innerlich bei mir am Drücker war. Wie ein kleiner Kommandeur, der in mir drinnen herum rennt und seine Truppen aufstellt. Nur dass diese Truppen mich nicht nach vorne in meine größte Möglichkeit brachten, sondern mich schützten, indem sie versuchten, mich zu einer sicheren und geschützten Entscheidung zu bewegen.

In meinem Leben habe ich schon immer gewusst, dass wenn du die Entscheidung zwischen zwei Dingen hast, du dich immer für die entscheiden musst, die für dich die größte Anziehung hat. Wenn du das nicht tust, wirst du Energie verlieren, die sehr schwer wieder zurückzugewinnen ist. Diese Rede zu halten war definitiv die Herausforderung für mich.

Augenblicklich sprang ich aus dem Bett und ging unter die Dusche. Ich fing an, mit dem kleinen vorgetäuschten Kommandeur in mir zu sprechen. „He, Pseudokommandeur, du bist nicht mehr am Drücker. Aber ich habe einen Job für dich. Ich will, dass du in meinen Schrank gehst und dir sorgfältig alle meine Kleider anschaust und entscheidest, was ich bei dieser Rede tragen werde. Dann komm zurück und berichte mir."

In der Zwischenzeit ortete ich in mir den Teil meiner selbst, der sich über die Herausforderung freute, das ermutigte mich, mein Bestes zu tun, und auf die helle Seite zu schauen. Ich fing an, mich an all meine öffentlichen Auftritte zu erinnern, bei denen ich wirklich etwas bewirkt habe. Am wichtigsten aber war, dass mir klar wurde, wenn ich heute vielleicht sogar eine Niederlage erleben sollte, ich trotzdem weiter gekommen sein werde, als wenn ich die Gelegenheit überhaupt nicht wahrgenommen hätte. In diesem Augenblick merkte ich, dass ich Kraft und Stärke daraus ziehen konnte, wenn ich auf die Stimme in mir hörte, die mich in Richtung Erfolg bewegte und nach ihr auch handelte.

LEHRE

Beschreibung

Der innere Tyrann des niederen Selbst ist unser eigenes inneres Selbstkonzept. Wir nennen es auch das kleine karmische Ego. Die Hauptwerkzeuge dieses Tyrannen sind die sieben dunklen Pfeile: Verhaftung, Abhängigkeit, Verurteilung, Vergleich, Erwartung, das Syndrom des kleinen bedürftigen Kindes und die Selbstwichtigkeit. Damit benutzt du das Wasser-/Feuerschwert und arbeitest mit deinen Gefühlen, um deinen Spirit zu treffen. Beispielsweise bleibst du in deiner Emotionalität verhaftet und erzeugst übertragene Erfahrungen, die dich dann von deinem spirituellen Wachstum abhalten werden. Kurz gesagt, wenn du es zulässt, dass deine Emotionalität dein spirituelles Wachstum verhindert, wird sie dich davon abhalten, Zeremonien zu machen.

Die darunterliegende Ursache

Dieser Tyrann fürchtet sich vor dem Unbekannten. Deshalb werden wir uns begrenzen und niemals in unser heiliges Bild hineinwachsen. Untergründig wächst aber unser Ärger, weil das höhere Selbst weiß, dass wir uns nicht für unsere Entwicklung entscheiden.

Unbewusste Motivation

Der innere Tyrann des niederen Selbst begrenzt unsere Möglichkeiten auf einen einzigen Fokus oder auf viele Standpunkte, die aber alle im Dunkeln liegen. Aus dieser zerstreuten Energie heraus wird in dir immer wieder Zweifel erzeugt. Du fängst an, dich zu fragen: Soll ich gehen oder nicht? Wir beginnen unser natürliches Selbst zu unterdrücken und uns Illusionen zu erschaffen, anstatt etwas umzusetzen. Der innere Tyrann des niederen Selbst hat in erster Linie die Motivation, Unsicherheit zu erzeugen, damit du die Sicherheit wählst.

Einfluss und Wirkung des Tyrannen

Wenn dieser Tyrann über deine wichtigsten Entscheidungen im Leben das Kommando hat, wird er deine Fähigkeit, kontrolliert zu träumen beeinträchtigen.

Daher wirst du abgelenkt sein und deinen heiligen Traum nicht empfangen können und damit bist du auch nicht in der Lage, dem Kollektiv und dem Leben selbst etwas zurückzugeben.

Weil der Fokus des inneren Tyrannen des niederen Selbst der ist, dass du die Sicherheit wählst, wirst du den möglichen Gewinn nicht haben, den du daraus ziehen kannst, wenn du die Herausforderungen annimmst. Wenn dieser Tyrann die volle Macht über dich hat, fühlst du dich zu ängstlich und zu machtlos für Veränderungen.

EIN GENAUERER BLICK AUF DEN TYRANNEN

Spielen wir jetzt die vier Gesichter des inneren Tyrannen des niederen Selbst durch.

Abb. 46

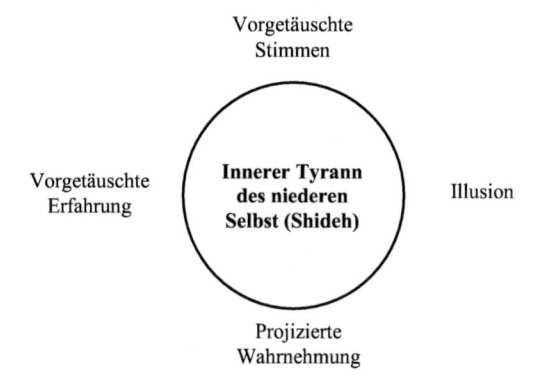

```
                    Vorgetäuschte
                      Stimmen

                    ╱─────────╲
  Vorgetäuschte    │  Innerer Tyrann  │
   Erfahrung       │   des niederen   │   Illusion
                   │  Selbst (Shideh) │
                    ╲─────────╱

                    Projizierte
                   Wahrnehmung
```

Im **Süden** ist die projizierte Wahrnehmung. Wahrnehmung ist die Fähigkeit, Eindrücke zu empfangen und zu interpretieren. Diese Eindrücke werden jedoch gefiltert durch unsere Stimmungen, durch unsere Erfahrungen in der Vergangenheit, unseren Charakter und so weiter und dann rückübertragen auf Menschen, Plätze und Dinge, die dann unsere „persönliche Realität" definieren. Diese projizierten Wahrnehmungen sind auch die Funktionen unserer emotionalen Filter und werden durch unsere Vortäuschungen eingefärbt. Wir erschaffen die Welt, unsere Realität, durch unsere projizierte Wahrnehmungen. Das ist alles, was wir haben, bis wir uns entfalten und eine neutrale Wahrnehmung entwickeln, die aber ein hohes Maß an Reife voraussetzt. Dann können wir sozusagen die Realität durch eine ungefilterte Brille sehen.

Im **Westen** sind die vorgetäuschten Erfahrungen. Diese Erfahrungen, meist körperliche, stammen aus unserer Vortäuschung. Das Lexikon sagt, dass Vortäuschung eine Behauptung ist, die nicht durch Tatsachen belegt werden kann.

Wenn wir in der Vortäuschung sind, tun wir so, als ob das Leben so und so wäre, in Wirklichkeit ist es aber nicht so. Wir leben in der Illusion, in Maya.

Im **Norden** sind die vorgetäuschten Stimmen. Das sind in Wirklichkeit die inneren Stimmen unseres karmischen Egos, die die Glaubenssysteme verstärken, die Wiederholungen von Schmerzmustern sind. Diese vorgetäuschten Stimmen fangen bereits in der Kindheit an und wurden dort erlernt, aufgrund dessen, wie wir unsere Wirklichkeit damals erlebten. Diese Stimmen haben keine guten Absichten für dich. Sie wurden aus reinen Überlebensgründen erschaffen und es ist ihnen nur daran gelegen, dass du sicher und beschützt bist und deinen derzeitigen Stand der Reife behältst. Meistens werden diese Stimmen mit der Autorität sprechen, die wir selbst ihnen gegeben haben und absurderweise hören wir auf sie.

Im **Osten** ist die Illusion. Illusion ist eine irreführendes visuelles Bild. Man könnte sagen, dass wir uns in der Illusion befinden, wenn unsere Handlungen nichts verwirklichen oder hervorbringen. Unsere Illusionen tyrannisieren uns dadurch, dass sie uns in einem niemals endenden Kreis nach unserem eigenen Schwanz jagen lassen, anstatt uns spiralförmig in die Verwirklichung unseres wahren Potentials zu bringen.

DEN TYRANNEN AUS DEN ANGELN HEBEN

Abb. 47:
Der innere Tyrann des niederen Selbst (Shideh)

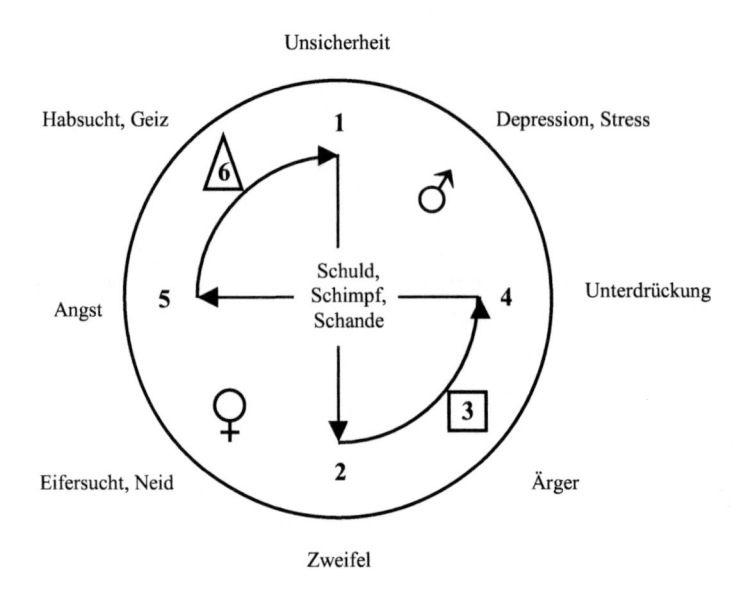

Der Sitzplatz (3) dieses Tyrannen ist im Südosten. Der innere Tyrann des niederen Selbst wird durch Angst ausgelöst und durch Ärger ausgedrückt. Der innere Tyrann des niederen Selbst ärgert sich, weil er weiß, dass Veränderung notwendig ist, um das Unbekannte bekannt zu machen. Er fürchtet sich davor, sein Selbstkonzept zu verändern. Deshalb hast du kein gutes Selbstkonzept. Das wirkt sich auf deine Haltung und deine Herangehensweise dem Leben gegenüber aus. Der innere Tyrann benutzt das Wasserschwert, indem er dich mit deiner Emotionalität von deinem spirituellen Wachstum abzulenken versucht. Er empfängt Emotionalität und überträgt sie als Feuerschwert in eine unterdrückte Vortäuschung und Wahrnehmung. So lassen wir unsere vorgetäuschten Stimmen durch den Block der Unterdrückung erst entstehen.

Der innere Tyrann des niederen Selbst geht mit den gleichen Dingen um wie der äußere Tyrann. Und damit träumst du einen Tyrannen in deinen Kreis hinein. Es gibt etwas in dir, mit dem du umgehen musst. Oft ist es unser innerer Tyrann des niederen Selbst, der uns davon abhält, wirkungsvoll mit einem äußeren Tyrannen umzugehen, und zuerst musst du den inneren Kampf gewinnen.

Am Platz 1 öffnest du dem Tyrannen die Tür. Das ist der Norden, der Platz, wo du das findest, was für dein Leben Wert und Bedeutung hat. Deine Unsicherheiten über deinen Wert laden diesen Tyrannen erst ein. Eine der großen Fragen, die du dein ganzes Leben über stellst ist „Was ist der Sinn des Lebens?" Die Älteren sagen, dass das Leben im Grunde genommen keinen Sinn hat. Der einzige Sinn, den das Leben hat, ist der, den ein Krieger ihm gibt. Wenn du wirklich so leben kannst, kann der innere Tyrann des niederen Selbst keinen Fuß mehr in die Tür bringen. Du bist viel zu beschäftigt mit deinem Leben, um seinem Klopfen zu antworten.

Du musst den inneren Tyrannen des niederen Selbst im Westen auf Platz 5 aus den Angeln heben. Das ist der Platz, wo du Verantwortung für dein Leben übernimmst ... oder nicht. Der Westen ist der Platz des Todes, der Veränderung und Transformation, also ist das der Platz, an dem du diesen inneren Tyrannen töten oder zum Schweigen bringen musst. In diesem Fall bedeutet Tod, ihm in keiner wesentlichen Entscheidung deines Lebens das Kommando zu überlassen.

Auch die Angst sitzt im Westen, und es ist wichtig, diese Angst zu überwinden und vollkommen gegenwärtig im Körper zu sein und körperliche Meisterschaft zu erlangen. Du kannst den inneren Tyrannen aus den Angeln heben, indem du die Orte in dir konfrontierst, wo du Angst hast. Angst ist das Unbekannte. Mache dir das Unbekannte bekannt.

Der Platz 6 im Nordwesten bringt dir die wahre Lehre dieses Tyrannen. Du wirst dein heiliges Bild, deinen magisch-mysteriösen Charakter erlangen und weit über die Grenzen und Beschränkungen der bürgerlichen, sozialen und religiösen Gesetze hinausgehen und dich dann innerhalb der Heiligen Gesetzen befinden.

ZENTRUM

Der Lehrertyrann

Seit ich mich entschlossen habe, MEHR WISSEN zu schreiben, war SwiftDeer der beste Lehrertyrann, den ich kenne. Er trug dauernd Masken, die mir als Instrument dienten, in den dunklen Spiegel meiner oralen Charakterstruktur zu schauen, und er schickt mich dauern wieder zurück in meinen eigenen Kreis der Kraft. Ich erzähle diese persönliche Geschichte, um die Maske des Lehrertyrannen zu beschreiben.

GESCHICHTE

Ich stand in meinem Arbor *(persönlicher Platz in der Sonnentanzlodge - Anm. d. Übers.)* gegen Ende meines zweiten Sonnentanzes. Ich fühlte mich großartig und war ganz begeistert, dass ich immer noch auf dem Weg war und nach dem zweiten Sonnentanz noch entschlossener als zuvor. Zum Ende der Zeremonie gehörte, dass SwiftDeer am Zentrumsbaum Medizingeschenke entgegennahm. Ich wartete in der Reihe, um ihm mein Geschenk zu geben und fing an, die letzten beiden Jahre in meiner Erinnerung ablaufen zu lassen und fand die Tatsache, dass ich immer noch auf dem Weg war, ganz außerordentlich.

Nachdem ich ihm mein Geschenk gegeben hatte, sagte ich ihm ganz spontan in meiner Aufregung: „Weißt du, Swift, ich habe nicht geglaubt, dass ich immer noch hier sein würde". Er schaute mich an und sagte mit einer eiskalten Stimme: „Es ist mir egal, ob du hier bist oder nicht". Augenblicklich begannen sich meine Schilde zu drehen und ich wurde in meinen eigenen Kreis zurückgeworfen. Was ich in diesem Augenblick begriff war, dass ich für mich selbst auf diesem Weg war und nicht für jemand anderen. Das war nur ein Beispiel dafür, wie ich von meinem Lehrer tyrannisiert wurde, und ich kann ehrlich sagen, dass SwiftDeer, seitdem ich bei ihm Lehrling bin, immer wieder getan hat.

LEHRE

Der Lehrertyrann ist eine Maske, die Lehrer tragen, um ihre Schüler zu unterrichten. Diese Tyrannenmaske hat zwei Seiten. Einerseits hat sie die Fähigkeit, dein inneres Selbst zu sehen und zu wissen, welche Maske zu trägst. Andererseits hat sie die Fähigkeit, willentlich jede andere Tyrannenmaske aufzusetzen. Der Lehrer muss wissen, welche Maske passt, um dich am meisten zum Wachsen zu bringen. Mit anderen Worten: er spielt bestimmte Tyrannen für den Prozess deines Wachstums und deiner Reife.

Dieser Lehrertyrann sitzt im Zentrum, ist Katalysator für die anderen Masken und weiß, wie er alle einzelnen Schwerter (emotional, körperlich, geistig, spirituell und sexuell) benutzen kann. Der Lehrer muss hier sehr geübt sein, die äußeren Tyrannen zu konfrontieren, aber auch genauso klar darin, den eigenen inneren Tyrannen zu besiegen. Das ist notwendig, damit der Lehrertyrann eine klare Maske oder einen Spiegel abgeben kann und sich seine eigenen Themen nicht daruntermischen.

Es gibt keinen genaueren Blick auf den Tyrannen oder das aus den Angeln Heben des Tyrannen, weil dieser Tyrann alle Tyrannen in seiner Zentrumsmaske verkörpert. Es gibt jedoch viele Lehrer, die irgendwo auf einem oder mehreren Plätzen des Rades sitzen und nicht in der Zentrumsposition, weil sie selbst die Tyrannen nicht gemeistert haben.

Wenn du die Anwendungen und Zeremonien am Ende dieses kapitels durchläufst, wirst du dein Wissen über die Tyrannen in deinem Leben vertiefen und deine Fähigkeiten entwickeln, sie aus den Angeln zu heben und dich selbst aus ihrem Einfluss zu befreien.

PRAKTISCHE ANWENDUNGSMÖGLICHKEITEN

UND

ZEREMONIELLES

Inspiration

*Den Respekt vor dir selbst kannst du nicht kaufen.
Er wird nie zum Kauf angeboten.
Er kommt zu dir, wenn du allein bist,
in ruhigen Augenblicken, an stillen Orten,
wenn du plötzlich wahrnimmst, dass du,
weil du das Richtige wusstest, es einfach getan hast;
weil du die Schönheit kanntest, ihr auch gedient hast;
weil du die Wahrheit kanntest, sie ausgesprochen hast.*

Anonym

PRAKTISCHE ANWENDUNGSMÖGLICHKEITEN: 1

Abb. 48:

                              SPONTANEITÄT
                              Individualität
                              hineinpassen
                              Formgebung

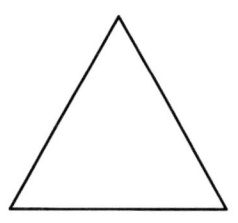

EXHIBITIONISMUS   VOYEURISMUS
Autonomie   Freiheit
dazugehören   **konformgehen**
Skulpturierung   *Panzerung*

ABSICHT:
Eine anderen Art zu erschaffen, um die Formgebung, Skulpturierung und Panzerung zu durchbrechen, indem wir Spontaneität, Exhibitionismus und Voyeurismus benutzen.

LEHRE:
Die Lehre aus diesem Dreieck ist die Absicht der perfekten Suche, wie die Spitze eines Pfeiles, der das Schwarze findet oder das Zentrum des Ziels, das es zu verändern gilt. Im obigen Dreieck siehst du jeweils drei Worte an jedem Punkt des Dreiecks. Diese Worte stehen zu einander in Beziehung und gehören zusammen, sie bekräftigen dich, dich wirklich zu verändern.

SPONTANEITÄT

Spontan sein bedeutet, etwas zu tun bevor du darüber nachdenkst. Das ist eine Aktion, die aus deiner natürlichen Reaktion auf etwas kommt. In dem Augenblick, in dem du von etwas angeregt wirst und du in deinem Körper einen spontanen Wunsch verspürst, etwas zu tun, achte nicht auf das Geplapper in deinem Gehirn, das etwas lautet wie „Wenn ich das täte, was würden dann die Leute von mir denken?" und tue es. Spontaneität darf nicht mit hastigem und zerstörerischem Verhalten verwechselt werden oder mit irgendetwas im Leben, wofür du die Verantwortung für deine Taten nicht übernehmen müsstest. Wenn du dir selbst erlaubst, spontan zu sein, entwickelst du Individualität. Das wird damit beginnen, dass du deine grundsätzliche Formgebung, in die du hineingeboren wurdest, aufzubrechen beginnst und dein Bedürfnis hineinzupassen, befreist.

EXHIBITIONISMUS

Exhibitionismus ist ein vorbelastetes Wort und beschwört Bilder herauf von nackten Männern in Regenmänteln, die sich in der Öffentlichkeit entblößen oder von Berufsschauspielern. Gemeint ist damit jedoch einfach nur ein Ausdruck deiner Schönheit oder „deine Strahlkraft zu zeigen", dich selbst zur Schau zu stellen. Viele Menschen finden es sehr schwierig, für sich selbst zu werben oder einfach auch nur die Bewunderung anderer Leute anzunehmen, denn dabei kommt ihre Strahlkraft hervor und wird regelrecht ausgestellt. Schon in ganz jungen Jahren ist uns beigebracht worden, dass es Selbstwichtigkeit ist, groß über uns selbst zu sprechen, dass wir damit angeben würden. Es hat aber etwas mit Exhibitionismus zu tun, dass wir unsere Autonomie entwickeln oder unsere Fähigkeit, über uns selbst zu regieren. Wenn du autonom bist, brauchst du niemand anderen, der dir sagt, wie du leben sollst. Du möchtest darauf deinen Fokus legen, dass wirklich deine Natürlichkeit und deine Schönheit leuchten können. Die Meinung von irgendjemand anderem spielt dabei keine Rolle. Das Ergebnis für dich ist, dass du deine Autonomie entwickelst. Das wird den Prozess des Neuskulpturierens einleiten und dein Bedürfnis dazuzugehören, verschwinden lassen und auch den nachträglichen Schmerz, den das verursacht.

VOYEURISMUS

Voyeurismus ist noch so ein vorbelastetes Wort, das aber einfach nur „sehen und lernen" bedeutet. Die meisten Menschen denken bei Voyeurismus an eine passive Handlung, du bist dann jemand, der als heimlicher Beobachter schaut, was andere Leute tun. Voyeurismus ist aber aktiv. Es ist unsere hauptsächliche Art, wie wir neue Fertigkeiten erlernen und unser Verhalten verändern. Wenn du dir selbst die Erlaubnis gibst, wirklich zu schauen, beginnen die Dinge sich für dich innerlich zu verändern. Du sagst dann: „Oh, das ist eine gute Idee. Ich wette, das kann ich auch." In anderen Bereichen nennt man das Modellstehen - ein sehr effektives Werkzeug zur Veränderung. Im Sport zum Beispiel beobachten die Athleten oft andere Experten, um ihre eigene Leistung zu steigern. Das ist eine sehr aktive Art des Voyeurismus. Denke an die vielen Selbsthilfevideos im Sport, die es heutzutage zu kaufen gibt. Wenn du dieser Möglichkeit in dir Raum geben kannst, hast du die Freiheit, Dinge in deinem Leben zu tun, die du dir bisher nie vorstellen konntest. Wenn du dir selbst erlaubst, in diesem Sinne Voyeur zu sein, wirst du als Ergebnis davon deine Freiheit entwickeln können. Das wird dann deinen Körper entpanzern und dein Bedürfnis befreien, konformzugehen und die Schmerzen ebenfalls, die das jeweils verursacht.

WARNUNG!
Wenn du dies anwendest, könnte das Ergebnis sein, dass es zu einem unwahrscheinlichen Maß an Individualität, Autonomie und Freiheit führt, die dir die fünf Huaquas

bringen: Gesundheit, Hoffnung, Glück, Harmonie und Humor. Kannst du damit umgehen?

NOTWENDIGE GEGENSTÄNDE:
- Papier
- Stift
- künstlerische Materialien

ABLAUF:
Mache dir drei Kriegeraufgaben (KA). Eine KA ist ein Werkzeug, um eine erwünschte Veränderung oder ein Verhalten herbeizuführen. Sie ist der Entwurf einer Handlung, die die Formgebung durchbricht. Sie wird Kriegeraufgabe genannt, weil sie eine Aufgabe ist, die du dir selbst gibst und die ein großer Schritt für dich ist. Weil sie deine Formgebung, deine Skulpturierung und Panzerung herausfordern wird, ist es erforderlich, dass du dabei eine gewisse Objektivität wahrst. Mit anderen Worten: du musst aus dir heraustreten und dein Verhalten beobachten, damit du alle Facetten der Veränderung, die erforderlich sind auch sehen kannst. Er braucht den Mut eines Kriegers, mit dem inneren Tyrannen zu kämpfen, der die Formgebung, die Skulpturierung und Panzerung aufrechterhalten möchte. Erinnere dich daran, dass es wichtig ist, diese Aufgaben weiterzumachen, bis du Vergnügen daran findest.

1. Kriegeraufgabe:
Tue etwas ganz spontan in der Öffentlichkeit oder bei Freunden. Das wird so sehr deine Muster brechen, dass du dich selbst als Individuum erleben wirst. Wenn du zum Beispiel wirklich schüchtern bist und an diesem Aspekt von dir arbeiten willst, könnte eine typische Kriegeraufgabe für dich sein: Du gehst zu einer gesellschaftlichen Veranstaltung und wählst dir spontan 5 Menschen aus, denen du dich vorstellst bevor der Abend vorbei ist. Bei dieser Aufgabe wirst du „dich aus der Menge herausheben" und dich als Individuum zu erkennen geben.

2. Kriegeraufgabe:
Mache eine vollkommen exhibitionistische Handlung in der Öffentlichkeit oder bei Freunden. Das wird deine Muster brechen und deine Autonomie zeigen. Finde zum Beispiel einen Teil deines Leuchtens, das du bisher noch niemandem gezeigt hast. Es könnte ein Gedicht sein, ein Kunstwerk, ein Lied, es könnte irgendetwas sein, das du richtig toll findest und das Teil deines Leuchtens ist. Dann suche dir eine Zeit und einen Ort mit anderen aus und lasse es leuchten, bringe es dort heraus und prahle damit, gehe ganz aus dir heraus. Habe keine Angst davor, ob andere es mögen oder nicht, denn sie kommt nur daher, dass du dich selbst dort herausstellst. Du wirst erfahren, was es bedeutet, autonom zu sein.

3. Kriegeraufgabe

Sei ein Voyeur, um deine Muster zu brechen und dir zu zeigen, wie du in deinem Leben Freiheit erzeugen kannst. Finde beispielsweise irgendetwas, das dich anzieht. Vielleicht ist es etwas, das du wirklich selbst gerne tun würdest, wenn du die Freiheit dazu hättest, aber dich nicht traust. Als Nächstes finde jemanden, der genau das tut, was du gerne möchtest und sei ein Voyeur, gebe dir selbst die volle Erlaubnis, ungehindert zu beobachten, bis du empfindest, dass du Teil der Handlung wirst. Du kannst die Handlung in dir spüren. Als Nächstes sei so frei und gebe dir selbst die Erlaubnis, zu dieser Handlung zu werden und tue sie. Möglichkeiten: jemanden beim Tanzen beobachten, küssen oder Witze erzählen.

Für jede Kriegeraufgabe schaffst du einen ursprünglichen künstlerischen Ausdruck, der ausdrückt, was du jeweils an Individualität, Autonomie und Freiheit erhalten hast oder schaffe ein Kunstwerk, das alles, was du bei diesen drei Aufgaben gelernt hast symbolisiert.

Sei weiterhin spontan und erschaffe weitere Kriegeraufgaben, die deine Individualität erwecken. Sei weiterhin Exhibitionist, bis du nichts anderes mehr tust als dein Leuchten zu zeigen und erzeuge so Autonomie in deinem Leben. Beobachte alles, was dich anzieht, bis du in dir viele neue Wege zur Freiheit findest.

Wissenschaftler haben entdeckt, dass obwohl die Anzahl der Gehirnzellen begrenzt ist, sich die Dendriten vergrößern lassen und neue Nervenverbindungen geschlossen werden können. Sie sagen, dass das am schnellsten geschieht, wenn wir uns auf neue, ungewöhnliche und sonderbare Handlungen einlassen. Hier geht es um die unbekannten Bereiche, wo wir die alten Muster der Formgebung, Skulpturierung und Panzerung aufbrechen und neue Wege im Gehirn erschaffen, die mit Individualität, Autonomie und Freiheit korrespondieren.

PRAKTISCHE ANWENDUNGSMÖGLICHKEITEN: 2

ABSICHT:
Über die Tyrannen in deinem Leben zu lernen, indem du die lebenden Tyrannen anpirscht.

ABLAUF:
1. Beginne im Süden des Tyrannenrads und pirsche einen kleinen Tyrannen in deinem Leben an und studiere ihn. Schreibe seine Stärken und Schwächen auf und lerne sie wirklich kennen. Schau zu, dass du sie von einem neutralen Standpunkt aus betrachten kannst. Wenn du in seiner Gegenwart bist, kannst du identifizieren, was in dir passiert, womit du potentiell die Tür für diesen Tyrannen öffnest und ihn hereinlässt?

2. Jetzt gehst du in den Südwesten des Tyrannenrads und pirschst den schlauen, listigen und manipulierenden Tyrannen an. Verfahre wie im Süden.

3. Gehe so um das Rad herum, bis du für alle Tyrannen Beispiele in deinem Leben gefunden hast.

4. **Vorsicht:** Ich schlage vor, den Westtyrann und den Osttyrann in Filmen und nicht als Personen anzupirschen, es sei denn, du bist trainiert und kannst deinen Raum ihnen gegenüber halten.

5. Mache Aufzeichnungen von dem, was du als Schwächen von jedem Tyrannen herausgefunden hast. Wo ist die Achillessehne der Tyrannen?

ZUSÄTZLICHE MÖGLICHKEIT

ABSICHT:
Die Tyrannen anpirschen und studieren, indem du Filme als Werkzeug benutzt.

ABLAUF:
1. Wiederhole die obige Aufgabe, indem du nach Beispielen für diese Tyrannen in Filmen Ausschau hältst.
2. Wieder pirschst du ihre Stärken und ihre Schwächen an und führst Aufzeichnungen über das, was du lernst.

PRAKTISCHE ANWENDUNGSMÖGLICHKEITEN: 3

ABSICHT:
Ein tieferes Verständnis für jeden Tyrannen zu erhalten, indem du die vier Gesichter jeder Richtung der kleinen Räder erkennst.

ABLAUF:
1. Nehme den Süden des Südrads und finde den bestmöglichen Repräsentanten dieses Tyrannen in dieser Richtung. Dafür könntest du folgende Hilfsmittel heranziehen:
    Literatur
    Filme
    Theater
    Geschichte
    Sonstiges
Finde dann einen solchen im wirklichen Leben oder in deinem Leben.

2. Als Nächstes studierst du diese Person und alles, was du von ihr weißt oder gesehen hast. Schreibe auf, wie diese Person tyrannisiert und wie das in dieser Richtung funktioniert.

Im Süden vom Süden sind zum Beispiel Kinder und Jammerer. Ich werde nun alles, was oben steht durchsuchen und den besten Repräsentanten für einen Jammerer herausfinden. Dann werde ich aufschreiben, wie diese Person ein lästiger, belästigender, störender kleiner Tyrann war und wie sie das genau machte. Dann werde ich mir alles anschauen, was ich über den Süden weiß und herausfinden, ob dieser Tyrann wirklich durch die Südenergie agiert hat. Hat er die Gefühle aus dem Gleichgewicht gebracht? Hat er an deinen Herzensfäden gezogen? Hat er Geschichten und Mythologien benutzt, um zu tyrannisieren? Wie heißt dieses alte Spielchen? u.s.w.

3. Dann gehst du in den Südwesten und machst dort dasselbe. Schließlich arbeitest du dich um das ganze Rad herum und schaust dir jede Richtung an.

4. Wenn du beim Südosten, dem inneren Selbsttyrannen, angelangt bist, könntest du dich selbst auf verschiedenen Plätzen wiederfinden. Studiere dich selbst eine Woche lang und notiere jeden Platz, auf dem du dich auf dem Rad wiederfindest und tue folgendes:

Im **Süden** des Südens wirst du dir alle die Dinge anschauen, wo du auf andere projizierst anstatt die Verantwortung für dich und deine Handlungen zu übernehmen. Mache ein Experiment: immer, wenn du gerade etwas über jemand anderen sagen willst, sage es zuerst über dich selbst, um festzustellen, ob es irgendwie auch für dich selbst stimmt. Vorsicht – das könnte möglicherweise eine Projektion sein.

Im **Westen** des Südens schreibst du auf, wann du dich in vorgetäuschten Erfahrungen befindest. Ein Schlüssel dafür ist, wenn du Schmerzen empfindest oder anderen die Schuld gibst.

Im **Norden** des Südens schreibst du auf, wie viele vorgetäuschten Stimmen du unterscheiden kannst. Du kennst sie, weil sie in dir Schmerzen hervorrufen und nichts Gutes an dir lassen. Sie unterdrücken deine Natürlichkeit.

Im **Osten** ist die Illusion. Schau, ob du dich selbst dabei erwischen kannst, wie du dich über die Wirklichkeit des Lebens belügst. Ein Schlüssel hierfür ist, da hinzuschauen, wo du in deinem Leben nichts zustande bringst.

PRAKTISCHE ANWENDUNGSMÖGLICHKEITEN: 4

ABSICHT:
Das Wissen, das du bereits über die Tyrannen erworben hast zu nehmen und es dort anzuwenden, wo es darum geht, deine Tyrannen aus den Angeln zu heben. Befasse dich mit dem Abschnitt „Einführung in die Tyrannen" und „aus den Angeln Heben" und den Lehren, wie man die Tyrannen aus den Angeln hebt.

BENÖTIGTE GEGENSTÄNDE:
- Das Wissen, das du in diesem Text erworben hast.

ABLAUF:
1. Studiere die Aufschriebe, die du in „Praktische Anwendungsmöglichkeiten 2" über den kleinen Tyrannen des Südens gemacht hast.

2. Entwickle dir aus diesen Aufschrieben und aus den Lehren über das Anpirschen des Tyrannen in diesem Abschnitt eine Strategie, um diese Art von Tyrann aus den Angeln zu heben.

3. Als Nächstes pirschst du einen kleinen Tyrannen des Südens an und fängst an, das Wissen über das aus den Angeln Heben des Tyrannen anzuwenden. Bleibe bei dem Südtyrannen, bis du in der Lage bist, ihn aus den Angeln zu heben.

4. Dann machst du das Gleiche mit dem schlauen, listigen und manipulierenden Südwesttyrannen und so weiter um das ganze Rad herum.

Achtung: Nochmals weise ich darauf hin, sich nicht auf den Westtyrannen oder auf den Osttyrannen einzulassen, außer du bist wirklich gut vorbereitet, um mit dieser Art von Energie umzugehen.

ZEREMONIELLES: 1

ABSICHT:
Die Weltbildpräger zu rekapitulieren, die dein Leben beeinflusst haben. Sich von den alten Wunden zu befreien und den Gewinn daraus anzunehmen.

BENÖTIGTE GEGENSTÄNDE:
- losen Tabak
- Corn Paho oder eine Gebetszigarette

ABLAUF:
1. Finde einen Platz in der Natur, der fern ist von Autos, Gebäuden und dem Stadtlärm.

2. Wandere los und schicke deine Energie hinaus, um einen Ort zu finden, der für eine zeremonielle Erinnerung an deine Familienweltbildpräger hilfreich ist.

3. Wenn du diesen Platz gefunden hast, setzt du dich. Wenn dort ein Baum steht, sitze mit deinem Rücken gegen ihn. Wiege dich nun vor und zurück oder von einer Seite auf die andere und erlaube dir, in deiner Erinnerung zurückzugehen und dich an möglichst viele Einflüsse zu erinnern, die deine Familienweltbildprägern auf dich ausgeübt haben. Du rollst jetzt die Zeit zurück. Fahre fort, dich zu wiegen und zu rekapitulieren, bis du so weit wie du kannst zurückgegangen bist.

4. Während dieses Wiegens und Erinnerns zündest du eine Gebetszigarette an oder nimmst eine Prise Corn Paho und machst ein Give-Away (Geschenk) für jede Erinnerung an Schmerzen, Bedauern, Sorgen oder irgendwas anderes, das dich negativ skulpturiert und gepanzert hat.

5. Wenn du damit fertig bist, wiege dich wieder und fange an, dich langsam wieder in der Zeit und in der Erinnerung vorwärts zu bewegen. Du wirst nun die Zeit vorwärts laufen lassen, bis du wieder in der Gegenwart angekommen bist. Schaue dir all die Situationen an, in denen deine Familienweltbildpräger versucht haben, dich wirklich zu ermutigen und zu unterstützen. Jedes Mal, wenn du einen solchen leuchtenden Augenblick erwischst, strecke deine Hand danach und schnappe ihn dir. Dann bringst du ihn in deinen Bauch und nimmst innerlich diese Bekräftigung an.

6. Dann schaust du dich um und findest irgendetwas in der Natur, das diesen Gewinn von deinen Familienweltbildprägern symbolisiert.

7. Entweder du gehst nun zu einem anderen Platz oder bleibst am gleichen Platz und wiederholst Schritt 3 bis 5 mit deinen Beziehungsweltbildprägern.

8. Fahre mit dieser Zeremonie fort, bis du das gesamte Rad der Weltbildpräger rekapituliert hast.

9. Nun hast du sechs Gegenstände aus der Natur gesammelt, die den Gewinn aus den Weltbildprägern repräsentieren. Mache nun eine Skulptur aus ihnen, die den gesamten Gewinn für dich symbolisiert und repräsentiert. Lasse ein wenig Tabak zurück für die Energien, die dir geholfen haben und ein „Dankeschön" für die Gegenstände aus der Natur, die du mit nach Hause nehmen wirst.

10. Nimm dieses Bild mit nach Hause und stelle es an einen Ort, wo es dich daran erinnert, dass du und nur du alleine der Künstler, die Künstlerin bist, die dich in dein Leuchten hinein, in dein natürliches Selbst hinein skulpturiert.

ZEREMONIELLES: 2

ABSICHT:
Die Absicht dieser Zeremonie ist, all das in die Zeremonie mitzunehmen, was du über die Tyrannen gelernt hast, um das zu integrieren, was du über die Tyrannen in „Praktische Anwendungsmöglichkeiten 2" gelernt hast.

BENÖTIGTE GEGENSTÄNDE:
- losen Tabak
- Papier und Stift

ABLAUF:
Wenn du diese Blühende Baumzeremonie machst, nehme deine Aufschriebe aus den Praktischen Anwendungsmöglichkeiten mit.

1. Finde einen Platz in der Natur, der für dich Kraft hat. Es muss dort Bäume geben. Schicke deine Energie hinaus, bis du einen Baum findest, der dich anzieht. Frage den Baum, ob er bereit ist, dass du mit ihm eine Zeremonie machst (oft bedeutet ein leichtes Ziehen nach oben in der Nabelgegend „Ja"). Wenn der Baum „Nein" sagt (wird oft als ein herabziehendes Gefühl in der Nabelgegend erlebt), dann findest du einen anderen Baum. Wenn der Baum einverstanden ist, gehst du zweimal im Uhrzeigersinn um ihn herum und setzt dich dann mit deinem Rücken zum Baum hin, so dass dein Gesicht nach Süden schaut.

2. Du sitzt da und stellst dir selbst die Fragen: „Wer sind die wichtigsten kleinen Tyrannen in meinem Leben? Wie bin ich in ihren Einfluss geraten? Was habe ich von diesen Tyrannen über mich selbst gelernt? Was muss ich weggeben, um das Geschenk dieses Tyrannen wirklich anzunehmen?

3. Wenn du dich im Süden komplett fühlst, stehe auf, drehe dein Gesicht zum Baum und umarme ihn. Jetzt gibst du alles weg, was weggegeben werden muss, vergib dem Tyrannen und akzeptiere das Geschenk daraus.

4. Gehe in den Südwesten des Baumes und tue das Gleiche mit dem schlauen, listigen und manipulierenden Tyrannen.

5. Fahre so fort mit jeder Richtung um den Baum herum. Wenn du in den Südosten gelangst, mache hier, am Platz der Selbstkonzepte, die gleiche Übung für dich selbst. Beginne im Süden mit dem kleinen Tyrannen und frage dich: „Wann war ich ein kleiner Tyrann für andere?" Wenn du deine Antwort hast, stehe auf und drehe dich zum Baum hin und gib alles weg, was an Schuld, Schimpf und Schande da ist und vergib dir selbst den möglichen Schaden, den du angerichtet

hast. Fahre so im Südosten fort, bis du um das ganze Tyrannenrad gegangen bist.

6. Mache alle notwendigen Give-Aways, um damit abzuschließen.

7. Danke dem Baum und lasse ein Geschenk (Tabak) zurück. Gehe fort und schaue nicht zurück. Die Zeremonie ist zu Ende.

ERGÄNZENDE HERAUSFORDERUNG:
Die folgende Idee ist eine wirkliche Herausforderung. Wie wäre es, wenn du wirklich die Verantwortung für die Situationen übernehmen würdest, in denen du andere tyrannisiert hast? Mache eine Liste der Menschen, für die du ein Tyrann warst (aus den Antworten, die du in Schritt 5 erhalten hast). Dann entschädigst du einen nach dem anderen für dein tyrannisierendes Verhalten. Du könntest dich entschuldigen oder auf irgendeine Art eine ausgleichende Handlung machen, die etwas von deinem tyrannisierenden Verhalten heilt. Das bedeutet, wirklich für deine Handlungen gerade zu stehen.

ZEREMONIELLES: 3

TÄGLICHE/WÖCHENTLICHE BLÜHENDE BAUMZEREMONIE

„DEN TYRANNEN EINFANGEN"

ABSICHT:
Aus dem Wissen, das du aus den Praktischen Anwendungsmöglichkeiten 2 und 3 gewonnen hast, nimmst du jetzt den Tyrannen, der die größte Wirkung auf dich ausgeübt hat und lernst durch die Zeremonie, wie du ihn überwinden und seine Energie integrieren kannst.

BENÖTIGTE GEGENSTÄNDE:
- die Tyrannenmaske, die die größte Wirkung auf dich ausgeübt hat
- die Maske deines Kriegerselbstes
- ein Spiegel, der groß genug ist, dass du dein gesamtes Gesicht mit der Maske sehen kannst
- losen Tabak
- Papier und Stift

- **Vorbereitung für diese Zeremonie:** Bevor du auf diese Zeremonie gehst, fertigst du zwei Masken an. Du kannst sie aus einfachem Papier herstellen, aus einer Papiertasche oder aus Pappmaché. Die eine Maske repräsentiert und sieht aus wie der Tyrann, der die größte Wirkung auf dich ausgeübt hat. Die andere Maske stellst du so her, dass sie dein Kriegerselbst repräsentiert und so ausschaut.

ABLAUF:
1. Finde einen Platz in der Natur, der für dich Kraft hat. Schicke deine Energie hinaus, bis du einen Baum findest, der dich anzieht. Frage den Baum, ob er bereit ist, dass du mit ihm eine Zeremonie machst (meist bedeutet ein leichtes Ziehen nach oben in der Nabelgegend „Ja"). Wenn der Baum „Nein" sagt (wird oft als ein herabziehendes Gefühl in der Nabelgegend erlebt), dann findest du einen anderen Baum. Wenn der Baum einverstanden ist, gehst du zweimal im Uhrzeigersinn um ihn herum.

2. Dann findest du acht große Steine und bringst sie zurück zum Baum. Lege den ersten Stein in den Süden und bitte ihn, alle Kräfte des Südens für die Dauer dieser Zeremonie für dich zu halten. Wenn du besondere Energien, die zum Süden gehören kennst, dann kannst du diese auch in den Stein hinein rufen. Dann fahre so fort im Kreis herum, bis du ein Rad aus acht Steinen um den Baum herum gelegt hast.

Beachte: lasse genug Raum im Rad, damit du dich frei im Kreis bewegen kannst.

3. Du fängst im Süden an und gehst im Uhrzeigersinn den gesamten Kreis herum. Dabei streust du Tabak und verbindest so die Steine miteinander zu einem Schutzkreis aus Tabak. Du hast den Kreis damit versiegelt.

4. Nun wirst du in diesem Schutzkreis auf deine dir eigene Art und Weise die Gottheiten, Energien und Ahnen in deinen Kreis rufen, die dir helfen können, dich mit Spirit zu verbinden. Du kannst auch eine Gebetszigarette rauchen und sie den vier Richtungen anbieten.

5. Dann gehe zum Baum und setze dich in den Süden, den Rücken am Baum. Indem du die äußeren Tyrannen als einen Spiegel für deinen inneren Tyrannen betrachtest, stelle diese Frage über den Tyrannen, der die größte Wirkung auf dich ausgeübt hat: „Welche Charakteristika des äußeren Tyrannen sind ebenfalls Charakteristika für mich selbst und wie tyrannisiere ich mich selbst auf die gleiche Art und Weise? Wie bringe ich selbst meine Emotionen aus dem Gleichgewicht?

6. Du gehst weiter – immer im Uhrzeigersinn – am Westen vorbei in den Norden des Baumes. Stelle die Frage: „Was gibt diesem Tyrannen Sinn und Zweck? Was kommt alles Negatives für mich dabei heraus, wenn ich weiterhin im Wirkungsbereich dieses Tyrannen bleibe?

7. Gehe im Uhrzeigersinn um den Baum herum in den Westen, setze dich mit deinem Rücken an den Baum und frage: „Was sind die frühesten Erinnerungen an diesen Tyrannentyp in meinem Leben? Wie bin ich bei anderen Gelegenheiten in den Wirkungsbereich von ähnlichen Tyrannen geraten?"

8. Gehe im Uhrzeigersinn in den Osten. „Wie kann ich diesen Tyrannen überwinden? Welche Stärken habe ich, um diesen Tyrannen zu überwinden?"

9. Wenn du mit jeder Richtung abgeschlossen hast, drehe dich um und umarme den Baum und mache alle Give-Aways, die nötig sind.

DER MASKENTANZ:
1. Gehe in die Richtung, in der der Tyrann sitzt, der die größte Wirkung auf dich ausübt. Nehme die beiden vorbereiteten Masken und den Spiegel mit.

2. Beginne damit, dass du mit deinem Rücken gegen den Baum sitzt und hinausschaust. Setze die Tyrannenmaske auf und spüre diesen Tyrannen. Dann fängst du an, so lebhaft wie möglich diesen Tyrannen zu spielen. Du kannst dabei aufstehen und dich bewegen. Schaue in den Spiegel und <u>spüre</u> die

Wirkung und die tyrannisierende Energie. Mache es für dich ganz wirklich. Gehe ganz in dieses Drama hinein. Spreche laut, denn in den Worten steckt Kraft.

3. Wenn du die Energie des Tyrannen innerlich wirklich <u>spüren</u> kannst, schlüpfe in die Krieger/Kriegerinnenmaske und spreche genauso stark wie bei der Tyrannenmaske. Lasse den/die Krieger/Kriegerin dem Tyrannen antworten. Wechsle die Masken immer wieder. Die Kriegermaske, wenn der Krieger spricht, die Tyrannenmaske, wenn der Tyrann spricht. Was sehr leicht geschehen kann, ist dass die Maske des Tyrannen schwächer und die Kriegermaske immer größer und stärker wird.

4. Beobachte, was jedesmal geschieht, wenn du vom Tyrannen zum Krieger, zur Kriegerin wechselst. Schaue jedesmal in dein Spiegelbild. Lasse dich auf jeden Teil ein. Lasse dir von deinem inneren Krieger, deiner inneren Kriegerin sagen, wie effektiv du mit diesem Tyrannen umgehen kannst. Suche nach einer ungewöhnlichen Eenergieveränderung und Haltung in dir. Du wirst auch etwas über deine Wahrnehmung erfahren, die Ausdruck deiner Aspekte des Selbst ist.

5. Wenn du dich vollständig fühlst, mache deine letzten Give-Aways, gib alles weg, was dich davon abhalten könnte, mit den Tyrannen im wirklichen Leben umzugehen.

6. Als Nächstes hast du überhaupt keine Maske mehr auf und schaust dir im Spiegel dein Spiegelbild an. Mache ein Versprechen, wie du mit den Tyrannen in deinem Leben umgehen wirst.

7. Bedanke dich beim Baum und lasse ein Geschenk (ein wenig Tabak) zurück. Verlasse den Kreis in der Richtung, in der du den Maskentanz gemacht hast. Verteile die Steine und verlasse den Platz schöner als du ihn vorgefunden hast. Gehe weg und schaue nicht zurück. Die Zeremonie ist zu Ende.

ZEREMONIELLES: 4

ABSICHT:
Dadurch, dass du die zeremonielle Alchemie benutzt, ziehst du einen Tyrannen in deinen Kreis und hebst ihn aus den Angeln.

BENÖTIGTE GEGENSTÄNDE:
- ein Tuch für eine Mesa (1,50 x 2,50 m)
- vier Elementschalen
- kleine Mengen der vier Elemente: Wasser, Erde, Luft (Corn Paho oder Weihrauch), Feuer (Kerze, die <u>sicher</u> brennen kann)
- neun Steine, ungefähr markstückgroß
- Räuchermischung oder Salbei zum Räuchern
- Corn Paho
- Gebetszigarette
- Farben, wenn du willst

ABLAUF:
1. Schaffe dir irgendwo in deinem Lebensraum, vorzugsweise im privaten Bereich, eine Mesa, einen Krafttisch.

2. Breite dein Mesatuch aus und stelle die Elementschalen mit den Elementen in die jeweilige Richtung. Wasser im Süden, Erde im Westen, Luft (Corn Paho oder Weihrauch) im Norden und Feuer (Kerze) im Osten. Wenn du die Elemente auf die Mesa bringst, bitte jedes von ihnen, folgende Kräfte zu halten: Wasser bringt das Fließen der Energie, Erde hält die Energie und transformiert sie; Luft empfängt Energie und Feuer steht für den Funken der Bestimmung.

3. Als Nächstes ordne auf folgende Weise die neun Steine an: Wenn du das Rad der Farben aus dem ersten Band von **SÜSSE MEDIZIN** kennst, bemale sie, damit sie mit dieser Richtung korrespondieren, bevor du sie auf die Mesa setzt. Wenn du diese Steine in ihre entsprechende Richtung legst, bitte alles, was du über diese Richtung weißt, in den Stein und in die Zeremonie hinein. Wenn du zum Beispiel den Oststein hinlegst, bittest du das Feuer, die Funken, in diesem Stein zu sein, du bittest um Illumination und Erleuchtung, um eine Vision, um Bestimmerkraft und so weiter. Dann legst du den Oststein in den Osten deiner Mesa.
Auf diese Weise legst du die Steine in einer Reihenfolge, die die magische Bewegung genannt wird: Süden, Norden, Westen, Osten, Südwesten, Nordwesten, Nordosten, Südosten und Zentrum.

4. Wenn die Mesa gebaut ist, musst du sie reinigen und segnen. Nehme Räuchermischung oder Salbei und beginne im Süden, reinige die Mesa, indem du den Rauch über alle Steine in die Mitte des Platzes fächerst. Als Nächstes

nimmst du etwas Corn Paho oder zündest eine Gebetszigarette an und betest zu jenen Energien und Wesenheiten, die du kennst, um diese Mesa zu segnen und zu erwecken und um dir zu helfen, in genau den richtigen Tyrannen hinein zu träumen, um dann mit ihm zu arbeiten. Wenn dein Gebet gesprochen ist, blase den Rauch über die Mesa oder werfe das Corn Paho auf die Mesa.

5. Jetzt kannst du mit der eigentlichen Zeremonie beginnen. Wähle dir aus dem Tyrannenrad den Tyrannen aus, den du zuerst in deinen Kreis träumen willst. Ein Hinweis: beginne mit einem einfachen und gehe langsam zu den schwierigeren über. Wie schon oft gesagt, tue das nicht mit den Tyrannen des Westens und Ostens, es sei denn, du hast die Fähigkeiten, mit ihnen körperlich umzugehen.

6. Sagen wir einmal, du hast den kleinen Tyrannen gewählt. Jetzt wirst du etwas aussuchen, das diesen Tyrannen symbolisiert, die Energie dieses Tyrannen hält. Es kann ein Bild oder eine kleine Figur sein oder so etwas. Setze das Objekt in die Mitte deiner Mesa. Dabei zündest du eine Gebetszigarette an oder benutzt Corn Paho und betest zu den Kräften, dass dieser Tyrann in dein Leben kommt, um dir zu helfen, über deinen eigenen inneren Selbsttyrannen zu lernen und zu lernen, wie du diesen Tyrannentyp aus den Angeln heben kannst. Wenn du eine Gebetszigarette benutzt, blase den Rauch über das Objekt. Wenn du Corn Paho benutzt, streue es über das Objekt.

7. So lange, wie dieser Altar besteht, wirst du dich in diesen Tyrannen hineinträumen. Suche sehr aufmerksam in deiner Umgebung, wo der Tyrann auftaucht. Wenn dies geschieht, benutzt du die Schlüssel und Räder, die du in diesem Kapitel erhalten hast, um diesen Tyrannen aus den Angeln zu heben und den größten Tyrannen von allen zu besiegen, dich selbst. Sei dir dessen bewusst, dass es immer um den Gewinn geht, um die wahre Lehre. Wichtig ist, dass du dich immer erinnerst, dass wenn der Tyrann auftaucht, du ihn dir selbst hierher geträumt hast.

8. Wenn du deine Arbeit mit diesem Tyrannen vollendet hast, nimm das Objekt weg, das den Tyrannen, mit dem du gearbeitet hast repräsentiert. Reinige deine Mesa und gehe zum nächsten Tyrannen, mit dem du arbeiten möchtest über und mache mit ihm auch Punkt 4, 5 und 6.

9. Wenn du deine Arbeit mit den Tyrannen vollkommen abgeschlossen hast, wirst du den Kräften danken, die dich gelehrt haben, wirst deinen Steinkreis auseinandernehmen, die Elemente wegnehmen, und die Zeremonie ist zu Ende.

Beachte: Diese Mesa kann monatelang aufgebaut bleiben, bis du mit der Zeremonie fertig bist. Stelle sicher, dass du sie immer wieder erweckst, indem du mit einem Gebet deiner Absicht Rauch darüber bläst oder etwas Corn Paho darauf streust.

ANHANG A

BAU EINES MEDIZINRADS

DU BRAUCHST:
- Genügend Tabak oder blaues Maismehl, um damit einen Kreis mit einem Durchmesser von ca. 4 m zu versiegeln
- eine Gebetszigarette
- Feuerzeug oder Streichhölzer
- Räuchermischung (Salbei, Zeder, Lavendel)

ABLAUF:
1. Geh zu einem Platz in der Natur, der für dich Kraft hat (nicht allzu weit entfernt davon sollte es auch Steine geben)
2. Führe ein „Steingespräch". Verbinde dich mit dem Geist/Spirit im „Steinvolk" und frage sie, ob sie eine Zeremonie mit dir machen möchten. Lass bei denjenigen, die zustimmen, etwas Tabak an ihrem Platz da. Du brauchst 8 von ihnen.
3. Bestimme mit einem Kompass die 8 Richtungen. Baue ein Medizinrad, das groß genug dafür ist, dass du darin sitzen und umhergehen kannst. Rufe dir alles in Erinnerung, was du bisher über die 4 Welten und 8 Richtungen gelernt hast. Halte den Stein hoch und rufe die Kraft der jeweiligen Richtung; sprich dabei einfach aus deinem Herzen. Lege den Stein dann hin; er wird die Energie dieser Richtung halten.
4. **Schutz**: Streue den Tabak oder das Maismehl in einer Linie um den Kreis; beginne damit beim Südstein, geh weiter zum Südweststein, etc., bis du wieder im Süden angelangt bist. Bitte dabei die Energien und den Tabak, den Kreis zu segnen und zu schützen.
5. **Des Betreten des Kreises:** Um das Medizinrad zu betreten, ohne die Versiegelung zu brechen, klopfst du mit deiner Hand dreimal auf den Südstein. Dadurch öffnet sich ein Energiewirbel bzw. eine Pforte. Du kannst nun hineingehen; wenn du drinnen bist, klopfst du wieder dreimal auf den Südstein, um die Pforte zu schließen: Wenn du erst einmal im Kreis bist verlässt du ihn bis zum Ende der Zeremonie nicht mehr.
6. Räuchere dich und auch deinen Kreis von innen. Zünde eine Gebetszigarette an und biete sie allem an, was „unten" und was „oben" ist und den 4 Richtungen. Bitte die Ahnen in deinen eigenen Worten um Erlaubnis, eine Zeremonie zu machen und Dank zu sagen. Bitte sie, bei dir zu sein und dich in der Zeremonie zu begleiten.
7. Nun hast du ein Medizinrad gebaut, alle Kräfte sind gerufen, das Medizinrad ist versiegelt und jetzt kannst du dich der **speziellen Absicht deiner Zeremonie** widmen.

8. Wenn du das Gefühl/den Eindruck hast, dass die Zeremonie vollständig ist, dankst du den Kräften und Energien, die mit dir getanzt haben. Wirf eine Prise Tabak beim Stein der Richtung über den Kreis, in der du die größten Teachings erhalten hast, bzw. die für dich am meisten Kraft hatte; damit brichst du die Versiegelung und kannst den Kreis nun verlassen. Bedanke dich bei den Steinen und bringe sie an ihren natürlichen Platz zurück.

Denk daran, dass wir einen Zeremonienplatz möglichst immer in einem (noch) besseren, harmonischen Zustand verlassen wollen, als der, in dem wir ihn angetroffen haben.

ANHANG B

DAS SHIDEH-BÜNDEL

„Shideh" bedeutet wörtlich übersetzt „der bzw. die nicht sehen kann". Dieses persönliche Bündel sorgt dafür, dass die Verbindung zwischen den 4 Teilen deines Selbst gestärkt wird - zwischen deinem Herzen, Körper, Mind und Geist/Spirit. „Räuchere" dich und die Umgebung, bevor du beginnst.

DU BRAUCHST:
- roten Stoff aus Naturfaser, ca. 7 x 7 cm
- Schere
- roten Bindfaden

VORGANGSWEISE:
1. Auf das Stück Stoff legst du folgendes:
   ein kleines Stück von jedem deiner Finger- und Zehennägel ein Haar vom obersten Teil deines Kopfes
   ein Schamhaar
   etwas Speichel
   etwas Genitalflüssigkeit (Samen bzw. Vaginalflüssigkeit)
2. Wickle den roten Stoff zu einem Bündel und verschnüre es mit dem roten Faden. Du hast damit ein persönliches Bündel, das die Kraft deiner Essenz enthält. Geh respektvoll und vorsichtig damit um, denn in ihm ist enthalten, wer du bist. Du solltest dieses Bündel jährlich erneuern, am besten zu deinem Geburtstag. Verbrenne oder vergrabe dann das alte.
3. Segne und erwecke dein Bündel mit einer Gebetszigarette oder blauem Maismehl: Halte die angezündete Zigarette oder Maismehl dem „So-wie-Unten", allem was grün ist, entgegen. Hebe sie (oder es) dann empor zum „So-wie-Oben", zu allem, was blau ist. Biete sie (oder es) dann den 4 Richtungen dar. Sprich ein Gebet und bitte die Ahnen, die dich seit jeher lieben, zu dir zu kommen und das Bündel zu segnen und zu erwecken. Blase dann Rauch über das Bündel oder sprenkle das Maismehl darüber.

ANHANG C

MEDIZINMISCHUNGEN

Für manche der Werkzeuge für kontrolliertes Träumen brauchst du die folgenden Mischungen:

Bannmischung („Banishing Medicine"), um negative Energie loszuwerden: Cayennepfeffer, Knoblauchpulver und Meersalz zu gleichen Teilen.

Schwertmischung („Cutaway Medicine"), um alle Wesenheiten der dunklen Mächte zu töten bzw. zu transformieren: 1 Teil Cayennepfeffer, 2 Teile Knoblauchpulver, 3 Teile Meersalz, 1 Teil Kampfer (-kristalle).

Räuchermischung („Smudge Mixture"):
    Süden: Lavendel - bringt Schönheit
    Westen: Salbei - reinigt den Raum energetisch, erhöht den Gehalt negativer Ionen in der Luft
    Norden: Zeder - bringt die Energie ins Gleichgewicht
    Osten: Süßgras - be-geist-ert den Raum

Versiegelungsmischung („Sealing Medicine"): Tabak, Maismehl, Meersalz, Erde, schwarze Blitzmedizin zu gleichen Teilen.

Schwarze Blitzmedizin („Black Lightning"): Rinde oder Holzkohle von einem Baum, der innerhalb der letzten 3 Monate vom Blitz getroffen wurde. Die Rinde strahlt goldenes, die Holzkohle rotes Licht aus.

Persönliches Bündel: ein kleines Stück von jedem deiner Finger- und Zehennägel, 1 Haar von der Krone deines Kopfes, 1 Schamhaar, Speichel, Genitalflüssigkeit (Samen bzw. Vaginalflüssigkeit). Wickle alles in ein rotes Stück Stoff (Naturfaser), evtl. vorher in naturfarbenen Stoff und erst dann in roten, und binde es mit rotem Faden zu. Dieses Bündelchen enthält die Kraft deiner Essenz.

LITERATUREMPFEHLUNGEN

- Harley SwiftDeer Reagan: *Shamanic Wheels and Keys, Vol 1. The Teachings of the Twisted Hairs Elders of Turtle Island*, DTMMS/Doorways 1994
- Thunder Strikes with Jan Orsi: *Song of the Deer, The Great DunDance Journey of the Soul*, Jaguar Books 1999, ISBN 0-9663694-1-6
- Mary E. Loomis: *Tanz des Typenrades, Indianische Weisheitslehren und Jungsche Psychologie*, Walter-Verlag 1994, ISBN 3-530-53775-6
- Hyemeyohsts Storm: *Lightningbolt. Die Weisheit der Medizinräder. Geschichte einer Einweihung.* Hugendubel 1997
- Hyemeyohsts Storm: *Sieben Pfeile*, Wilhelm Fink Verlag 1990
- Sun Bear & Wabun Wind: *Das Medizinrad. Eine Astrologie der Erde.* Goldmann Verlag 1997.
- Sun Bear: *Der Pfad der Kraft*, Goldmann Verlag 1989.

Die Bücher von Carlos Castaneda und Lynn Andrews erzählen die Sweet Medicine Sundance Teachings in Geschichtenform.
- Carlos Castaneda: *Die Lehren des Don Juan. Eine andere Wirklichkeit. Reise nach Ixtlan. Das Feuer von Innen. Die Kraft der Stille. Die Kunst des Pirschens. Der Ring der Kraft. Der zweite Ring der Kraft. Die Kunst des Träumens. Das Wirken der Unendlichkeit. Tensegrity.* Im Fischer Verlag erschienen.
- Lynn Andrews: *Die Medizinfrau* (rororo). *Die Magierin von Wyrrd. Die Kristallfrau. Die Jaguarfrau. Aufbruch in ein neues Leben. Die Sternenfrau. Der Flug des siebten Mondes. Shakkai* (Goldmann).

In diesem Buch erwähnte Bücher:
- Ralph Epperson: *The Unseen Hand*, Publius Press 1985, ISBN: 0961413506
- Nicola M. Nicolov: *The Great Conspiracy*
- Karl Marx: *Das kommunistische Manifest*
- Carlos Castaneda: *Das Feuer von Innen*, Fischer Taschenbuch 1998
- Leonard Thompson: *A History of South Africa*

Zur Prophezeiung des Roten Pferdes:
Die Bücher von Sun Bear und Wabun Wind (s.o.).

Zur Prophezeiung des Weißen Pferdes:
- John Taylor Gatto: *A few lessons they won't forget - the disgrace of modern schooling*, The Sun, 1991, S. 4 ff

ÜBER DIE AUTORIN

Mary Minor, Flaming Crystal Mirror, lebt in Arizona in den Vereinigten Staaten. Sie wurde in Michigan geboren und lebte dort bis zu ihrem dreiunddreißigsten Lebensjahr. Sie arbeitete als Kunstlehrerin und elf Jahre auch als Bewegungstherapeutin.

Mit dreiunddreißig vernahm Mary einen inneren Ruf. Diesen Ruf schildert sie als eine sehr tiefe innere Bewegung und Veränderung, die erst als leise innere Stimme begann und kontinuierlich lauter wurde, bis sie sie nicht mehr länger überhören und ignorieren konnte. „Ich spürte innerlich einen nagenden dumpfen Schmerz, eine Unzufriedenheit und Ruhelosigkeit. Ich wußte instinktiv, dass das, was ich da empfand größer war als alles, was ich bisher in meinem Leben erlebt hatte. Ich wußte, dass es um das Wachstum meiner Seele und um mein Schicksal ging". Als Antwort auf diesen Ruf, gab sie ihren Beruf als Lehrerin auf, verkaufte ihr Haus und ihre Habseligkeiten - außer dem, was sie für die Ausstattung ihres kleinen Wohnwagens brauchte - und machte sich auf den Weg zu einer Verabredung aus einer anderen Zeit.

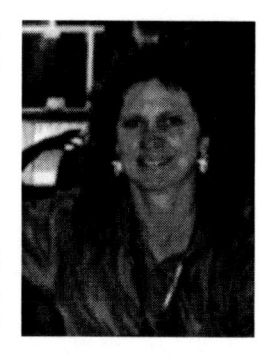

Nach über sechs Monaten des Herumreisens fand sie sich in Kalifornien wieder, wo sie als Lehrling von Harley SwiftDeer Reagan, ihrem wichtigsten Lehrer, auf ihrem Weg mit Herz ihrem ersten Sonnentanz tanzte. Zu ihrem Sprichwort ist geworden: „Ich habe mich von der verabschiedet, die ich glaubte zu sein, um herauszufinden, wie ich eigentlich gemeint bin."

Heute lehrt Mary die *Sonnentanzlehren der Süßen Medizin* in den Vereinigten Staaten, in Kanada und auch in Europa. Sie lehrt Kampfkünste, die Räder und Schlüssel des Sonnentanzweges der Süßen Medizin, gibt spezielle Seminare für Frauen über Kriegerinnentechniken und spirituelle Sexualität und leitet die Earth Lodge, die seit vielen Jahren im Schwarzwald und in Italien stattfindet.

In Arizona ist Mary Mitglied der „Lineage Group", die dafür verantwortlich ist, dass die Lehren des Sonnentanzweges der Süßen Medizin geschützt und bewahrt werden. Sie ist Mitglied der „Nagualparty" und schreibt über die Räder und Schlüssel des Sonnentanzweges der Süßen Medizin.

KONTAKTADRESSEN

Wenn Sie sich für den Sonnentanzweg der Süßen Medizin interessieren und sich über Veranstaltung und Ausbildungsmöglichkeiten informieren möchten, so wenden Sie sich bitte an folgende Adressen:

Europa:
Deer Tribe Metis Medicine Society – Europäisches Büro
Brigitte Kimmerle, Neue Strasse 10, D - 72070 Tübingen
Tel.& Fax: 07071-55 11 12, Email: grayburro@t-online.de

USA:
Deer Tribe Metis Medicine Society/Doorways
P.O.Box 12397, Scottsdale, AZ 85267,
Phone: 001-480-4433851, Fax: 001-480-9982569
Email: info@dtmms.org
Internet: http://www.dtmms.org

Weitere Bücher können Sie auch direkt beim Verlag bestellen:

Vier Welten Verlag

Brigitte Kimmerle, Neue Strasse 10, D – 72070 Tübingen
Fax: 07071-55 11 12, Email: grayburr@t-online.de

Mary Flaming Crystal Mirror

SÜSSE MEDIZIN
Die Lehren der Twisted Hairs
Band 1

316 Seiten, Paperback
ISBN 3-9806959-1-3

In der Tradition der Twisted Hairs symbolisiert das Haar Wissen. Die Twisted Hairs (gedrehtes Haar) waren und sind Schamanen und Medizinleute der Schildkröteninsel (Nord-, Mittel- und Südamerika), die gültiges Wissen von vielen magischen Schulen und Stämmen sammeln, prüfen und bewahren. Der Ältestenrat dieser Medizingesellschaft hat 1972 beschlossen, einen großen Teil des Wissens, das über unzählige Generationen hinweg in der geheimen Schule bewahrt worden ist, nun der Öffentlichkeit zugänglich zu machen – damit es all jene erreichen kann, die auf der Suche sind nach kraftvollen Werkzeugen, die sie befähigen, Teil der Lösung und nicht mehr Teil des Problems auf diesem Planeten zu sein.

SÜSSE MEDIZIN führt uns in die faszinierende Welt der Räder und Kreise, die sich drehen und bewegen, die übereinandergelegt werden können und sich wie Zahnräder miteinander verbinden lassen; eine kraftvolle Welt voller Schönheit, Weisheit und Magie.

Mary Flaming Crystal Mirror ist eine lebendige Geschichtenerzählerin und Lehrerin. Sie nimmt ihre Leserinnen und Leser mit ins Reich des Wissens, der Alchemie und der Zeremonien.

Ein wichtiges Buch für alle Krieger und Kriegerinnen auf dem Weg der Schönheit und der Kraft.

Vier Welten Verlag

Bill Wahlberg

STERNENKRIEGER
Die Geschichte von SwiftDeer

292 Seiten, Paperback
ISBN 3-9806959-0-5

Der Medizinmann und Schamane Harley SwiftDeer Reagan erzählte dem Autor Bill Wahlberg die einschneidenden Geschehnisse seines Lebens. Es ist eine einzigartige Geschichte: kraftvoll, leidenschaftlich und magisch.

Der Leser nimmt an jedem Augenblick lebhaft teil: an SwiftDeers Jugendzeit mit Großmutter Spotted Fawn (eine Cherokeemedizinfrau), an seinen Erlebnissen im Vietnamkrieg – wo er Heldentum, Kameradschaft und das pure Grauen erfuhr - und an den anschließenden chaotischen Wirren an der Heimatfront. Der Leser ist mit dabei, wie SwiftDeer als Lehrling von Großvater Two Bears (einem Navajozauberer) Prüfungen ablegt, die ihn an seine Grenzen führen und den Sprung ins Unbekannte abverlangen und wie er schließlich seine Lebensaufgabe findet.

In der klassischen Tradition des Schamanismus ist dies ein Buch über den verwundeten Krieger, der zum Heiler wird und uns damit alle ermutigt, ohne Selbtmitleid unseren eigenen Weg der Selbtentdeckung und der Kraft zu gehen.

SwiftDeer ist ein „Twisted Hair" und seit 1992 im Ältestenrat der Twisted Hairs Metis Medicine Society. Diese Medizingesellschaft besteht aus Schamanen und Medizinleuten der Schildkröteninsel (Nord- Mittel und Südamerika), die das Wissen des *Sonnentanzweges der Süßen Medizin* seit unzähligen Generationen schützen und bewahren. Erst in den siebziger Jahren haben die Ältesten beschlossen, einen großen Teil des Wissens der Öffentlichkeit zugänglich zu machen.

Vier Welten Verlag